系统解剖学
图谱

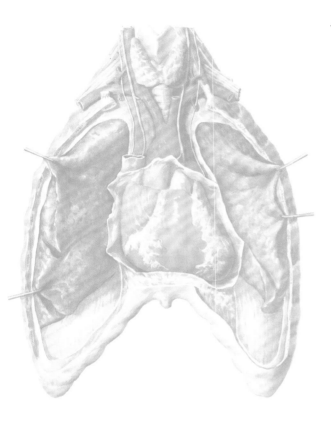

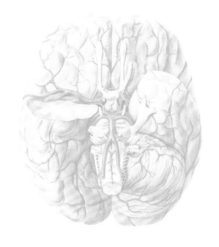

徐国成 韩秋生 霍琨 徐璞 编著

中国教育出版传媒集团

高等教育出版社·北京

内容简介

　　《系统解剖学图谱》按照我国医学院校系统解剖学教学大纲的要求编绘，是一本采用水彩绘画语言表现人体结构的医学图谱，是将水彩绘画技巧引入医学图谱绘制的一种创新。为了准确表现中国人体的结构特点，本图谱中的大部分彩图都以标本写生为主，尽力还原器官结构的本来色彩，使彩图更具真实性和艺术性。本图谱共分五大部分，包括运动系统、内脏学（消化系统、呼吸系统、泌尿系统和生殖系统）、脉管系统、感觉器官及神经和内分泌系统，适合于医学院校学生及临床医务工作者使用。

图书在版编目（CIP）数据

　　系统解剖学图谱：汉、英／徐国成等编著．－－北京：高等教育出版社，2023.3
　　ISBN 978-7-04-059038-8

　　Ⅰ．①系⋯ Ⅱ．①徐⋯ Ⅲ．①系统解剖学－图谱－医学院校－教学参考资料 Ⅳ．① R322-64

　　中国版本图书馆 CIP 数据核字（2022）第 130758 号

Xitong Jiepouxue Tupu

策划编辑	李光跃	责任编辑	瞿德竑	封面设计	张志奇	责任印制	赵义民

出版发行	高等教育出版社	网　址	http://www.hep.edu.cn
社　址	北京市西城区德外大街4号		http://www.hep.com.cn
邮政编码	100120	网上订购	http://www.hepmall.com.cn
印　刷	北京盛通印刷股份有限公司		http://www.hepmall.com
开　本	787mm×1092mm　1/16		http://www.hepmall.cn
印　张	17.75		
字　数	490千字	版　次	2023年3月第1版
购书热线	010-58581118	印　次	2023年3月第1次印刷
咨询电话	400-810-0598	定　价	148.00元

前言
INTRODUCTION

《系统解剖学图谱》是人们认识和掌握正常人体形态、结构必不可少的工具书，是指导广大医学生和医务工作者学习与临床实践的良师益友。

本图谱是遵循五年制和八年制医学生教学大纲的要求而编绘的一本彩色图谱。它系统展示人体器官的形态与结构，局部层次与毗邻关系，尤其对大纲重、难点内容增添了大量的彩图，方便读者多角度观察和记忆。

本图谱共编绘了417幅彩图，是一本采用水彩绘画语言表现人体结构的医学图谱。这种写实的绘画风格使本书更具特色，不仅具有内容的科学性、严谨性，而且具有审美价值。这是将水彩绘画技巧引入医学图谱绘制上的一种创新尝试。为了准确表现中国人体的结构特点，大部分彩图都以标本写生为主，并尽力还原器官结构的本来色彩，使彩图更具真实性和艺术性。名词采用汉英双标，以全国科学技术名词审定委员会公布的《人体解剖学名词》为准。

本图谱编绘过程中，得到了中国医科大学各级领导的关心和支持；得到了国内医学院校的大力协助；并参阅了众多国内、外医学图谱，取长补短。在此向各级领导、解剖界同仁表示衷心的感谢。

由于水平所限，缺点和疏漏在所难免，敬请不吝赐教，以便本书再版时进一步完善。

徐国成　韩秋生　霍琨　徐璞

2022 年 3 月

目录
CONTENTS

内脏学 SPLANCHNOLOGY　　　　　　　　　　　　　　91

脉管系统 VASCULAR SYSTEM **147**

感觉器官 SENSORY ORGANS 193

神经和内分泌系统 NERVOUS AND ENDOCRINE SYSTEMS 207

LOCOMOTOR SYSTEM

运动系统

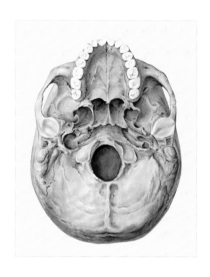

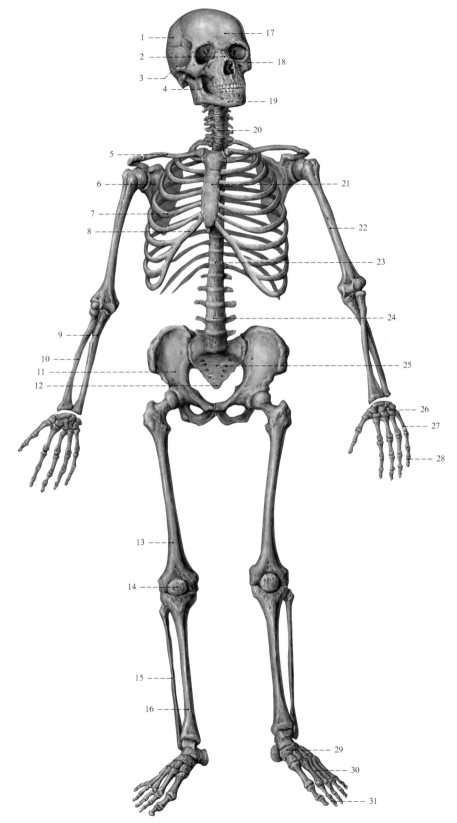

1.人体骨骼（前面观）
The human skeleton (anterior aspect)

1.顶骨 parietal bone
2.鼻骨 nasal bone
3.颞骨 temporal bone
4.上颌骨 maxilla
5.锁骨 clavicle
6.肩胛骨 scapula
7.肋骨 costal bone
8.肋软骨 costal cartilage
9.尺骨 ulna
10.桡骨 radius
11.髋骨 hip bone
12.尾骨 coccyx
13.股骨 femur
14.髌骨 patella
15.腓骨 fibula
16.胫骨 tibia
17.额骨 frontal bone
18.颧骨 zygomatic bone
19.下颌骨 mandible
20.颈椎 cervical vertebra
21.胸骨 sternum
22.肱骨 humerus
23.胸椎 thoracic vertebra
24.腰椎 lumbar vertebra
25.骶骨 sacrum
26.腕骨 carpal bone
27.掌骨 metacarpal bone
28.指骨 phalanx
29.跗骨 tarsal bone
30.跖骨 metatarsal bone
31.趾骨 phalange of toe

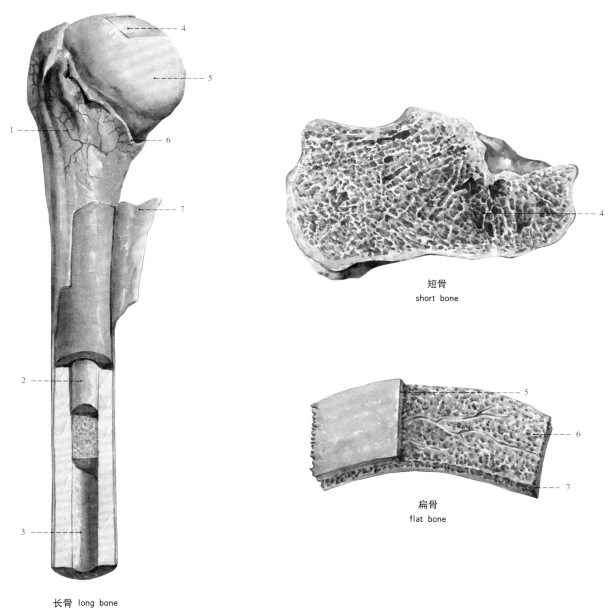

短骨
short bone

扁骨
flat bone

长骨 long bone

2.骨的构造
The structure of the bones

1.滋养动脉 nutrient artery
2.骨髓 bone marrow
3.髓腔 medullary cavity
4.小梁 trabecula
5.外板 outer plate
6.板障 diploë
7.内板 inner plate

3

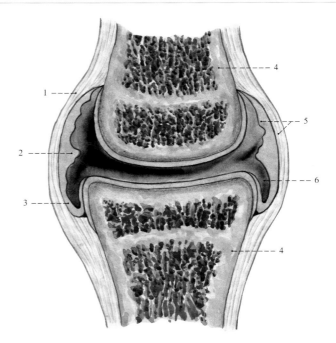

关节连结
articular joint

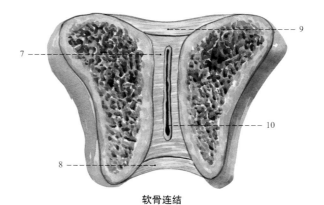

软骨连结
cartilaginous joint

3.骨的连结
The osseous joint

1.关节囊（纤维膜）articular capsule (fibrous membrane)
2.滑膜襞 synovial fold
3.关节囊（滑膜）articular capsule (synovial membrane)
4.骨 bone
5.关节囊 articular capsule
6.关节腔 articular cavity
7.耻骨间盘 interpubic disc
8.耻骨弓状韧带 arcuate pubic ligament
9.耻骨上韧带 superior pubic ligament
10.耻骨联合腔 cavity of pubic symphysis

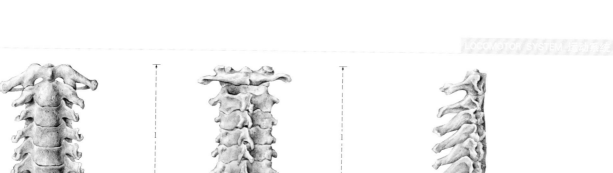

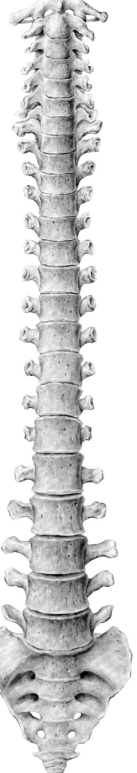

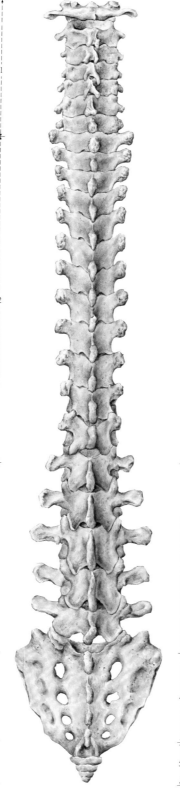

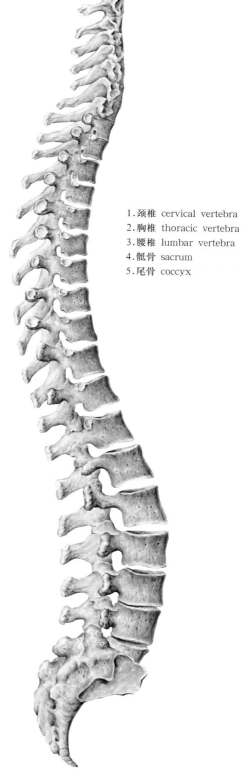

1.颈椎 cervical vertebra
2.胸椎 thoracic vertebra
3.腰椎 lumbar vertebra
4.骶骨 sacrum
5.尾骨 coccyx

4.脊柱（前面观）
The vertebral column
(anterior aspect)

5.脊柱（后面观）
The vertebral column
(posterior aspect)

6.脊柱（外侧面观）
The vertebral column
(lateral aspect)

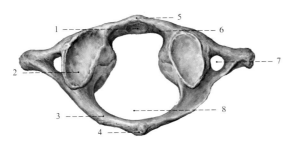

寰椎（上面观）
atlas（superior aspect）

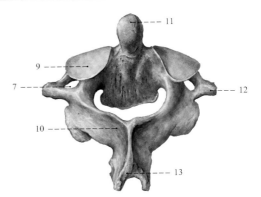

枢椎（后上面观）
axis（posterosuperior aspect）

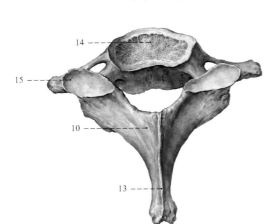

颈椎（上面观）
cervical vertebra（superior aspect）

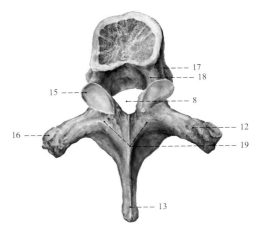

胸椎（上面观）
thoracic vertebra（superior aspect）

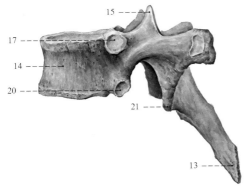

胸椎（左侧面观）
thoracic vertebra（left lateral aspect）

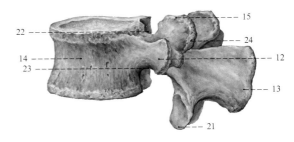

腰椎（左侧面观）
lumbar vertebra（left lateral aspect）

7. 各部椎骨的形态
The features of the individual vertebrae

1. 齿突凹 dental fovea of atlas
2. 上关节面 superior articular surface of atlas
3. 后弓 posterior arch of atlas
4. 后结节 posterior tubercle of atlas
5. 前结节 anterior tubercle of atlas
6. 前弓 anterior arch
7. 横突孔 transverse foramen
8. 椎孔 vertebral foramen

9. 上关节面 superior articular surface
10. 椎弓 vertebral arch
11. 齿突 dens
12. 横突 transverse process
13. 棘突 spinous process
14. 椎体 vertebral body
15. 上关节突 superior articular process
16. 横突肋凹 transverse costal fovea

17. 上肋凹 superior costal fovea
18. 椎弓根 pedicle of vertebral arch
19. 椎弓板 lamina of vertebral arch
20. 下肋凹 inferior costal fovea
21. 下关节突 inferior articular process
22. 椎上切迹 superior vertebral notch
23. 椎下切迹 inferior vertebral notch
24. 乳突 mamillary process

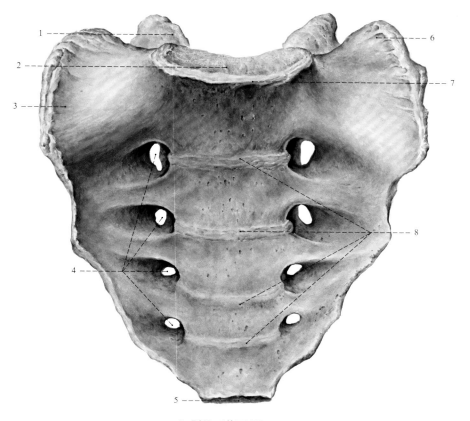

8.骶骨（前面观）
The sacrum (anterior aspect)

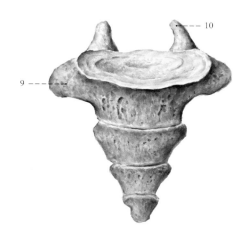

9.尾骨（前面观）
The coccyx (anterior aspect)

1.上关节突 superior articular process
2.骶骨底 base of sacrum
3.侧部 lateral part
4.骶前孔 anterior sacral foramina
5.骶骨尖 apex of sacrum
6.骶翼 ala of sacrum
7.岬 promontory
8.横线 transverse lines
9.横突 transverse process
10.尾骨角 coccygeal cornu

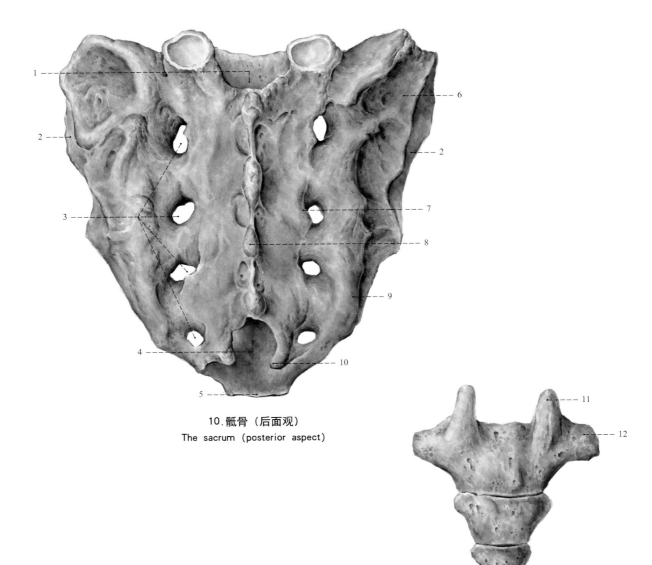

10.骶骨（后面观）
The sacrum (posterior aspect)

11.尾骨（后面观）
The coccyx (posterior aspect)

1.骶管 sacral canal
2.耳状面 auricular surface of sacrum
3.骶后孔 posterior sacral foramina
4.骶管裂孔 sacral hiatus
5.骶骨尖 apex of sacrum
6.骶粗隆 sacral tuberosity
7.骶中间嵴 intermediate sacral crest
8.骶正中嵴 median sacral crest
9.骶外侧嵴 lateral sacral crest
10.骶角 sacral cornu
11.尾骨角 coccygeal cornu
12.横突 transverse process

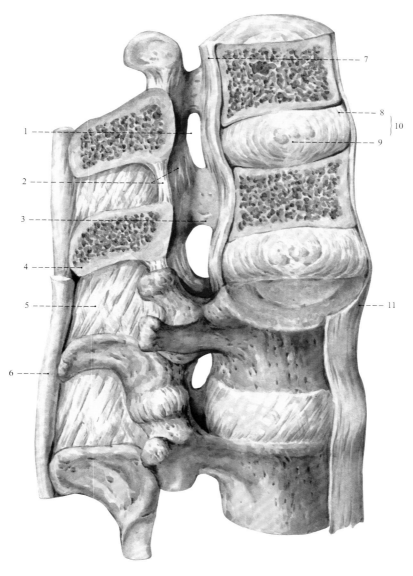

12.椎骨的连结（正中矢状切面）
The intervertebral joints (median sagittal section)

1.椎间孔 intervertebral foramen
2.黄韧带 ligamenta flava
3.椎管 vertebral canal
4.棘突 spinous process
5.棘间韧带 interspinal ligament
6.棘上韧带 supraspinal ligament
7.后纵韧带 posterior longitudinal ligament
8.纤维环 anulus fibrosus
9.髓核 nucleus pulposus
10.椎间盘 intervertebral disc
11.前纵韧带 anterior longitudinal ligament

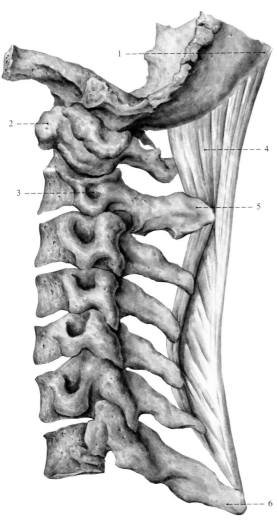

13.项韧带（外侧面观）
The ligamentum nuchae (lateral aspect)

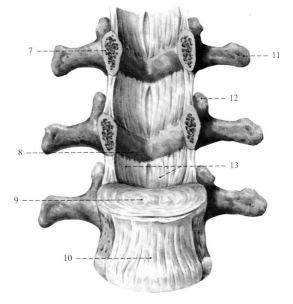

14.椎骨的连结（前面观）
The joints of the vertebrae (anterior aspect)

1.枕外隆凸 external occipital protuberance
2.寰椎 atlas
3.横突孔 transverse foramen
4.项韧带 ligamentum nuchae
5.枢椎 axis
6.隆椎 vertebra prominens
7.椎弓根 pedicle of vertebral arch
8.椎弓板 lamina of vertebral arch
9.椎间盘 intervertebral disc
10.前纵韧带 anterior longitudinal ligament
11.横突 transverse process
12.上关节突 superior articular process
13.黄韧带 ligamenta flava

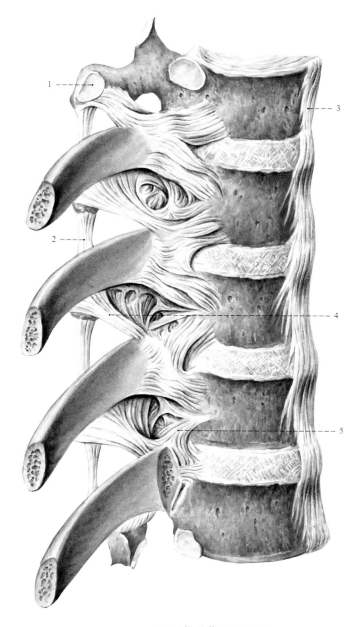

15.肋椎关节（前面观）
The costovertebral joint (anterior aspect)

1.横突肋凹 tranverse costal fovea
2.横突间韧带 intertransverse ligament
3.前纵韧带 anterior longitudinal ligament
4.肋横突韧带 costotransverse ligament
5.肋头辐状韧带 radiate ligament of costal head

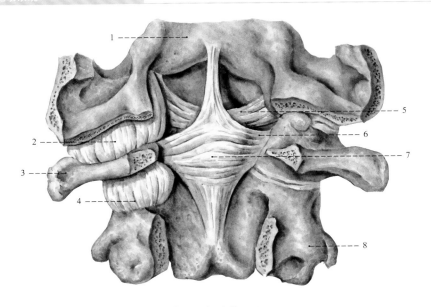

16.寰枕关节和寰枢关节（后面观）
The atlantooccipital joint and atlantoaxial joint (posterior aspect)

17.椎间关节和椎间盘（水平切面）
The intervertebral joint and intervertebral disc (horizontal section)

1.枕骨（基底部）occipital bone (basilar part)
2.寰枕关节 atlantooccipital joint
3.寰椎 atlas
4.寰枢外侧关节 lateral atlantoaxial joint
5.翼状韧带 alar ligament
6.寰椎横韧带 transverse ligament of atlas
7.寰椎十字韧带 cruciform ligament of atlas
8.枢椎 axis
9.黄韧带 ligamenta flava

10.后纵韧带 posterior longitudinal ligament
11.前纵韧带 anterior longitudinal ligament
12.棘上韧带 supraspinal ligament
13.棘间韧带 interspinal ligament
14.关节突关节 zygapophysial joint
15.椎孔 vertebral foramen
16.纤维环 anulus fibrosus
17.髓核 nucleus pulposus
18.椎间盘 intervertebral disc

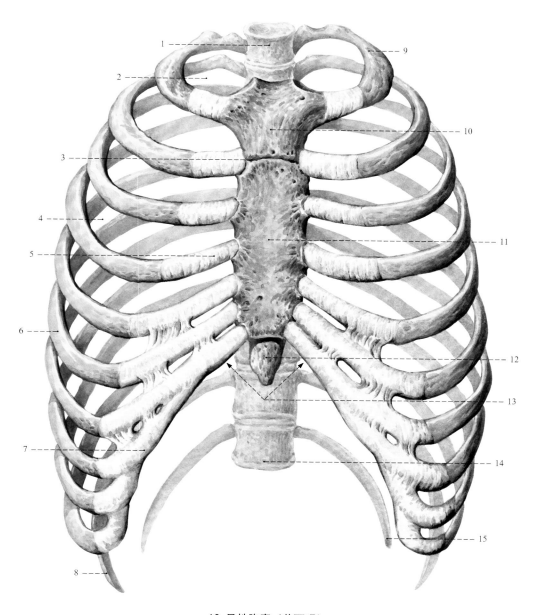

18.骨性胸廓（前面观）

The osseous thorax (anterior aspect)

1.第 1 胸椎 1st thoracic vertebra
2.胸廓上口 superior aperture of thorax
3.胸骨角 sternal angle
4.肋间隙 intercostal space
5.肋软骨 costal cartilage
6.肋骨 costal bone
7.肋弓 costal arch
8.第 11 肋 11th rib

9.第 1 肋 1st rib
10.胸骨柄 manubrium sterni
11.胸骨体 body of sternum
12.剑突 xiphoid process
13.胸骨下角 infrasternal angle
14.第 12 胸椎 12th thoracic vertebra
15.第 12 肋 12th rib

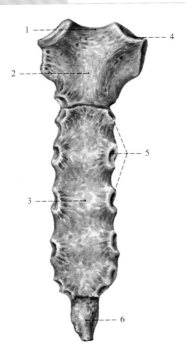

19.胸骨（前面观）
The sternum (anterior aspect)

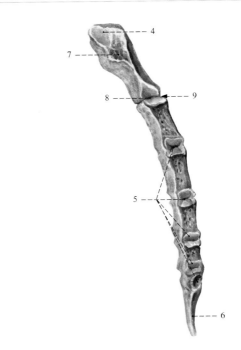

20.胸骨（侧面观）
The sternum (lateral aspect)

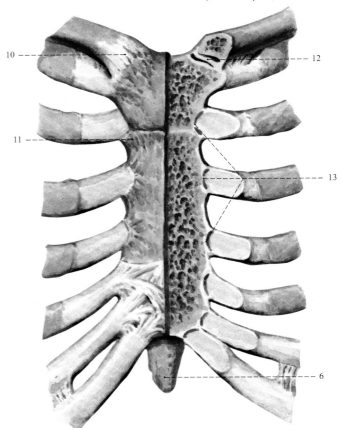

1.颈静脉切迹 jugular notch
2.胸骨柄 manubrium sterni
3.胸骨体 body of sternum
4.锁切迹 clavicular notch
5.肋切迹 costal notches
6.剑突 xiphoid process
7.第1肋切迹 1st costal notch
8.第2肋切迹 2nd costal notch
9.胸骨角 sternal angle
10.胸锁前韧带 anterior sternoclavicular ligament
11.胸肋辐状韧带 radiate sternocostal ligament
12.关节盘 articular disc
13.胸肋关节 sternocostal joints

21.胸肋关节（前面观）
The sternocostal joints (anterior aspect)

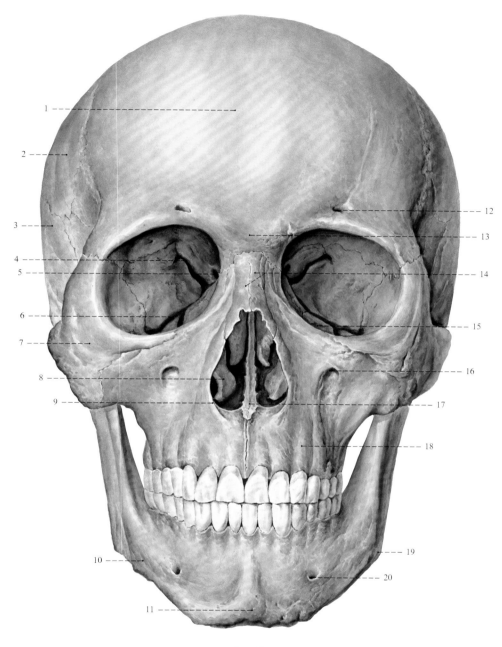

22. 颅（前面观）
The skull (anterior aspect)

1. 额骨 frontal bone
2. 顶骨 parietal bone
3. 颞骨 temporal bone
4. 眶上裂 superior orbital fissure
5. 视神经管 optic canal
6. 眶下裂 inferior orbital fissure
7. 颧骨 zygomatic bone

8. 下鼻甲 inferior nasal concha
9. 梨状孔 piriform aperture
10. 下颌骨 mandible
11. 颏隆凸 mental protuberance
12. 眶上孔（切迹）supraorbital foramen (notch)
13. 眉间 glabella
14. 鼻骨 nasal bone

15. 泪囊窝 fossa for lacrimal sac
16. 眶下孔 infraorbital foramen
17. 骨鼻中隔 bony septum of nose
18. 上颌骨 maxilla
19. 下颌角 angle of mandible
20. 颏孔 mental foramen

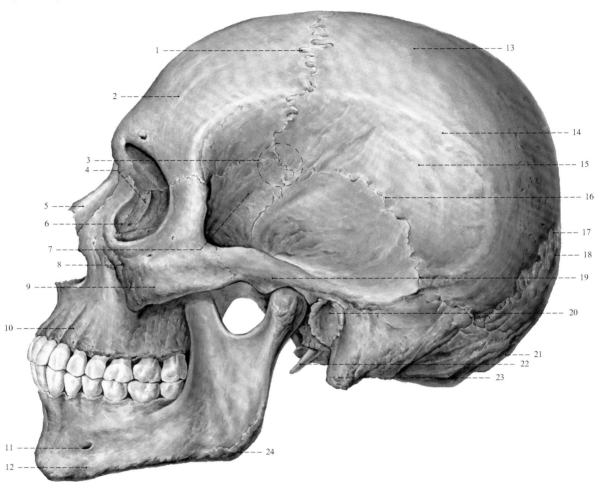

23.颅（外侧面观）
The skull (lateral aspect)

1.冠状缝 coronal suture
2.额骨 frontal bone
3.翼点 pterion
4.泪骨 lacrimal bone
5.鼻骨 nasal bone
6.泪囊窝 fossa for lacrimal sac
7.蝶骨 sphenoid bone
8.眶下孔 infraorbital foramen

9.颧骨 zygomatic bone
10.上颌骨 maxilla
11.颏孔 mental foramen
12.下颌体 body of mandible
13.顶骨 parietal bone
14.上颞线 superior temporal line
15.下颞线 inferior temporal line
16.顶颞缝 temporoparietal suture

17.人字缝 lambdoid suture
18.枕骨 occipital bone
19.颧弓 zygomatic arch
20.外耳门 external acoustic pore
21.枕外隆凸 external occipital protuberance
22.茎突 styloid process
23.乳突 mastoid process
24.下颌角 angle of mandible

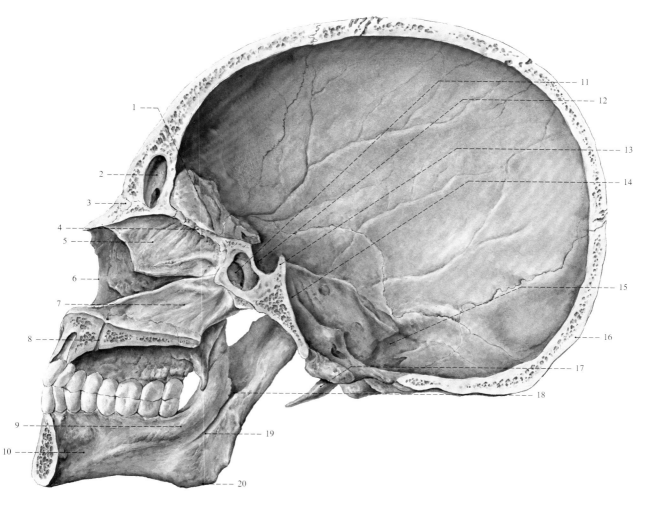

24.颅（正中矢状切面）
The skull（median sagittal section）

1.鸡冠 crista galli
2.额窦 frontal sinus
3.鼻骨 nasal bone
4.筛板 cribriform plate
5.垂直板 perpendicular plate
6.梨状孔 piriform aperture
7.犁骨 vomer

8.切牙管 incisive canal
9.下颌舌骨肌线 mylohyoid line
10.舌下腺凹 sublingual fovea
11.蝶窦 sphenoidal sinus
12.垂体窝 hypophysial fossa
13.鞍背 dorsum sellae
14.斜坡 clivus

15.乙状窦沟 sulcus for sigmoid sinus
16.枕外隆凸 external occipital protuberance
17.茎突 styloid process
18.下颌孔 mandibular foramen
19.下颌舌骨沟 mylohyoid groove
20.下颌角 angle of mandible

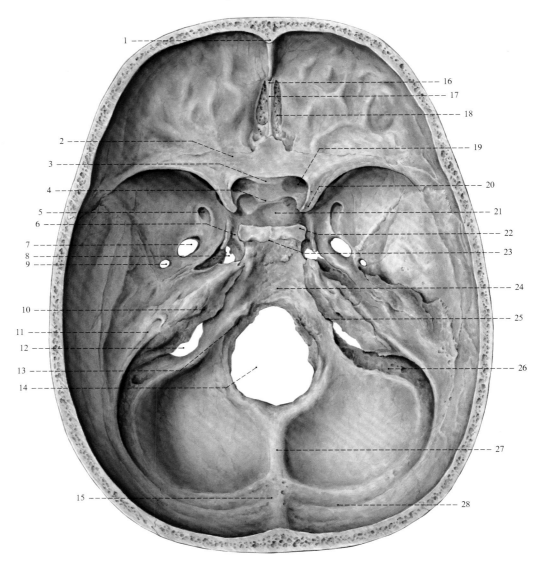

25.颅底（内面观）

The base of the skull (internal aspect)

1.额嵴 frontal crest
2.蝶骨小翼 lesser wing of sphenoid bone
3.交叉前沟 sulcus prechiasmaticus
4.鞍结节 tuberculum sellae
5.圆孔 foramen rotundum
6.颈动脉沟 carotid sulcus
7.卵圆孔 foramen ovale
8.破裂孔 foramen lacerum
9.棘孔 foramen spinosum
10.内耳门 internal acoustic pore

11.岩上窦沟 sulcus for superior petrosal sinus
12.颈静脉孔 jugular foramen
13.舌下神经管 hypoglossal canal
14.枕骨大孔 foramen magnum of occipital bone
15.枕内隆凸 internal occipital protuberance
16.盲孔 foramen cecum
17.鸡冠 crista galli
18.筛板 cribriform plate
19.视神经管 optic canal
20.前床突 anterior clinoid process

21.垂体窝 hypophysial fossa
22.后床突 posterior clinoid process
23.鞍背 dorsum sellae
24.斜坡 clivus
25.岩下窦沟 sulcus for inferior petrosal sinus
26.乙状窦沟 sulcus for sigmoid sinus
27.枕内嵴 internal occipital crest
28.横窦沟 sulcus for transverse sinus

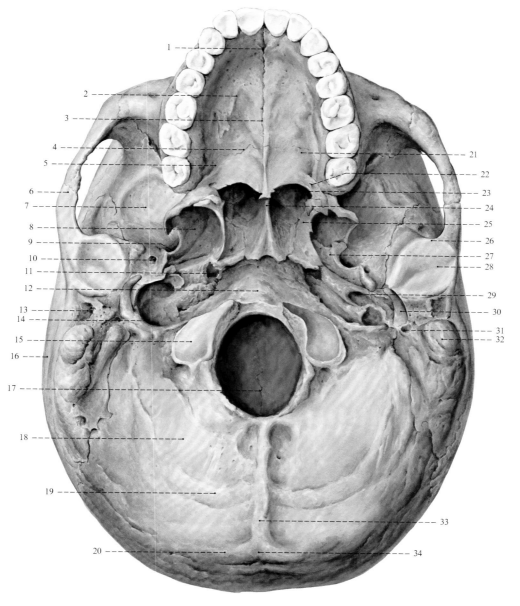

26.颅底（外面观）
The base of the skull (external aspect)

1.切牙孔 incisive foramen
2.上颌骨腭突 palatine process of maxilla
3.腭中缝 median palatine suture
4.腭横缝 transverse palatine suture
5.腭大孔 greater palatine foramen
6.颧弓 zygomatic arch
7.蝶骨 sphenoid bone
8.翼窝 pterygoid fossa
9.卵圆孔 foramen ovale
10.棘孔 foramen spinosum
11.破裂孔 foramen lacerum
12.咽结节 pharyngeal tubercle
13.外耳门 external acoustic pore

14.颈静脉窝 jugular fossa
15.枕髁 occipital condyle
16.颧骨 zygomatic bone
17.枕骨大孔 foramen magnum of occipital bone
18.枕骨 occipital bone
19.下项线 inferior nuchal line
20.上项线 superior nuchal line
21.腭骨水平板 horizontal plate of palatine bone
22.腭小孔 lesser palatine foramina
23.鼻后孔 posterior nare
24.犁骨 vomer

25.翼突内侧板 medial pterygoid plate
26.关节结节 articular tubercle
27.翼突外侧板 lateral pterygoid plate
28.下颌窝 mandibular fossa
29.颈动脉管外口 external aperture of carotid canal
30.茎突 styloid process
31.茎乳孔 stylomastoid foramen
32.乳突 mastoid process
33.枕外嵴 external occipital crest
34.枕外隆凸 external occipital protuberance

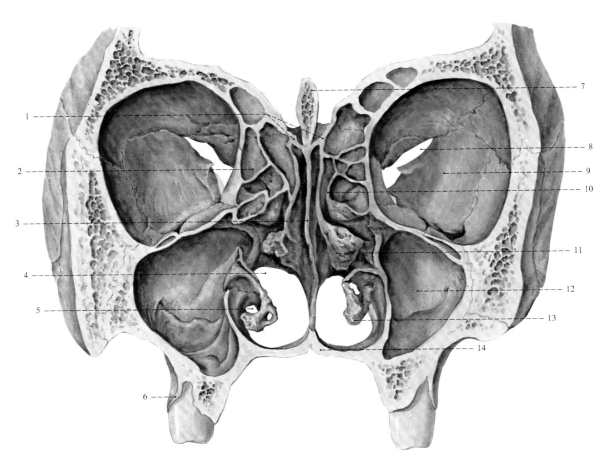

27.颅冠状切面（前面观）
The coronary section of the skull (anterior aspect)

1.筛板 cribriform plate
2.筛小房 ethmoidal cellules
3.垂直板 perpendicular plate
4.鼻腔 nasal cavity
5.下鼻道 inferior nasal meatus
6.牙槽突 alveolar process
7.鸡冠 crista galli

8.眶上裂 superior orbital fissure
9.眶腔 orbital cavity
10.上鼻甲 superior nasal concha
11.中鼻甲 middle nasal concha
12.上颌窦 maxillary sinus
13.下鼻甲 inferior nasal concha
14.硬腭 hard palate

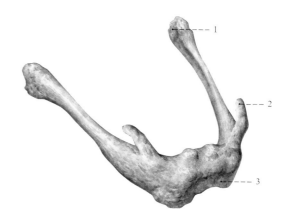

28.舌骨
The hyoid bone

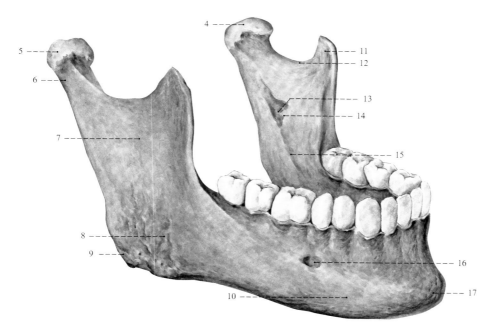

29.下颌骨（外侧面观）
The mandible (lateral aspect)

1.大角 greater horn
2.小角 lesser horn
3.舌骨体 body of hyoid bone
4.髁突 condylar process
5.下颌头 head of mandible
6.下颌颈 neck of mandible
7.下颌支 ramus of mandible
8.咬肌粗隆 masseteric tuberosity
9.下颌角 angle of mandible

10.下颌体 body of mandible
11.冠突 coronoid process
12.下颌切迹 mandibular notch
13.下颌孔 mandibular foramen
14.下颌小舌 mandibular lingula
15.下颌舌骨沟 mylohyoid groove
16.颏孔 mental foramen
17.颏隆凸 mental protuberance

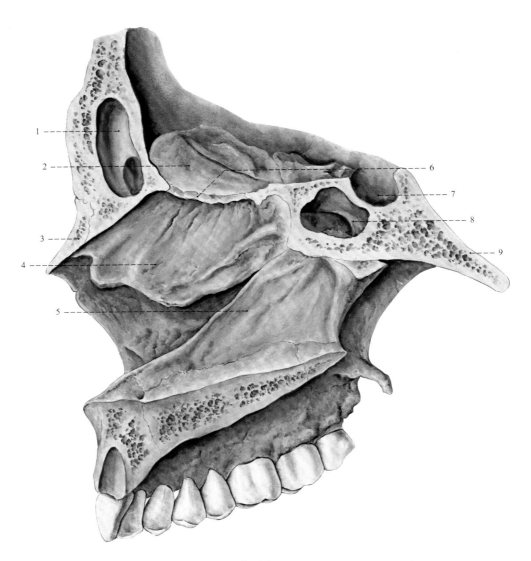

30.骨性鼻腔内侧壁
The medial wall of the bony nasal cavity

1.额窦 frontal sinus
2.鸡冠 crista galli
3.鼻骨 nasal bone
4.筛骨垂直板 perpendicular
　plate of ethmoid bone
5.犁骨 vomer
6.筛板 cribriform plate
7.垂体窝 hypophysial fossa
8.蝶窦 sphenoidal sinus
9.斜坡 clivus

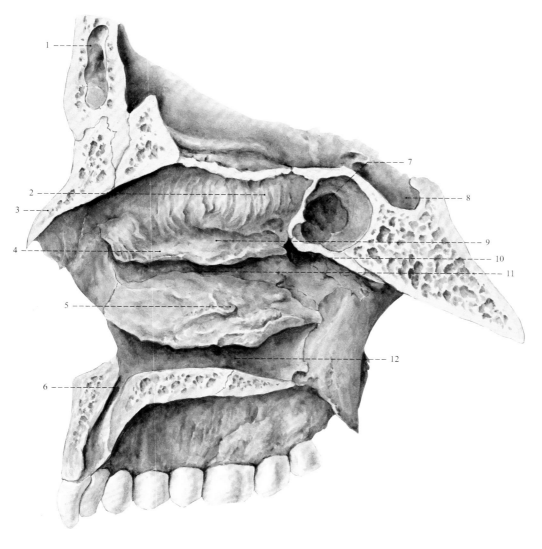

31.骨性鼻腔外侧壁
The lateral wall of the bony nasal cavity

1.额窦 frontal sinus
2.上鼻甲 superior nasal concha
3.鼻骨 nasal bone
4.中鼻甲 middle nasal concha
5.下鼻甲 inferior nasal concha
6.切牙管 incisive canal

7.蝶窦 sphenoidal sinus
8.垂体窝 hypophysial fossa
9.上鼻道 superior nasal meatus
10.蝶腭孔 sphenopalatine foramen
11.中鼻道 middle nasal meatus
12.下鼻道 inferior nasal meatus

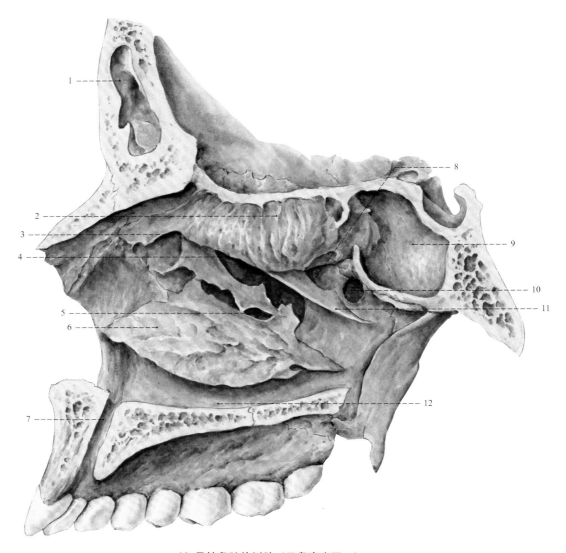

32.骨性鼻腔外侧壁（示鼻旁窦开口）
The lateral wall of the bony nasal cavity (showing the apertures of the paranasal sinuses)

1.额窦 frontal sinus   7.切牙管 incisive canal

2.上鼻甲 superior nasal concha   8.蝶窦口 aperture of sphenoidal sinus

3.额窦开口 aperture of frontal sinus   9.蝶窦 sphenoidal sinus

4.筛窦开口 aperture of ethmoidal sinus   10.蝶腭孔 sphenopalatine foramen

5.上颌窦开口 aperture of maxillary sinus   11.中鼻甲（切缘）middle nasal concha (cutting edge)

6.下鼻甲 inferior nasal concha   12.下鼻道 inferior nasal meatus

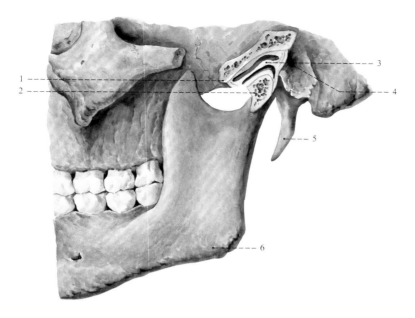

33.颞下颌关节（矢状切面）
The temporomandibular joint（sagittal section）

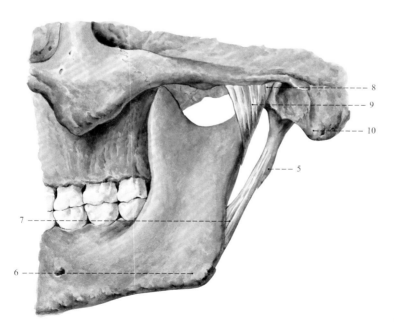

34.颞下颌关节（外侧面观）
The temporomandibular joint（lateral aspect）

1.关节结节 articular tubercle
2.髁突 condylar process
3.关节盘 articular disc
4.外耳门 external acoustic pore
5.茎突 styloid process
6.下颌角 angle of mandible
7.茎突下颌韧带 stylomandibular ligament
8.关节囊 articular capsule
9.外侧韧带 lateral ligament
10.乳突 mastoid process

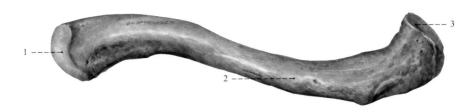

35.锁骨（上面观）
The clavicle (superior aspect)

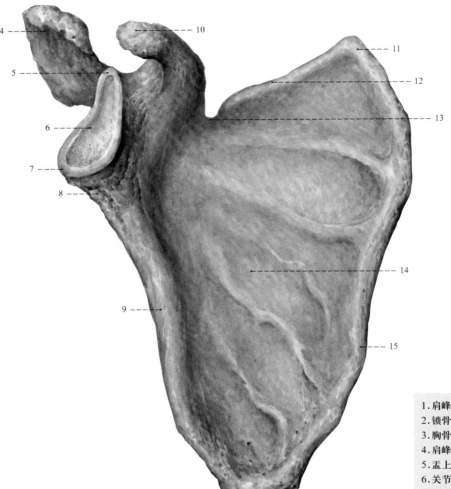

36.肩胛骨（前面观）
The scapula (anterior aspect)

1.肩峰端 acromial end
2.锁骨体 shaft of clavicle
3.胸骨端 sternal end
4.肩峰 acromion
5.盂上结节 supraglenoid tubercle
6.关节盂 glenoid cavity of scapula
7.外侧角 lateral angle
8.盂下结节 infraglenoid tubercle
9.外侧缘 lateral border
10.喙突 coracoid process
11.上角 superior angle
12.上缘 superior border
13.肩胛切迹 scapular notch
14.肩胛下窝 subscapular fossa
15.内侧缘 medial border
16.下角 inferior angle

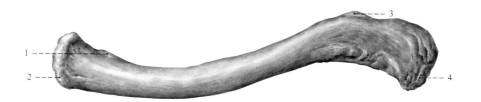

37.锁骨（下面观）
The clavicle (inferior aspect)

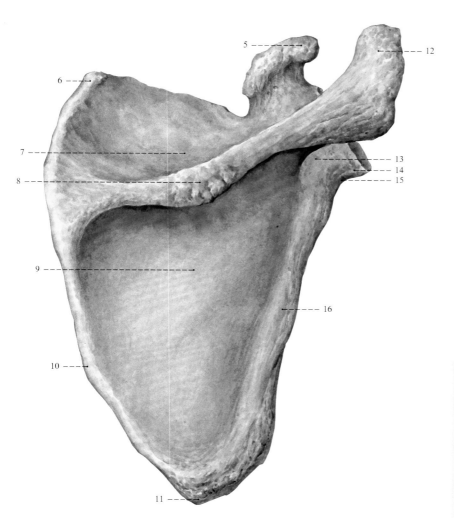

38.肩胛骨（后面观）
The scapula (posterior aspect)

1.肋锁韧带压迹 impression for costoclavicular ligament
2.胸骨端 sternal end
3.锥状结节 conoid tubercle
4.肩峰端 acromial end
5.喙突 coracoid process
6.上角 superior angle
7.冈上窝 supraspinous fossa
8.肩胛冈 spine of scapula
9.冈下窝 infraspinous fossa
10.内侧缘 medial border
11.下角 inferior angle
12.肩峰 acromion
13.肩胛颈 neck of scapula
14.外侧角 lateral angle
15.盂下结节 infraglenoid tubercle
16.外侧缘 lateral border

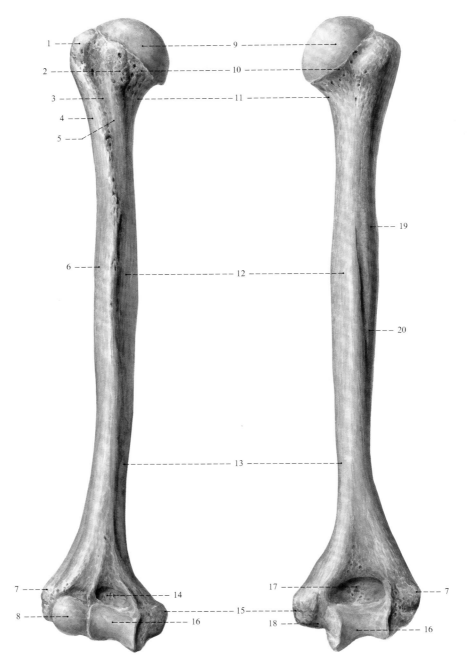

39.肱骨（前面观）
The humerus (anterior aspect)

40.肱骨（后面观）
The humerus (posterior aspect)

1.大结节 greater tubercle
2.小结节 lesser tubercle
3.结节间沟 intertubercular sulcus
4.大结节嵴 crest of greater tubercle
5.小结节嵴 crest of lesser tubercle
6.三角肌粗隆 deltoid tuberosity
7.外上髁 lateral epicondyle of humerus

8.肱骨小头 capitulum of humerus
9.肱骨头 head of humerus
10.解剖颈 anatomical neck
11.外科颈 surgical neck
12.肱骨体 shaft of humerus
13.内侧缘 medial border
14.冠突窝 coronoid fossa

15.内上髁 medial epicondyle of humerus
16.肱骨滑车 trochlea of humerus
17.鹰嘴窝 olecranon fossa
18.尺神经沟 sulcus for ulnar nerve
19.外侧缘 lateral border
20.桡神经沟 sulcus for radial nerve

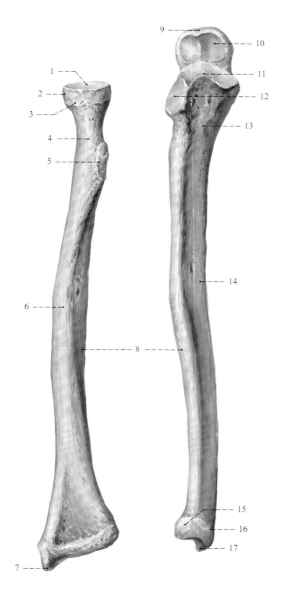

41.桡骨和尺骨（前面观）
The radius and ulna (anterior aspect)

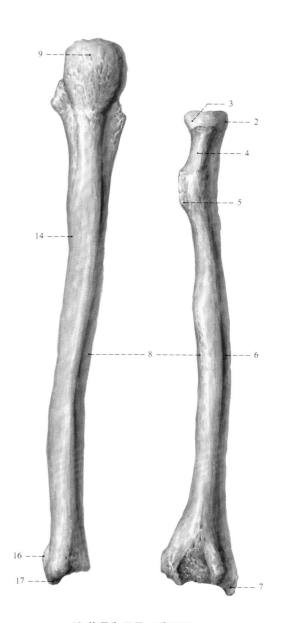

42.桡骨和尺骨（后面观）
The radius and ulna (posterior aspect)

1.关节凹 articular fovea of radius
2.桡骨头 head of radius
3.环状关节面 articular circumference
4.桡骨颈 neck of radius
5.桡骨粗隆 radial tuberosity
6.桡骨体 shaft of radius

7.桡骨茎突 styloid process of radius
8.骨间缘 interosseous border
9.鹰嘴 olecranon
10.滑车切迹 trochlear notch
11.冠突 coronoid process
12.桡切迹 radial notch

13.尺骨粗隆 ulnar tuberosity
14.尺骨体 shaft of ulna
15.环状关节面 articular circumference
16.尺骨头 head of ulna
17.尺骨茎突 styloid process of ulna

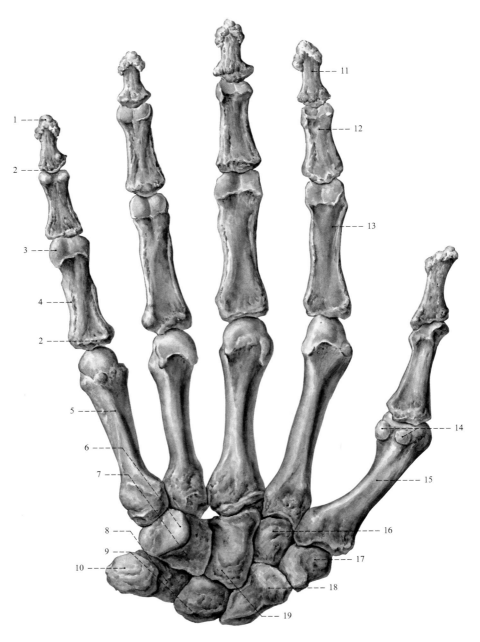

43.手骨（掌侧面）
The bones of the hand（palmar aspect）

1.远节指骨粗隆 tuberosity of distal phalanx
2.指骨底 base of phalanx
3.指骨滑车 trochlea of phalanx
4.指骨体 shaft of phalanx
5.第5掌骨 5th metacarpal bone
6.钩骨钩 hamulus of hamate bone
7.钩骨 hamate bone

8.三角骨 triquetral bone
9.月骨 lunate bone
10.豌豆骨 pisiform bone
11.远节指骨 distal phalanx
12.中节指骨 middle phalanx
13.近节指骨 proximal phalanx
14.籽骨 sesamoid bone

15.第1掌骨 1st metacarpal bone
16.小多角骨 trapezoid bone
17.大多角骨 trapezium bone
18.手舟骨 scaphoid bone
19.头状骨 capitate bone

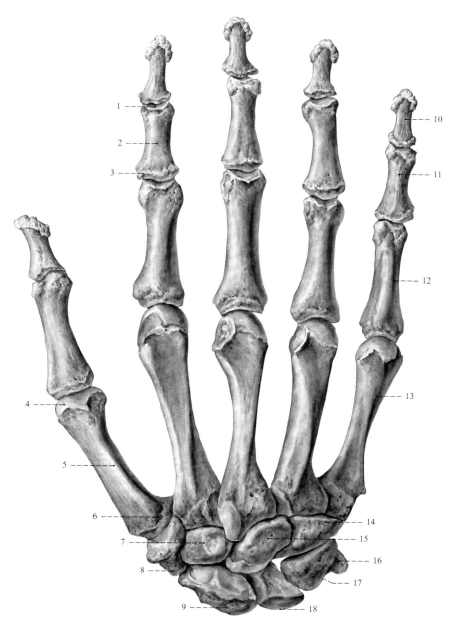

44. 手骨（背侧面）
The bones of the hand (dorsal aspect)

1. 指骨滑车 trochlea of phalanx
2. 指骨体 shaft of phalanx
3. 指骨底 base of phalanx
4. 掌骨头 head of metacarpal bone
5. 掌骨体 shaft of metacarpal bone
6. 掌骨底 base of metacarpal bone
7. 小多角骨 trapezoid bone
8. 大多角骨 trapezium bone
9. 手舟骨 scaphoid bone
10. 远节指骨 distal phalanx
11. 中节指骨 middle phalanx
12. 近节指骨 proximal phalanx
13. 第5掌骨 5th metacarpal bone
14. 钩骨 hamate bone
15. 头状骨 capitate bone
16. 豌豆骨 pisiform bone
17. 三角骨 triquetral bone
18. 月骨 lunate bone

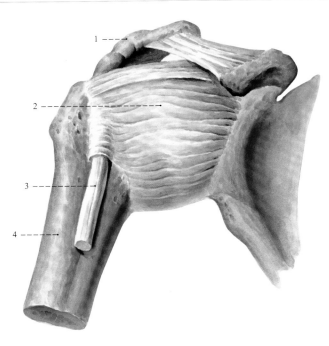

45.肩关节（前面观）
The shoulder joint（anterior aspect）

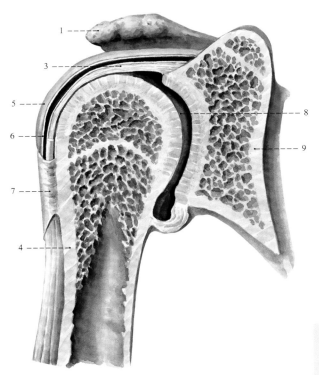

46.肩关节（冠状切面）
The shoulder joint（coronal section）

1.肩峰 acromion
2.关节囊 articular capsule
3.肱二头肌（长头腱）biceps brachii（long head tendon）
4.肱骨 humerus
5.关节囊（纤维膜）articular capsule（fibrous membrane）
6.关节囊（滑膜）articular capsule（synovial membrane）
7.结节间滑液鞘 intertubercular synovial sheath
8.关节腔 articular cavity
9.肩胛骨 scapula

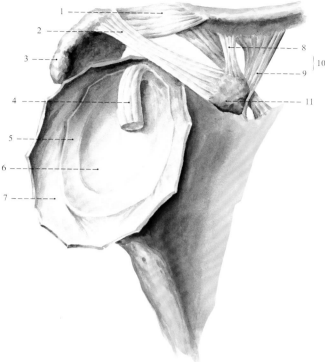

47.肩关节（内面观，去掉肱骨）
The shoulder joint (internal aspect, without humerus)

48.肘关节（前面观）
The elbow joint (anterior aspect)

1.肩锁韧带 acromioclavicular ligament
2.喙肩韧带 coracoacromial ligament
3.肩峰 acromion
4.肱二头肌（长头腱）biceps brachii (long head tendon)
5.关节唇 articular labrum
6.关节盂 glenoid cavity
7.关节囊 articular capsule
8.斜方韧带 trapezoid ligament
9.锥状韧带 conoid ligament
10.喙锁韧带 coracoclavicular ligament
11.喙突 coracoid process
12.桡侧副韧带 radial collateral ligament
13.肱二头肌腱 tendon of biceps brachii
14.桡骨 radius
15.肱骨 humerus
16.尺侧副韧带 ulnar collateral ligament
17.斜索 oblique cord
18.尺骨 ulna

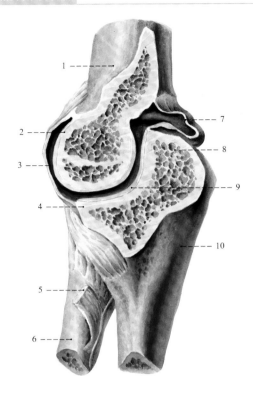

49.肘关节矢状切面（示肱尺关节）
The sagittal section of the elbow joint (showing the humeroulnar joint)

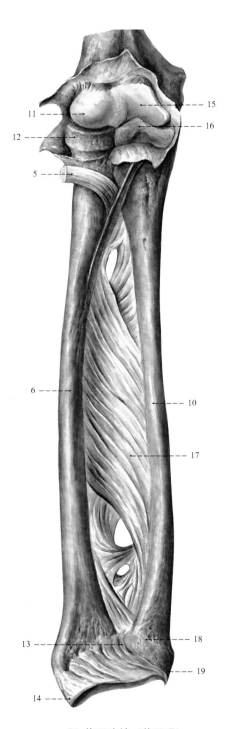

50.桡尺连结（前面观）
The radioulnar syndesmosis (anterior aspect)

1.肱骨　humerus
2.肱骨滑车（切面）trochlea of humerus (section)
3.关节腔　articular cavity
4.冠突（切面）coronoid process (section)
5.肱二头肌腱　tendon of biceps brachii
6.桡骨　radius
7.关节囊　articular capsule
8.鹰嘴（切面）olecranon (section)
9.滑车切迹（切面）trochlear notch (section)
10.尺骨　ulna
11.肱骨小头　capitulum of humerus
12.桡骨头　head of radius
13.桡尺远侧关节　distal radioulnar joint
14.桡骨茎突　styloid process of radius
15.肱骨滑车　trochlea of humerus
16.冠突　coronoid process
17.前臂骨间膜　interosseous membrane of forearm
18.尺骨头　head of ulna
19.尺骨茎突　styloid process of ulna

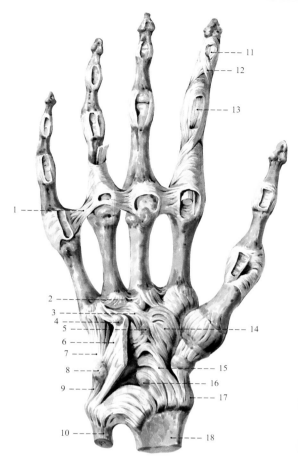

51.手关节（掌面观）
The joints of the hand (palmar aspect)

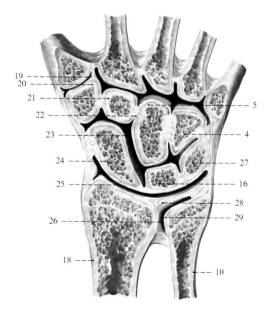

52.腕关节（冠状切面）
The joints of the wrist (coronal section)

1.掌骨深横韧带 deep transverse metacarpal ligament
2.掌骨间掌侧韧带 palmar metacarpal ligament
3.腕掌掌侧韧带 palmar carpometacarpal ligament
4.钩骨 hamate bone
5.头状骨 capitate bone
6.豆钩韧带 pisohamate ligament
7.豆掌韧带 pisometacarpal ligament
8.豌豆骨 pisiform bone
9.腕尺侧副韧带 ulnar carpal collateral ligament
10.尺骨 ulna
11.指深屈肌腱 tendon of flexor digitorum profundus
12.指腱纤维鞘 fibrous sheath of finger
13.指浅屈肌腱 tendon of flexor digitorum superficialis
14.腕辐状韧带 radiate carpal ligament
15.桡腕掌侧韧带 palmar radiocarpal ligament
16.月骨 lunate bone
17.腕桡侧副韧带 radial carpal collateral ligament
18.桡骨 radius
19.拇指腕掌关节 carpometacarpal joint of thumb
20.大多角骨 trapezium bone
21.小多角骨 trapezoid bone
22.腕骨间韧带 mediocarpal ligament
23.腕骨间关节 intercarpal joint
24.手舟骨 scaphoid bone
25.桡腕关节 radiocarpal joint
26.囊状隐窝 sacciform recess
27.三角骨 triquetral bone
28.关节盘 articular disc
29.桡尺远侧关节 distal radioulnar joint

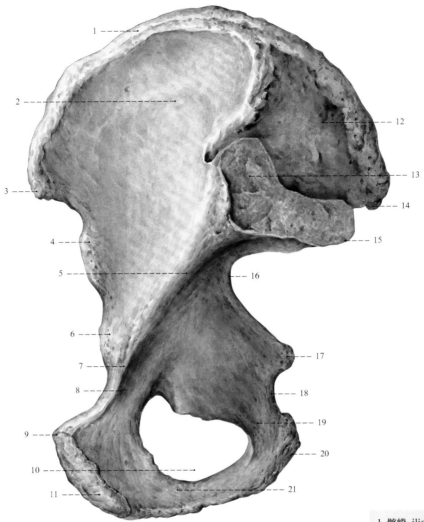

53.髋骨（内侧面观）
The hip bone (medial aspect)

1.髂嵴 iliac crest
2.髂窝 iliac fossa
3.髂前上棘 anterior superior iliac spine
4.髂前下棘 anterior inferior iliac spine
5.弓状线 arcuate line
6.髂耻隆起 iliopubic eminence
7.耻骨梳 pecten pubis
8.耻骨上支 superior ramus of pubis
9.耻骨结节 pubic tubercle
10.闭孔 obturator foramen
11.耻骨联合面 symphysial surface
12.髂粗隆 iliac tuberosity
13.耳状面 auricular surface
14.髂后上棘 posterior superior iliac spine
15.髂后下棘 posterior inferior iliac spine
16.坐骨大切迹 greater sciatic notch
17.坐骨棘 ischial spine
18.坐骨小切迹 lesser sciatic notch
19.坐骨支 ramus of ischium
20.坐骨结节 ischial tuberosity
21.耻骨下支 inferior ramus of pubis

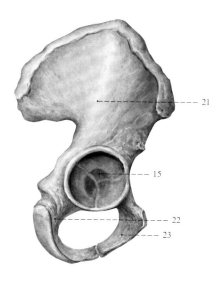

55. 小儿髋骨（外侧面观）
The hip bone of child (lateral aspect)

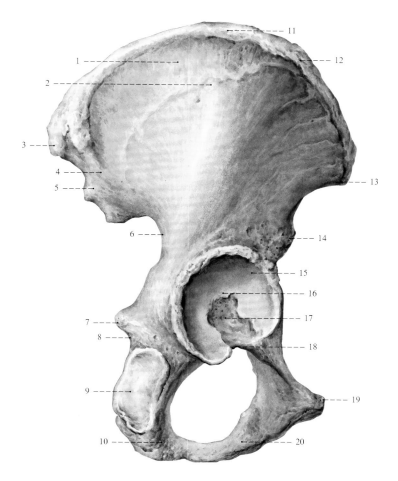

54. 髋骨（外侧面观）
The hip bone (lateral aspect)

1. 髂骨翼 ala of ilium
2. 臀前线 anterior gluteal line
3. 髂后上棘 posterior superior iliac spine
4. 臀后线 posterior gluteal line
5. 髂后下棘 posterior inferior iliac spine
6. 坐骨大切迹 greater sciatic notch
7. 坐骨棘 ischial spine
8. 坐骨小切迹 lesser sciatic notch
9. 坐骨结节 ischial tuberosity
10. 坐骨支 ramus of ischium
11. 髂嵴 iliac crest
12. 髂结节 tubercle of iliac crest
13. 髂前上棘 anterior superior iliac spine
14. 髂前下棘 anterior inferior iliac spine
15. 髋臼 acetabulum
16. 月状面 lunate surface
17. 髋臼窝 acetabular fossa
18. 髋臼切迹 acetabular notch
19. 耻骨结节 pubic tubercle
20. 耻骨下支 inferior ramus of pubis
21. 髂骨 ilium
22. 坐骨 ischium
23. 耻骨 pubis

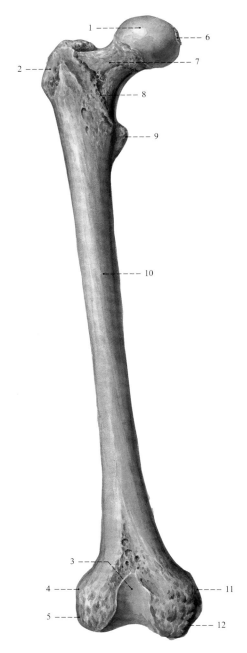
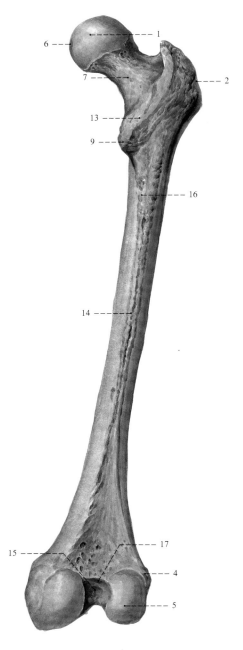

56.股骨（前面观）
The femur (anterior aspect)

57.股骨（后面观）
The femur (posterior aspect)

1.股骨头 femoral head
2.大转子 greater trochanter
3.髌面 patellar surface
4.外上髁 lateral epicondyle of femur
5.外侧髁 lateral condyle of femur
6.股骨头凹 fovea of femoral head
7.股骨颈 neck of femur
8.转子间线 intertrochanteric line
9.小转子 lesser trochanter
10.股骨体 shaft of femur
11.内上髁 medial epicondyle of femur
12.内侧髁 medial condyle of femur
13.转子间嵴 intertrochanteric crest
14.粗线 linea aspera of femur
15.髁间窝 intercondylar fossa
16.臀肌粗隆 gluteal tuberosity
17.髁间线 intercondylar line

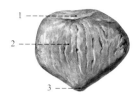

58.髌骨（前面观）
The patella (anterior aspect)

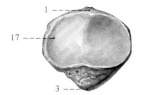

60.髌骨（后面观）
The patella (posterior aspect)

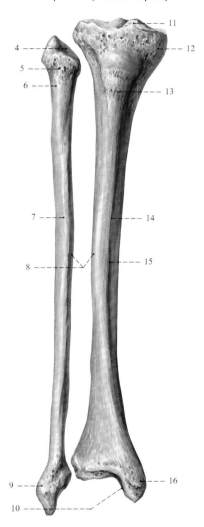

59.胫骨和腓骨（前面观）
The tibia and fibula (anterior aspect)

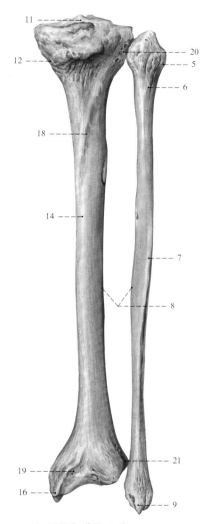

61.胫骨和腓骨（后面观）
The tibia and fibula (posterior aspect)

1.髌底 base of patella
2.前面 anterior surface
3.髌尖 apex of patella
4.腓骨头关节面 articular surface of fibular head
5.腓骨头 fibular head
6.腓骨颈 neck of fibula
7.腓骨体 shaft of fibula

8.骨间缘 interosseous border
9.外踝 lateral malleolus
10.内踝关节面 articular facet of medial malleolus
11.髁间隆起 intercondylar eminence
12.内侧髁 medial condyle
13.胫骨粗隆 tibial tuberosity
14.胫骨体 shaft of tibia

15.前缘 anterior border
16.内踝 medial malleolus
17.关节面 articular surface
18.比目鱼肌线 soleal line
19.踝沟 malleolar sulcus
20.腓骨头关节面 articular surface of fibulan head
21.腓切迹 fibular notch

39

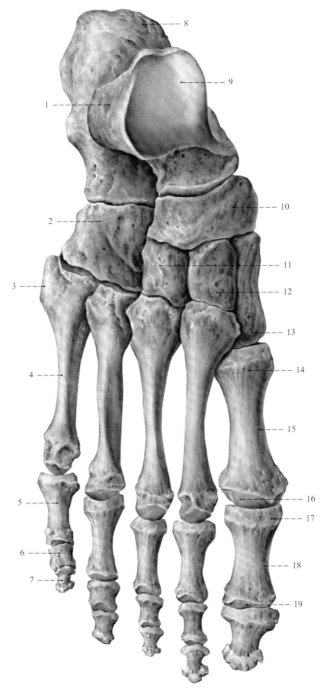

62.足骨（背面观）

The bones of the foot (dorsal aspect)

1.距骨 talus
2.骰骨 cuboid bone
3.第5跖骨粗隆 tuberosity of 5th metatarsal bone
4.第5跖骨 5th metatarsal bone
5.近节趾骨 proximal phalanx
6.中节趾骨 middle phalanx
7.远节趾骨 distal phalanx
8.跟骨 calcaneum bone
9.距骨滑车 trochlea of talus
10.足舟骨 navicular bone
11.外侧楔骨 lateral cuneiform bone
12.中间楔骨 intermediate cuneiform bone
13.内侧楔骨 medial cuneiform bone
14.跖骨底 base of metatarsal bone
15.跖骨体 shaft of metatarsal bone
16.跖骨头 head of metatarsal bone
17.趾骨底 base of phalanx
18.趾骨体 body of phalanx
19.趾骨滑车 trochlea of phalanx

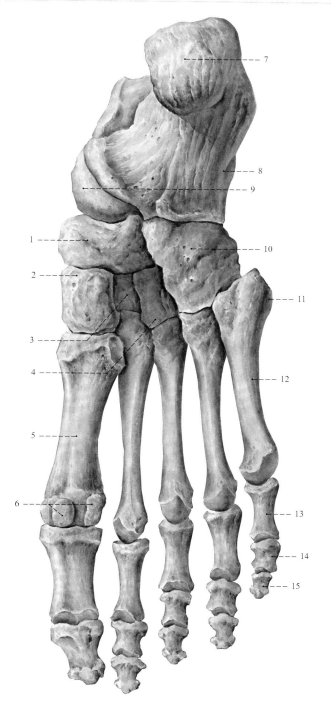

63.足骨（跖面观）
The bones of the foot (plantar aspect)

1.足舟骨 navicular bone
2.内侧楔骨 medial cuneiform bone
3.中间楔骨 intermediate cuneiform bone
4.外侧楔骨 lateral cuneiform bone
5.第1跖骨 1st metatarsal bone

6.籽骨 sesamoid bone
7.跟骨结节 calcaneal tuberosity
8.跟骨 calcaneum bone
9.距骨 talus
10.骰骨 cuboid bone

11.第5跖骨粗隆 tuberosity of 5th metatarsal bone
12.第5跖骨 5th metatarsal bone
13.近节趾骨 proximal phalanx
14.中节趾骨 middle phalanx
15.远节趾骨 distal phalanx

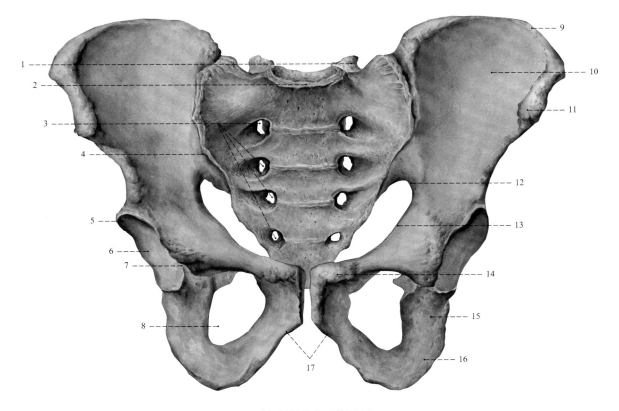

64.男性骨盆（前面观）
The male plevis (anterior aspect)

1.骶骨上关节突 superior articular process of sacrum
2.岬 promontory
3.骶前孔 anterior sacral foramina
4.骶髂关节 sacroiliac joint
5.髋臼 acetabulum
6.月状面 lunate surface
7.髋臼切迹 acetabular notch
8.闭孔 obturator foramen
9.髂嵴 iliac crest
10.髂窝 iliac fossa
11.髂前上棘 anterior superior iliac spine
12.坐骨大切迹 greater sciatic notch
13.耻骨梳 pecten pubis
14.耻骨结节 pubic tubercle
15.坐骨体 body of ischium
16.坐骨支 ramus of ischium
17.耻骨下角 subpubic angle

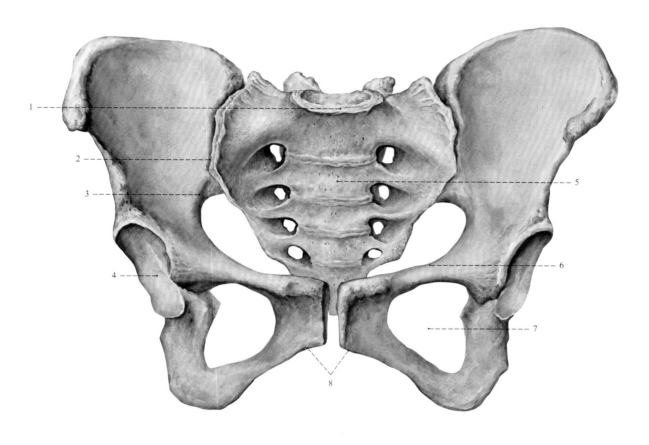

65.女性骨盆（前面观）
The female plevis (anterior aspect)

1.岬 promontory
2.骶髂关节 sacroiliac joint
3.弓状线 arcuate line
4.髋臼 acetabulum
5.骶骨 sacrum
6.耻骨梳 pecten pubis
7.闭孔 obturator foramen
8.耻骨下角 subpubic angle

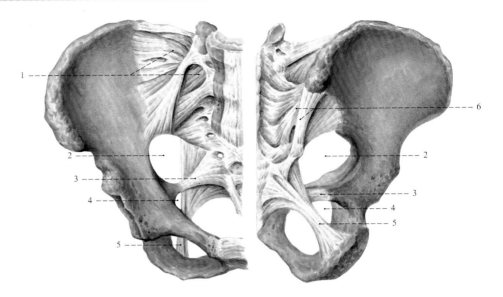

66.骨盆韧带（前面观和后面观）
The ligaments of the pelvis (anterior aspect and posterior aspect)

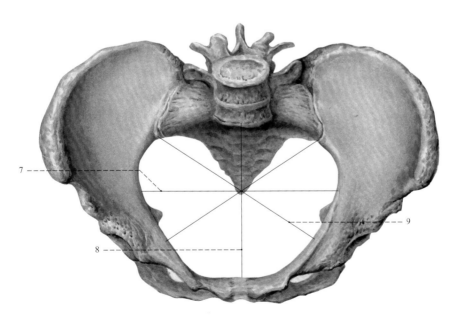

67.骨盆（上面观）
The pelvis (superior aspect)

1.髂腰韧带 iliolumbar ligament　　　　4.坐骨小孔 lesser sciatic foramen　　　　7.横径 transverse diameter of pelvis
2.坐骨大孔 greater sciatic foramen　　　5.骶结节韧带 sacrotuberous ligament　　8.前后径 anteroposterior diameter of pelvis
3.骶棘韧带 sacrospinous ligament　　　 6.骶髂后韧带 posterior sacroiliac ligament　9.斜径 oblique diameter of pelvis

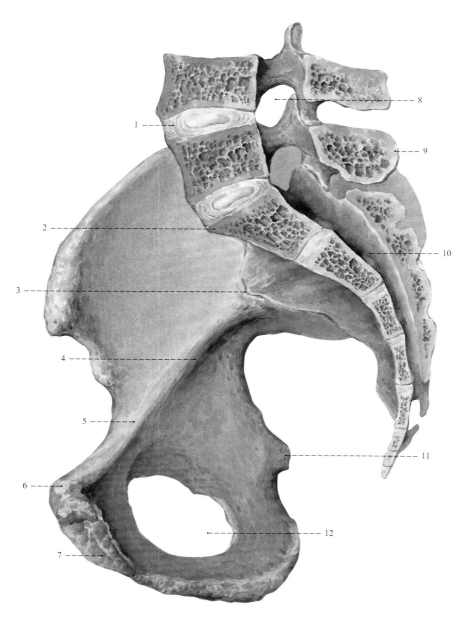

68.骨盆（正中矢状切面）
The pelvis (median sagittal section)

1.椎间盘 intervertebral disc
2.岬 promontory
3.骶髂关节 sacroiliac joint
4.弓状线 arcuate line
5.耻骨梳 pecten pubis
6.耻骨结节 pubic tubercle
7.耻骨联合面 symphysial surface
8.椎间孔 intervertebral foramen
9.棘突 spinous process
10.骶管 sacral canal
11.坐骨棘 ischial spine
12.闭孔 obturator foramen

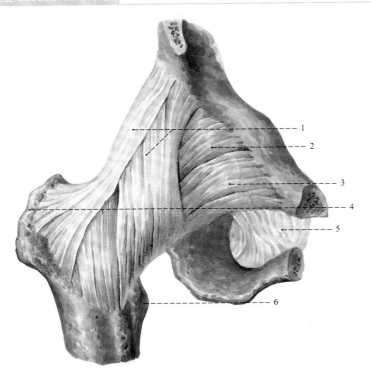

69.髋关节（前面观）
The hip joint (anterior aspect)

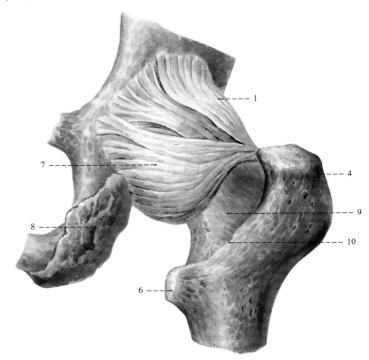

70.髋关节（后面观）
The hip joint (posterior aspect)

1.髂股韧带 iliofemoral ligament
2.关节囊 articular capsule
3.耻股韧带 pubofemoral ligament
4.大转子 greater trochanter
5.闭孔膜 obturator membrane
6.小转子 lesser trochanter
7.坐股韧带 ischiofemoral ligament
8.坐骨结节 ischial tuberosity
9.股骨颈 neck of femur
10.转子间嵴 intertrochanteric crest

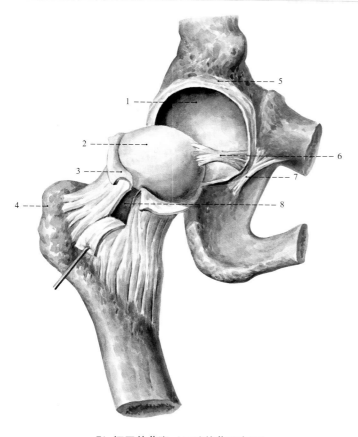

71.切开关节囊（示髋关节腔内面）
The opened articular capsule (showing the internal
surface of the hip joint cavity)

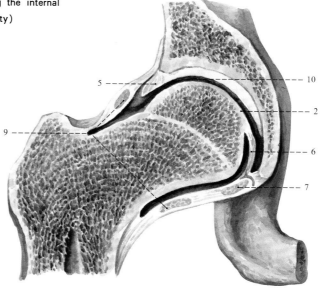

72.髋关节（冠状切面）
The hip joint (coronal section)

1.月状面 lunate surface
2.股骨头 femoral head
3.关节囊 articular capsule
4.大转子 greater trochanter
5.髋臼唇 acetabular labrum
6.股骨头韧带 ligament of head of femur
7.髋臼横韧带 transverse acetabular ligament
8.股骨颈 neck of femur
9.轮匝带 zona orbicularis
10.关节腔 articular cavity

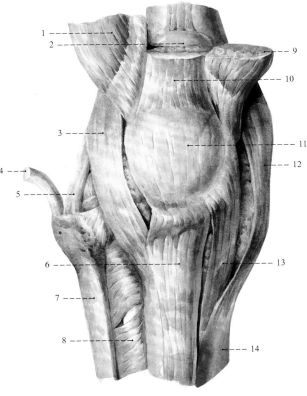

73.膝关节（前面观）
The knee joint (anterior aspect)

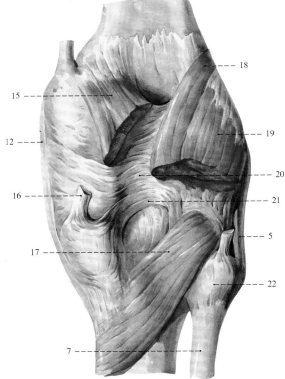

74.膝关节（后面观）
The knee joint (posterior aspect)

1.股外侧肌 vastus lateralis
2.髌上囊 suprapatellar bursa
3.髌外侧支持带 lateral patellar retinaculum
4.股二头肌腱 tendon of biceps femoris
5.腓侧副韧带 fibular collateral ligament
6.髌韧带 patellar ligament
7.腓骨 fibula
8.小腿骨间膜 crural interosseous membrane
9.股内侧肌 vastus medialis
10.股直肌 rectus femoris
11.髌骨 patella
12.胫侧副韧带 tibial collateral ligament
13.髌内侧支持带 medial patellar retinaculum
14.胫骨 tibia
15.腓肠肌（内侧头）gastrocnemius (medial head)
16.半膜肌腱 tendon of semimembranosus
17.腘肌 popliteus
18.跖肌 plantaris
19.腓肠肌（外侧头）gastrocnemius (lateral head)
20.腘斜韧带 oblique popliteal ligament
21.腘弓状韧带 arcuate popliteal ligament
22.腓骨头 fibular head

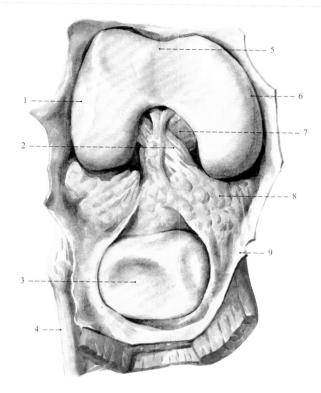

75.切开关节囊前部（示膝关节腔内面）
The anterior aspect of the opened articular capsule (showing the
internal surface of the knee joint cavity)

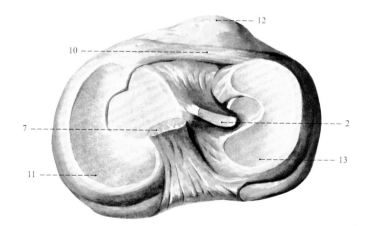

76.膝关节半月板和交叉韧带（上面观）
The articular meniscus and cruciate ligament of the
knee joint (superior aspect)

1.外侧髁 lateral condyle
2.前交叉韧带 anterior cruciate ligament
3.关节面 articular surface
4.腓骨 fibula
5.髌面 patellar surface
6.内侧髁 medial condyle
7.后交叉韧带 posterior cruciate ligament
8.翼状襞 alar folds
9.关节囊 articular capsule
10.膝横韧带 transverse ligament of knee
11.内侧半月板 medial meniscus
12.胫骨粗隆 tibial tuberosity
13.外侧半月板 lateral meniscus

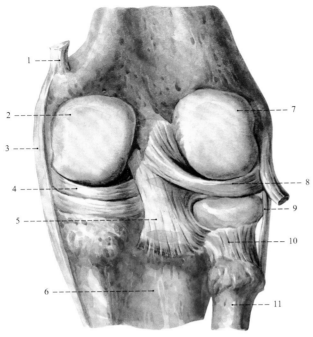

77.膝关节后面观（切除关节囊）
The posterior aspect of the knee joint
(without the articular capsule)

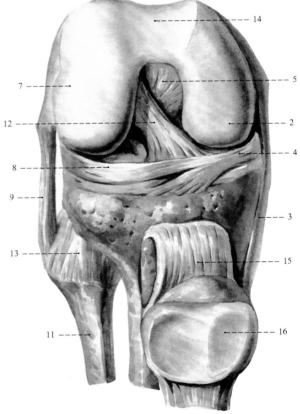

78.膝关节前面观（切除关节囊）
The anterior aspect of the knee joint
(without the articular capsule)

1.大收肌腱 tendon of adductor magnus
2.内侧髁 medial condyle
3.胫侧副韧带 tibial collateral ligament
4.内侧半月板 medial meniscus
5.后交叉韧带 posterior cruciate ligament
6.胫骨 tibia
7.外侧髁 lateral condyle
8.外侧半月板 lateral meniscus
9.腓侧副韧带 fibular collateral ligament
10.腓骨头后韧带 posterior ligament of fibular head
11.腓骨 fibula
12.前交叉韧带 anterior cruciate ligament
13.腓骨头前韧带 anterior ligament of fibular head
14.髌面 patellar surface
15.髌韧带 patellar ligament
16.关节面 articular surface

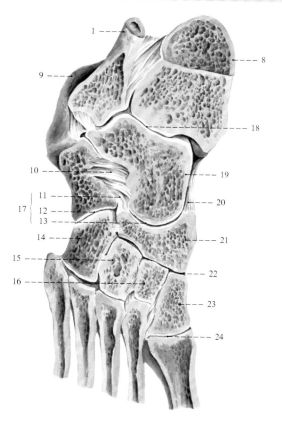

80.足关节（切面）
The joints of the foot (section)

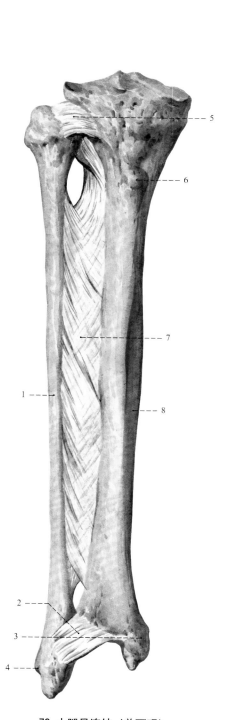

79.小腿骨连结（前面观）
The tibiofibular syndesmosis (anterior aspect)

1.腓骨 fibula
2.胫腓前韧带 anterior tibiofibular ligament
3.内踝 medial malleolus
4.外踝 lateral malleolus
5.腓骨头前韧带 anterior ligament of fibular head
6.胫骨粗隆 tibial tuberosity
7.小腿骨间膜 crural interosseous membrane
8.胫骨 tibia
9.跟骨 calcaneus
10.距跟骨间韧带 interosseous talocalcaneal ligament
11.跟舟韧带 calcaneonavicular ligament
12.跟骰关节 calcaneocuboid joint
13.距跟舟关节 talocalcaneonavicular joint
14.骰骨 cuboid bone
15.外侧楔骨 lateral cuneiform bone
16.中间楔骨 intermediate cuneiform bone
17.跗横关节 transverse tarsal joint
18.距小腿关节 talocrural joint
19.距骨 talus
20.内侧韧带（胫舟部） medial ligament (tibionavicular part)
21.足舟骨 navicular bone
22.楔舟关节 cuneonavicular joint
23.内侧楔骨 medial cuneiform bone
24.跗跖关节 tarsometatarsal joint

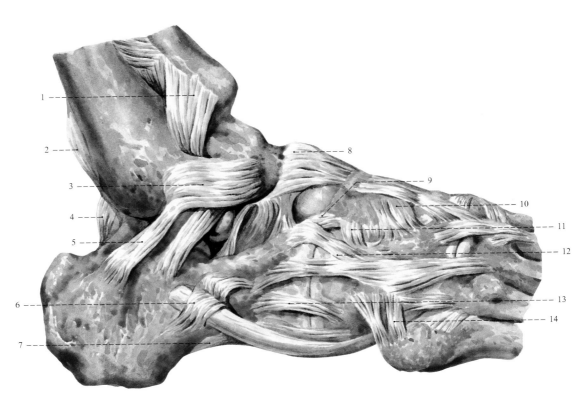

81.距小腿关节和足关节（外侧面观）
The talocrural joint and the joints of the foot (lateral aspect)

1.胫腓前韧带 anterior tibiofibular ligament
2.胫腓后韧带 posterior tibiofibular ligament
3.距腓前韧带 anterior talofibular ligament
4.距腓后韧带 posterior talofibular ligament
5.跟腓韧带 calcaneofibular ligament
6.腓骨肌下支持带 inferior peroneal retinaculum
7.足底长韧带 long plantar ligament

8.距舟韧带 talonavicular ligament
9.跟舟韧带 calcaneonavicular ligament
10.楔舟背侧韧带 dorsal cuneonavicular ligament
11.骰舟背侧韧带 dorsal cuboideonavicular ligament
12.跟骰韧带 calcaneocuboid ligament
13.跟骰背侧韧带 dorsal calcaneocuboid ligament
14.跗跖背侧韧带 dorsal tarsometatarsal ligament

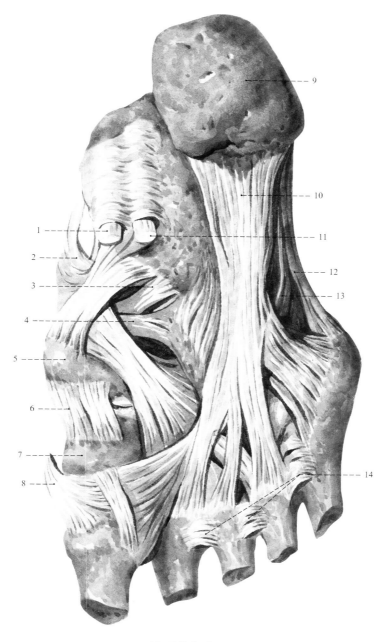

82.足关节（下面观）
The joints of the foot (inferior aspect)

1.趾长屈肌腱 tendon of flexor digitorum longus
2.胫骨后肌腱 tendon of tibialis posterior
3.跟舟足底韧带 plantar calcaneonavicular ligament
4.骰舟足底韧带 plantar cuboideonavicular ligament
5.足舟骨 navicular bone
6.楔舟足底韧带 plantar cuneonavicular ligament
7.内侧楔骨 medial cuneiform bone

8.胫骨前肌腱 tendon of tibialis anterior
9.跟骨 calcaneus
10.足底长韧带 long plantar ligament
11.蹈长屈肌腱 tendon of flexor hallucis longus
12.腓骨短肌腱 tendon of peroneus brevis
13.腓骨长肌腱 tendon of peroneus longus
14.跖骨足底韧带 plantar metatarsal ligament

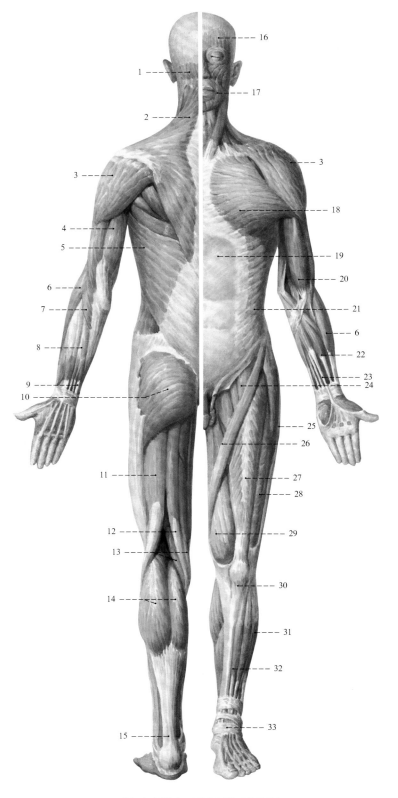

83. 全身肌肉（前面观和后面观）
The muscles of the whole body (anterior aspect and posterior aspect)

1. 枕额肌（枕腹）occipitofrontalis (occipital belly)
2. 斜方肌 trapezius
3. 三角肌 deltoid
4. 肱三头肌 triceps brachii
5. 背阔肌 latissimus dorsi
6. 肱桡肌 brachioradialis
7. 肘肌 anconeus
8. 指伸肌 extensor digitorum
9. 尺侧腕伸肌 extensor carpi ulnaris
10. 臀大肌 gluteus maximus
11. 股二头肌 biceps femoris
12. 半腱肌 semitendinosus
13. 半膜肌 semimembranosus
14. 腓肠肌 gastrocnemius
15. 跟腱 tendo calcaneus
16. 枕额肌（额腹）occipitofrontalis (frontal belly)
17. 口轮匝肌 orbicularis oris
18. 胸大肌 pectoralis major
19. 腹直肌鞘 sheath of rectus abdominis
20. 肱二头肌 biceps brachii
21. 腹外斜肌 obliquus externus abdominis
22. 桡侧腕屈肌 flexor carpi radialis
23. 掌长肌腱 tendon of palmaris longus
24. 髂腰肌 iliopsoas
25. 阔筋膜张肌 tensor fasciae latae
26. 缝匠肌 sartorius
27. 股直肌 rectus femoris
28. 股外侧肌 vastus lateralis
29. 股内侧肌 vastus medialis
30. 髌韧带 patellar ligament
31. 腓骨长肌 peroneus longus
32. 胫骨前肌 tibialis anterior
33. 伸肌下支持带 inferior extensor retinaculum

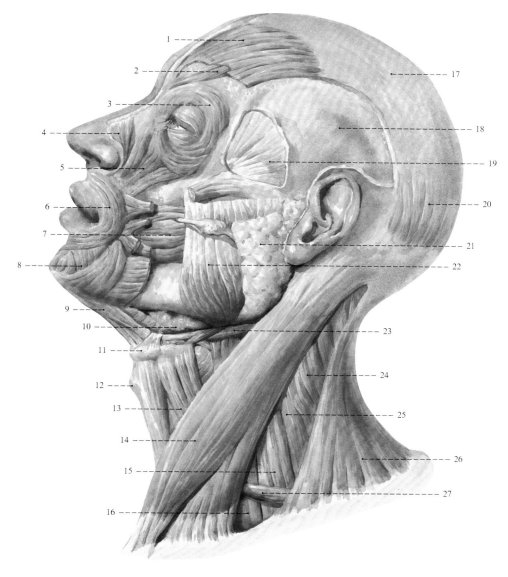

84.头颈肌浅层（外侧面观）

The superficial layer of the muscles of the head and neck (lateral aspect)

1.枕额肌（额腹）occipitofrontalis (frontal belly)
2.皱眉肌 corrugator supercilii
3.眼轮匝肌 orbicularis oculi
4.鼻肌 nasalis
5.提上唇肌 levator labii superioris
6.口轮匝肌 orbicularis oris
7.颊肌 buccinator
8.降下唇肌 depressor labii inferioris
9.二腹肌（前腹）digastric (anterior belly)
10.下颌下腺 submandibular gland
11.舌骨 hyoid bone
12.喉结 laryngeal prominence
13.肩胛舌骨肌（上腹）omohyoid (superior belly)
14.胸锁乳突肌 sternocleidomastoid

15.中斜角肌 scalenus medius
16.前斜角肌 scalenus anterior
17.帽状腱膜 galea aponeurotica
18.颞筋膜（深层）temporal fascia (deep layer)
19.颞肌 temporalis
20.枕额肌（枕腹）occipitofrontalis (occipital belly)
21.腮腺 parotid gland
22.咬肌 masseter
23.二腹肌（后腹）digastric (posterior belly)
24.肩胛提肌 levator scapulae
25.后斜角肌 scalenus posterior
26.斜方肌 trapezius
27.肩胛舌骨肌（下腹）omohyoid (inferior belly)

55

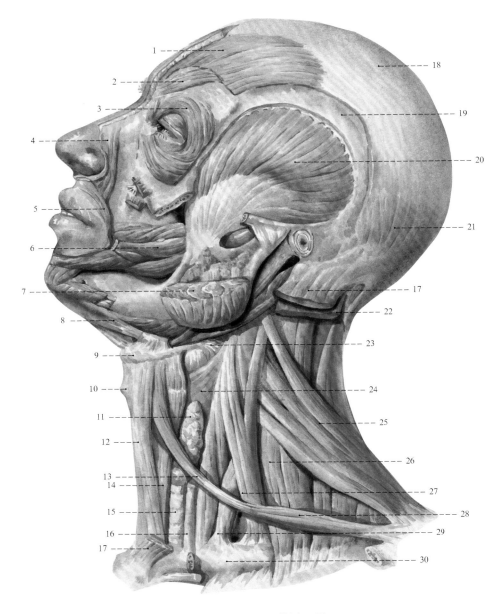

85.头颈肌深层（外侧面观）

The deep layer of the muscles of the head and neck (lateral aspect)

1.枕额肌（额腹）occipitofrontalis (frontal belly)

2.皱眉肌 corrugator supercilii

3.眼轮匝肌 orbicularis oculi

4.鼻肌 nasalis

5.口轮匝肌 orbicularis oris

6.颊肌 buccinator

7.咬肌 masseter

8.二腹肌（前腹）digastric (anterior belly)

9.舌骨 hyoid bone

10.喉结 laryngeal prominence

11.甲状腺 thyroid gland

12.胸骨舌骨肌 sternohyoid

13.肩胛舌骨肌（上腹）omohyoid (superior belly)

14.胸骨甲状肌 sternothyroid

15.气管 trachea

16.食管 esophagus

17.胸锁乳突肌 sternocleidomastoid

18.帽状腱膜 galea aponeurotica

19.颞筋膜（深层）temporal fascia (deep layer)

20.颞肌 temporalis

21.枕额肌（枕腹）occipitofrontalis (occipital belly)

22.头夹肌 splenius capitis

23.咽中缩肌 middle constrictor of pharynx

24.咽下缩肌 inferior constrictor of pharynx

25.肩胛提肌 levator scapulae

26.后斜角肌 scalenus posterior

27.中斜角肌 scalenus medius

28.肩胛舌骨肌（下腹）omohyoid (inferior belly)

29.前斜角肌 scalenus anterior

30.第1肋 1st rib

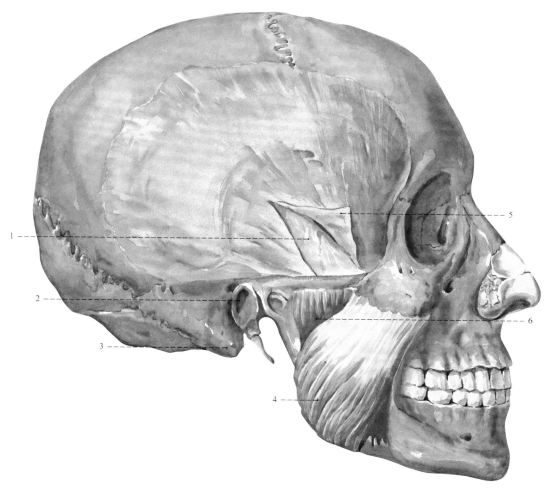

86.咀嚼肌（外侧面观）(1)
The masticatory muscles (lateral aspect) (1)

1.颞肌 temporalis
2.外耳门 external acoustic pore
3.乳突 mastoid process
4.咬肌（浅部）masseter (superficial part)
5.颞筋膜 temporal fascia
6.咬肌（深部）masseter (deep part)

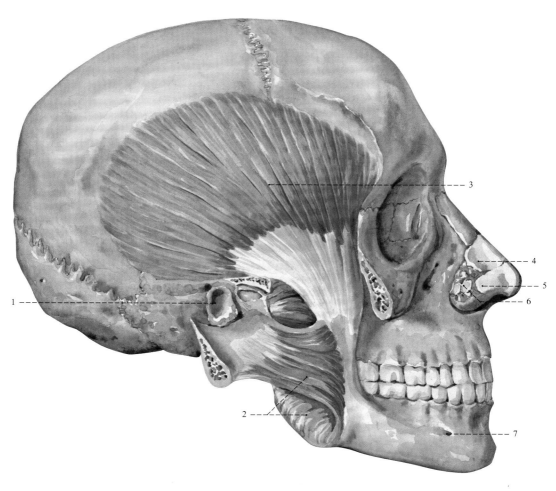

87.咀嚼肌（外侧面观）（2）

The masticatory muscles (lateral aspect) (2)

1.外耳门 external acoustic pore
2.咬肌 masseter
3.颞肌 temporalis
4.鼻外侧软骨 lateral cartilage of nose
5.鼻翼大软骨 major alar cartilage
6.鼻翼小软骨 minor alar cartilage
7.颏孔 mental foramen

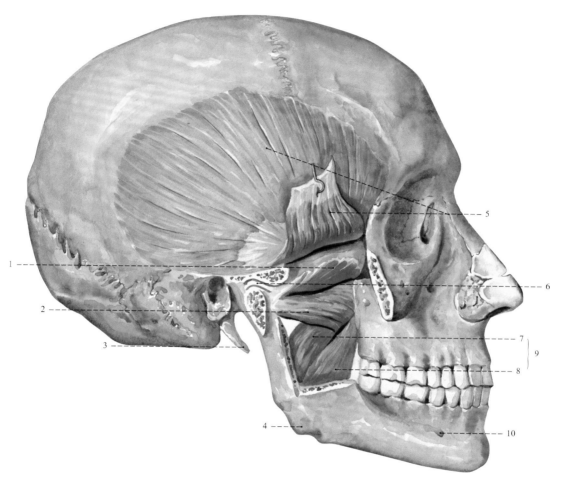

88.咀嚼肌（外侧面观）（3）
The masticatory muscles (lateral aspect) (3)

1.翼外肌（上头） lateral pterygoid (superior head)
2.翼外肌（下头） lateral pterygoid (inferior head)
3.茎突 styloid process
4.下颌角 angle of mandible
5.颞肌 temporalis

6.颞下颌关节（关节盘） temporomandibular joint (articular disc)
7.深头 deep head
8.浅头 superficial head
9.翼内肌 medial pterygoid
10.颏孔 mental foramen

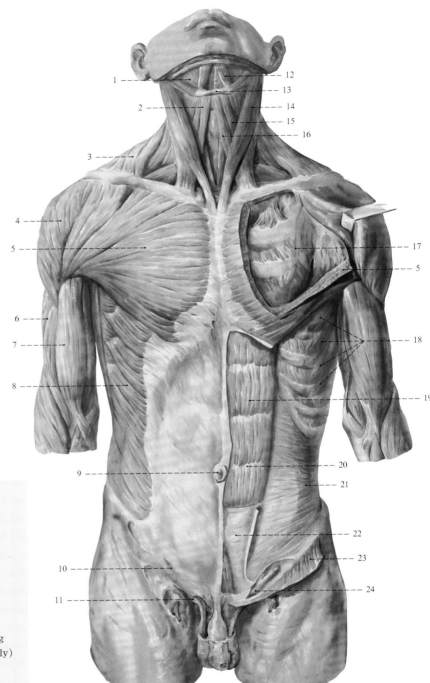

1. 下颌舌骨肌 mylohyoid
2. 胸骨舌骨肌 sternohyoid
3. 斜方肌 trapezius
4. 三角肌 deltoid
5. 胸大肌 pectoralis major
6. 肱三头肌 triceps brachii
7. 肱二头肌 biceps brachii
8. 腹外斜肌 obliquus externus abdominis
9. 脐 umbilicus
10. 腹股沟韧带 inguinal ligament
11. 腹股沟管浅环 superficial inguinal ring
12. 二腹肌（前腹）digastric (anterior belly)
13. 舌骨 hyoid bone
14. 胸锁乳突肌 sternocleidomastoid
15. 肩胛舌骨肌 omohyoid
16. 胸骨舌骨肌 sternohyoid
17. 胸小肌 pectoralis minor
18. 前锯肌 serratus anterior
19. 腹直肌 rectus abdominis
20. 腱划 tendinous intersections
21. 腹横肌 transversus abdominis
22. 腹直肌鞘前层 anterior layer of sheath of rectus abdominis
23. 腹内斜肌 obliquus internus abdominis
24. 精索 spermatic cord

89. 躯干肌（前面观）(1)
The muscles of the trunk (anterior aspect) (1)

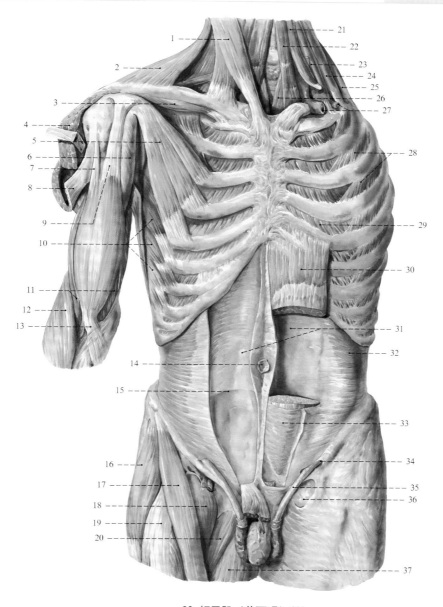

90.躯干肌（前面观）（2）

The muscles of the trunk (anterior aspect) (2)

1.胸锁乳突肌 sternocleidomastoid
2.斜方肌 trapezius
3.锁骨下肌 subclavius
4.三角肌 deltoid
5.胸小肌 pectoralis minor
6.喙肱肌 coracobrachialis
7.肱二头肌（长头） biceps brachii (long head)
8.胸大肌 pectoralis major
9.肱二头肌（短头） biceps brachii (short head)
10.前锯肌 serratus anterior
11.肱肌 brachialis
12.肱桡肌 brachioradialis
13.肱二头肌腱膜 bicipital aponeurosis
14.脐 umbilicus

15.弓状线 arcuate line
16.阔筋膜张肌 tensor fasciae latae
17.缝匠肌 sartorius
18.髂腰肌 iliopsoas
19.股直肌 rectus femoris
20.耻骨肌 pectineus
21.肩胛舌骨肌 omohyoid
22.胸骨舌骨肌 sternohyoid
23.前斜角肌 scalenus anterior
24.中斜角肌 scalenus medius
25.后斜角肌 scalenus posterior
26.胸骨甲状肌 sternothyroid
27.锁骨下动、静脉 subclavian artery and vein

28.肋间外肌 intercostales externi
29.肋间内肌 intercostales interni
30.腹直肌 rectus abdominis
31.腹直肌鞘后层 posterior layer of sheath of rectus abdominis
32.腹横肌 transversus abdominis
33.腹直肌鞘前层 anterior layer of sheath of rectus abdominis
34.腹股沟管深环 deep inguinal ring
35.精索 spermatic cord
36.隐静脉裂孔 saphenous hiatus
37.长收肌 adductor longus

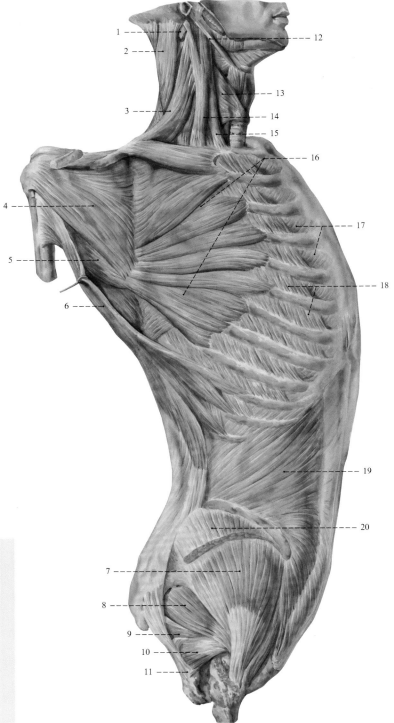

1.二腹肌（后腹） digastric (posterior belly)
2.头夹肌 splenius capitis
3.肩胛提肌 levator scapulae
4.肩胛下肌 subscapularis
5.大圆肌 teres major
6.背阔肌 latissimus dorsi
7.臀小肌 gluteus minimus
8.梨状肌 piriformis
9.上孖肌 gemellus superior
10.闭孔内肌 obturator internus
11.骶结节韧带 sacrotuberous ligament
12.茎突舌骨肌 stylohyoid
13.咽下缩肌 inferior constrictor of pharynx
14.中斜角肌 scalenus medius
15.前斜角肌 scalenus anterior
16.前锯肌 serratus anterior
17.肋间内肌 intercostales interni
18.肋间外肌 intercostales externi
19.腹内斜肌 obliquus internus abdominis
20.臀中肌 gluteus medius

91.躯干肌（外侧面观）
The muscles of the trunk (lateral aspect)

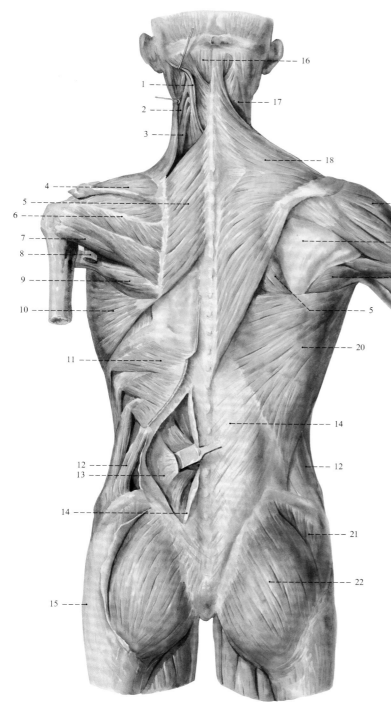

92.背部肌（1）

The muscles of the back (1)

1.头夹肌 splenius capitis

2.肩胛提肌 levator scapulae

3.小菱形肌 rhomboideus minor

4.冈上肌 supraspinatus

5.大菱形肌 rhomboideus major

6.冈下肌 infraspinatus

7.小圆肌 teres minor

8.肱三头肌（长头）triceps brachii（long head）

9.大圆肌 teres major

10.前锯肌 serratus anterior

11.下后锯肌 serratus posterior inferior

12.腹外斜肌 obliquus externus abdominis

13.胸腰筋膜（中层）thoracolumbar fascia（middle layer）

14.胸腰筋膜（浅层）thoracolumbar fascia（superficial layer）

15.阔筋膜 fascia lata

16.头半棘肌 semispinalis capitis

17.头夹肌 splenius capitis

18.斜方肌 trapezius

19.三角肌 deltoid

20.背阔肌 latissimus dorsi

21.臀中肌 gluteus medius

22.臀大肌 gluteus maximus

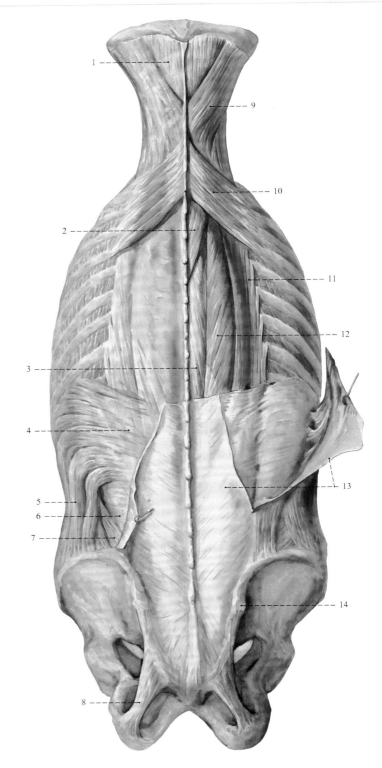

1.头半棘肌 semispinalis capitis
2.颈夹肌 splenius cervicis
3.棘肌 spinalis
4.下后锯肌 serratus posterior inferior
5.腹外斜肌 obliquus externus abdominis
6.腹横肌 transversus abdominis
7.腹内斜肌 obliquus internus abdominis
8.骶结节韧带 sacrotuberous ligament
9.头夹肌 splenius capitis
10.上后锯肌 serratus posterior superior
11.胸髂肋肌 iliocostalis thoracis
12.胸最长肌 longissimus thoracis
13.胸腰筋膜 thoracolumlar fascia
14.髂后上棘 posterior superior iliac spine

93.背部肌（2）
The muscles of the back (2)

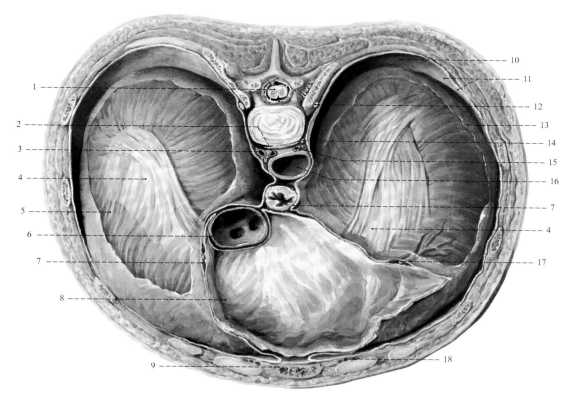

94.膈（上面观）
The diaphragm (superior aspect)

1.脊髓 spinal cord
2.胸导管 thoracic duct
3.奇静脉 azygos vein
4.中心腱 central tendon
5.膈 diaphragm
6.下腔静脉 inferior vena cava
7.纵隔胸膜 mediastinal pleura
8.心包膈部 diaphragmatic part of the pericardium
9.胸骨 sternum

10.肋膈隐窝 costodiaphragmatic recess
11.肋胸膜 costal pleura
12.交感干 sympathetic trunk
13.膈胸膜 diaphragmatic pleura
14.内脏大神经 greater splanchnic nerve
15.半奇静脉 hemiazygos vein
16.胸主动脉 thoracic aorta
17.心包膈血管、膈神经 pericardiacophrenic vessels, phrenic nerve
18.胸廓内动、静脉 internal thoracic artery and vein

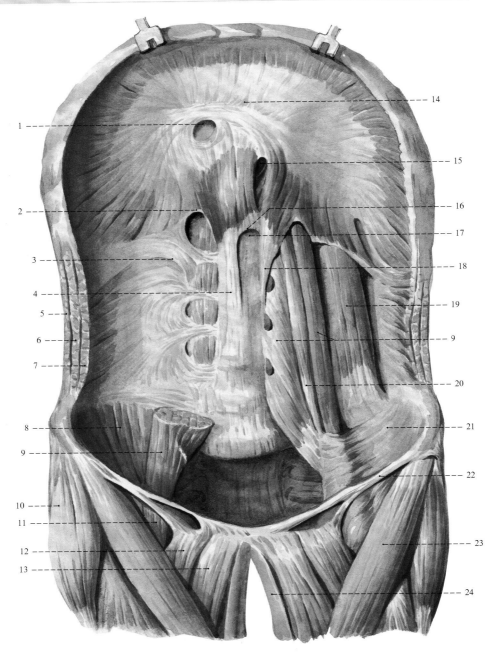

95.腹后壁肌及膈（前面观）
The muscles of the posterior abdominal wall and the diaphragm (anterior aspect)

1.腔静脉孔 vena caval foramen
2.内侧弓状韧带 medial arcuate ligament
3.外侧弓状韧带 lateral arcuate ligament
4.右脚 right crus
5.腹外斜肌 obliquus externus abdominis
6.腹内斜肌 obliquus internus abdominis
7.腹横肌 transversus abdominis
8.髂肌 iliacus

9.腰大肌 psoas major
10.阔筋膜张肌 tensor fasciae latae
11.髂腰肌 iliopsoas
12.耻骨肌 pectineus
13.长收肌 adductor longus
14.中心腱 central tendon
15.食管裂孔 esophageal hiatus
16.正中弓状韧带 median arcuate ligament

17.主动脉裂孔 aortic hiatus
18.左脚 left crus
19.腰方肌 quadratus lumborum
20.腰小肌 psoas minor
21.髂筋膜 iliac fascia
22.腹股沟韧带 inguinal ligament
23.缝匠肌 sartorius
24.股薄肌 gracilis

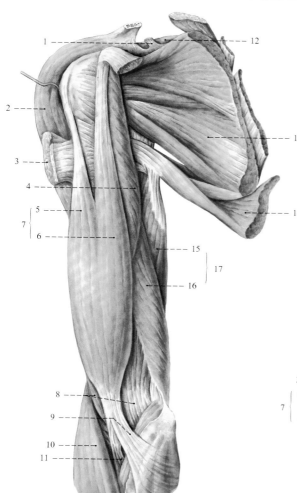

96.臂肌（前面观）（1）

The muscles of the arm (anterior aspect) (1)

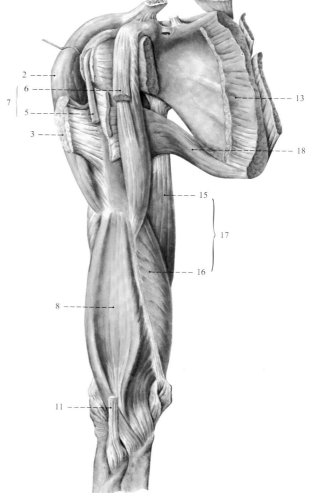

97.臂肌（前面观）（2）

The muscles of the arm (anterior aspect) (2)

1.肩胛舌骨肌（下腹）omohyoid (inferior belly)
2.三角肌 deltoid
3.胸大肌 pectoralis major
4.喙肱肌 coracobrachialis
5.长头 long head
6.短头 short head
7.肱二头肌 biceps brachii
8.肱肌 brachialis
9.肱二头肌腱膜 bicipital aponeurosis
10.肱桡肌 brachioradialis
11.肱二头肌腱 tendon of biceps brachii
12.冈上肌 supraspinatus
13.肩胛下肌 subscapularis
14.背阔肌 latissimus dorsi
15.长头 long head
16.内侧头 medial head
17.肱三头肌 triceps brachii
18.大圆肌 teres major

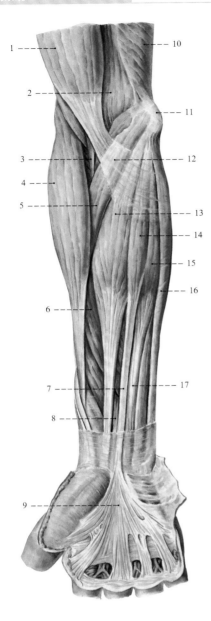

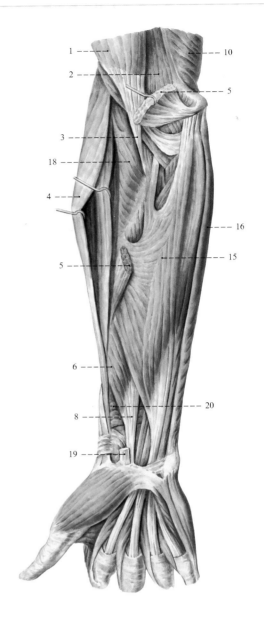

98.前臂肌（前面观）（1）
The muscles of the forearm (anterior aspect) (1)

99.前臂肌（前面观）（2）
The muscles of the forearm (anterior aspect) (2)

1.肱二头肌 biceps brachii
2.肱肌 brachialis
3.肱二头肌腱 tendon of biceps brachii
4.肱桡肌 brachioradialis
5.旋前圆肌 pronator teres
6.拇长屈肌 flexor pollicis longus
7.掌长肌腱 tendon of palmaris longus
8.拇长屈肌腱 tendon of flexor pollicis longus
9.掌腱膜 palmar aponeurosis
10.肱三头肌（内侧头）triceps brachii (medial head)

11.内上髁 medial epicondyle
12.肱二头肌腱膜 bicipital aponeurosis
13.桡侧腕屈肌 flexor carpi radialis
14.掌长肌 palmaris longus
15.指浅屈肌 flexor digitorum superficialis
16.尺侧腕屈肌 flexor carpi ulnaris
17.指浅屈肌腱 tendon of flexor digitorum superficialis
18.旋后肌 supinator
19.桡侧腕屈肌腱 tendon of flexor carpi radialis
20.旋前方肌 pronator quadratus

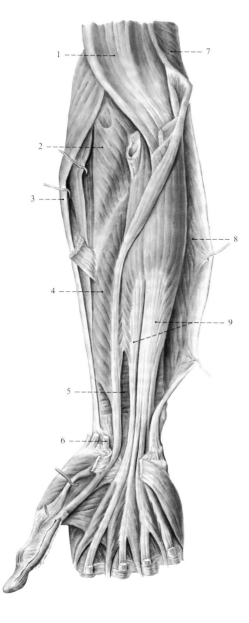

100.前臂肌（前面观）（3）
The muscles of the forearm (anterior aspect) (3)

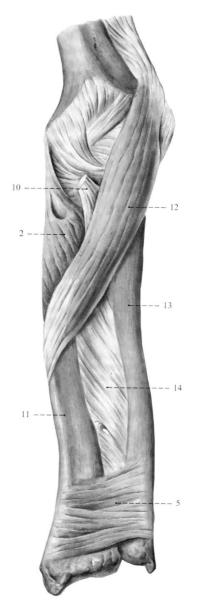

101.前臂肌（前面观）（4）
The muscles of the forearm (anterior aspect) (4)

1.肱肌 brachialis
2.旋后肌 supinator
3.肱桡肌 brachioradialis
4.拇长屈肌 flexor pollicis longus
5.旋前方肌 pronator quadratus
6.桡侧腕屈肌腱 tendon of flexor carpi radialis
7.肱三头肌（内侧头） triceps brachii (medial head)

8.尺侧腕屈肌 flexor carpi ulnaris
9.指浅屈肌 flexor digitorum superficialis
10.肱二头肌腱 tendon of biceps brachii
11.桡骨 radius
12.旋前圆肌 pronator teres
13.尺骨 ulna
14.前臂骨间膜 interosseous membrane of forearm

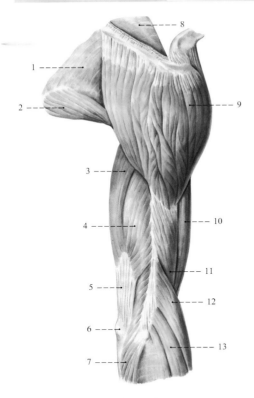

102.臂肌（后面观）（1）
The muscles of the arm (posterior aspect) (1)

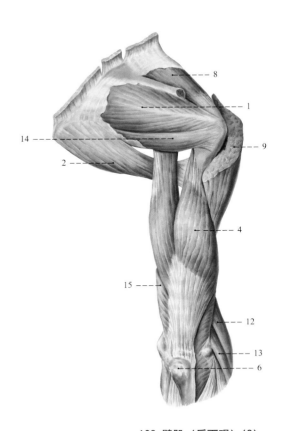

103.臂肌（后面观）（2）
The muscles of the arm (posterior aspect) (2)

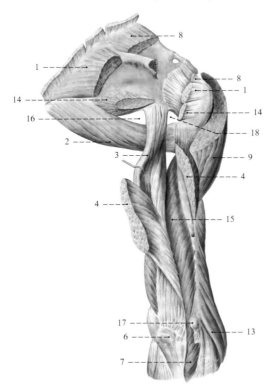

104.臂肌（后面观）（3）
The muscles of the arm (posterior aspect) (3)

1.冈下肌 infraspinatus
2.大圆肌 teres major
3.肱三头肌（长头） triceps brachii (long head)
4.肱三头肌（外侧头） triceps brachii (lateral head)
5.肱三头肌腱 tendon of triceps brachii
6.鹰嘴 olecranon
7.肘肌 anconeus
8.冈上肌 supraspinatus
9.三角肌 deltoid
10.肱二头肌 biceps brachii
11.肱肌 brachialis
12.肱桡肌 brachioradialis
13.桡侧腕长伸肌 extensor carpi radialis longus
14.小圆肌 teres minor
15.肱三头肌（内侧头） triceps brachii (medial head)
16.三边孔 trilateral foramen
17.肱骨外上髁 lateral epicondyle of humerus
18.四边孔 quadrilateral foramen

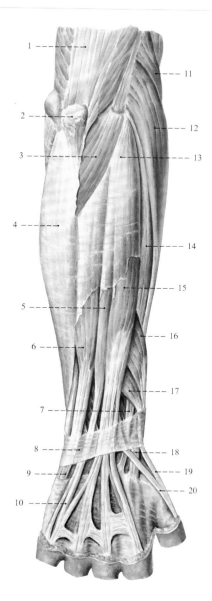

105.前臂肌（后面观）（1）

The muscles of the forearm (posterior aspect) (1)

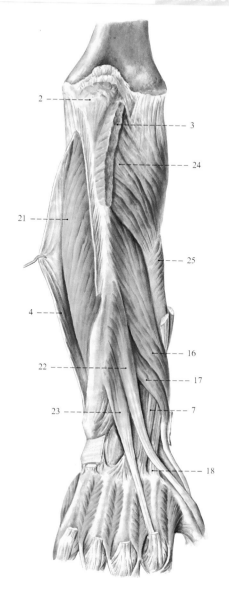

106.前臂肌（后面观）（2）

The muscles of the forearm (posterior aspect) (2)

1.肱三头肌 triceps brachii

2.鹰嘴 olecranon

3.肘肌 anconeus

4.尺侧腕屈肌 flexor carpi ulnaris

5.小指伸肌 extensor digiti minimi

6.尺侧腕伸肌 extensor carpi ulnaris

7.桡侧腕短伸肌腱 tendon of extensor carpi radialis brevis

8.伸肌支持带 extensor retinaculum

9.尺侧腕伸肌腱 tendon of extensor carpi ulnaris

10.小指伸肌腱 tendon of extensor digiti minimi

11.肱桡肌 brachioradialis

12.桡侧腕长伸肌 extensor carpi radialis longus

13.总伸肌腱 common extensor tendon

14.桡侧腕短伸肌 extensor carpi radialis brevis

15.指伸肌 extensor digitorum

16.拇长展肌 abductor pollicis longus

17.拇短伸肌 extensor pollicis brevis

18.桡侧腕长伸肌腱 tendon of extensor carpi radialis longus

19.拇短伸肌腱 tendon of extensor pollicis brevis

20.拇长伸肌腱 tendon of extensor pollicis longus

21.指深屈肌 flexor digitorum profundus

22.拇长伸肌 extensor pollicis longus

23.示指伸肌 extensor indicis

24.旋后肌 supinator

25.旋前圆肌 pronator teres

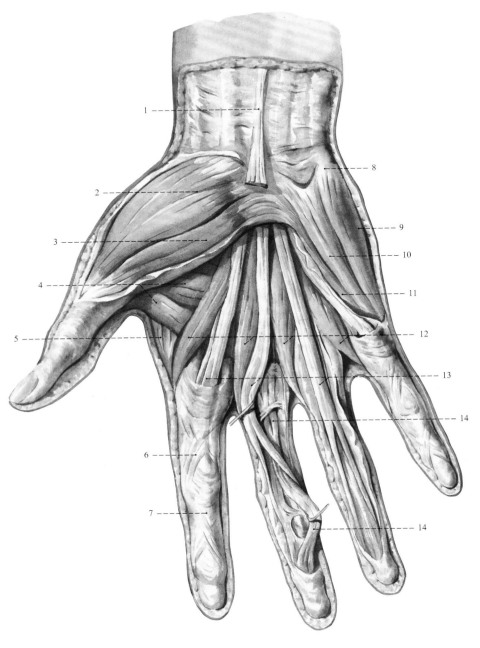

107.手掌侧肌（1）

The palmar muscles of the hand（1）

1.掌长肌 palmaris longus
2.拇短展肌 abductor pollicis brevis
3.拇短屈肌 flexor pollicis brevis
4.拇收肌 adductor pollicis
5.第1骨间背侧肌 1st dorsal interossei
6.纤维鞘交叉部 cruciform part of fibrous sheath
7.纤维鞘环状部 annular part of fibrous sheath
8.豌豆骨 pisiform bone
9.小指展肌 abductor digiti minimi
10.小指短屈肌 flexor digiti minimi brevis
11.小指对掌肌 opponens digiti minimi
12.蚓状肌 lumbricales
13.指浅屈肌腱 tendon of flexor digitorum superficialis
14.指深屈肌腱 tendon of flexor digitorum profundus

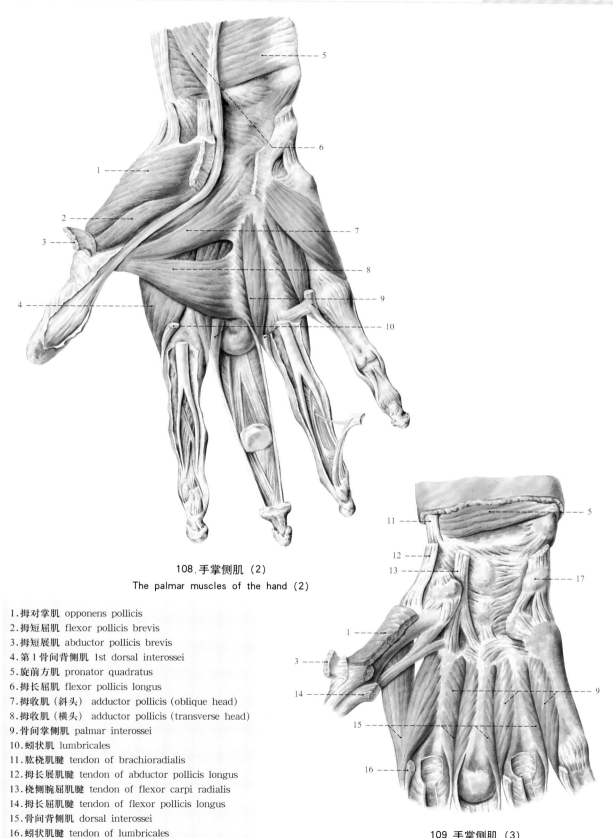

108.手掌侧肌（2）
The palmar muscles of the hand（2）

1.拇对掌肌 opponens pollicis
2.拇短屈肌 flexor pollicis brevis
3.拇短展肌 abductor pollicis brevis
4.第1骨间背侧肌 1st dorsal interossei
5.旋前方肌 pronator quadratus
6.拇长屈肌 flexor pollicis longus
7.拇收肌（斜头）adductor pollicis (oblique head)
8.拇收肌（横头）adductor pollicis (transverse head)
9.骨间掌侧肌 palmar interossei
10.蚓状肌 lumbricales
11.肱桡肌腱 tendon of brachioradialis
12.拇长展肌腱 tendon of abductor pollicis longus
13.桡侧腕屈肌腱 tendon of flexor carpi radialis
14.拇长屈肌腱 tendon of flexor pollicis longus
15.骨间背侧肌 dorsal interossei
16.蚓状肌腱 tendon of lumbricales
17.豌豆骨 pisiform bone

109.手掌侧肌（3）
The palmar muscles of the hand（3）

73

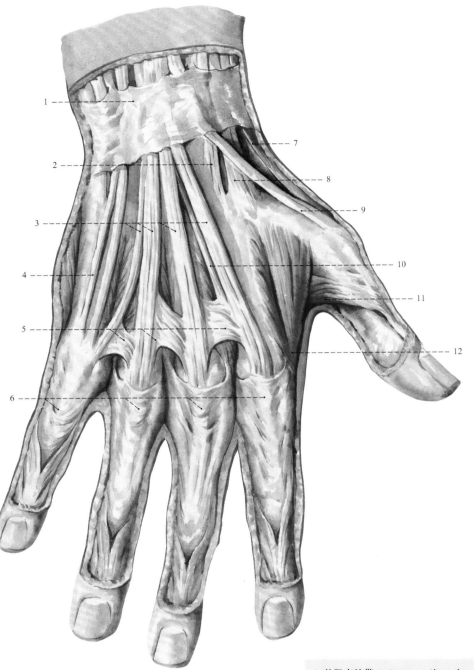

110.手背侧肌（1）
The dorsal muscles of the hand (1)

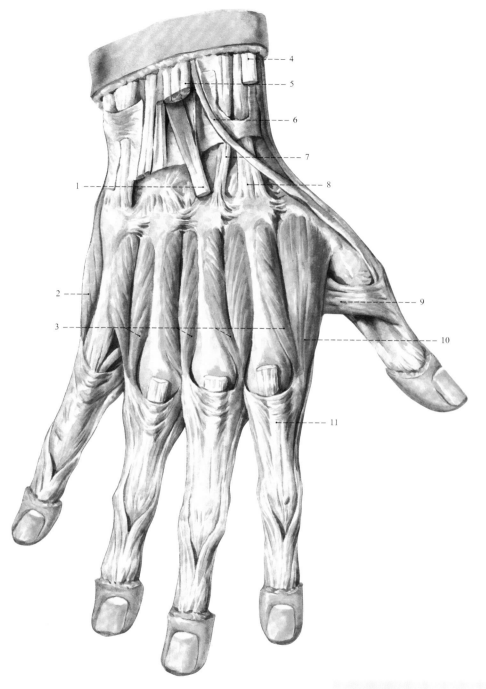

111.手背侧肌 （2）
The dorsal muscles of the hand (2)

1.示指伸肌腱 tendon of extensor indicis
2.小指展肌 abductor digiti minimi
3.骨间背侧肌 dorsal interossei
4.拇短伸肌腱 tendon of extensor pollicis brevis
5.指伸肌腱 tendon of extensor digitorum
6.拇长伸肌腱 tendon of extensor pollicis longus
7.桡侧腕短伸肌腱 tendon of extensor carpi radialis brevis
8.桡侧腕长伸肌腱 tendon of extensor carpi radialis longus
9.拇收肌 adductor pollicis
10.第1骨间背侧肌 1st dorsal interossei
11.指背腱膜 aponeurosis dorsalis digiti

75

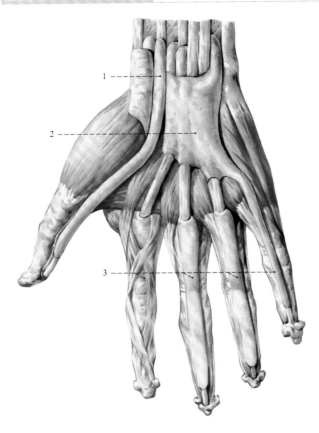

112.手掌侧腱鞘
The tendinous sheaths of the palmar side of the hand

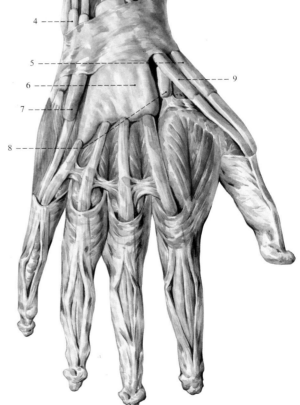

113.手背侧腱鞘
The tendinous sheaths of the dorsal side of the hand

1.拇长屈肌腱鞘 tendinous sheath of flexor pollicis longus
2.屈肌总腱鞘 common flexor sheath
3.指腱鞘 tendinous sheaths of fingers
4.尺侧腕伸肌腱鞘 tendinous sheath of extensor carpi ulnaris
5.拇长展肌和拇短伸肌腱鞘 tendinous sheath of abductor pollicis longus and extensor pollicis brevis
6.指伸肌和示指伸肌腱鞘 tendinous sheath of extensor digitorum and extensor indicis
7.小指伸肌腱鞘 tendinous sheath of extensor digiti minimi
8.桡侧腕伸肌腱鞘 tendinous sheath of extensor carpi radialis
9.拇长伸肌腱鞘 tendinous sheath of extensor pollicis longus

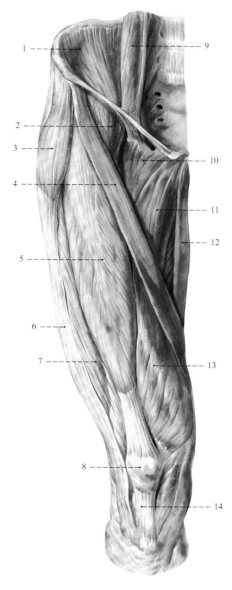

114.大腿肌（前面观）（1）
The muscles of the thigh (anterior aspect) (1)

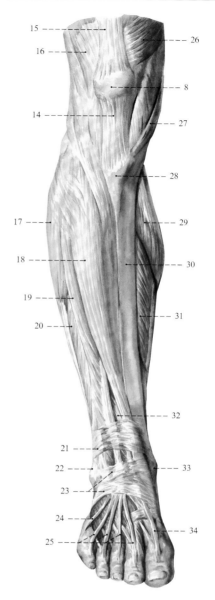

115.小腿肌（前面观）（1）
The muscles of the leg (anterior aspect) (1)

1.髂肌 iliacus
2.髂腰肌 iliopsoas
3.阔筋膜张肌 tensor fasciae latae
4.缝匠肌 sartorius
5.股直肌 rectus femoris
6.髂胫束 iliotibial tract
7.股外侧肌 vastus lateralis
8.髌骨 patella
9.腰大肌 psoas major
10.耻骨肌 pectineus
11.长收肌 adductor longus
12.股薄肌 gracilis

13.股内侧肌 vastus medialis
14.髌韧带 patellar ligament
15.股直肌腱 tendon of rectus femoris
16.股外侧肌腱 tendon of vastus lateralis
17.腓骨长肌 peroneus longus
18.胫骨前肌 tibialis anterior
19.趾长伸肌 extensor digitorum longus
20.腓骨短肌 peroneus brevis
21.伸肌上支持带 superior extensor retinaculum
22.外踝 lateral malleolus
23.伸肌下支持带 inferior extensor retinaculum
24.第3腓骨肌腱 tendon of peroneus tertius

25.趾长伸肌腱 tendon of extensor digtorum longus
26.股内侧肌腱 tendon of vastus medialis
27.缝匠肌 sartorius
28.胫骨粗隆 tibial tuberosity
29.腓肠肌内侧头 medial head of gastrocnemius
30.胫骨体内侧面 medial surface of shaft of tibia
31.比目鱼肌 soleus
32.蹋长伸肌 extensor hallucis longus
33.内踝 medial malleolus
34.蹋长伸肌腱 tendon of extensor hallucis longus

77

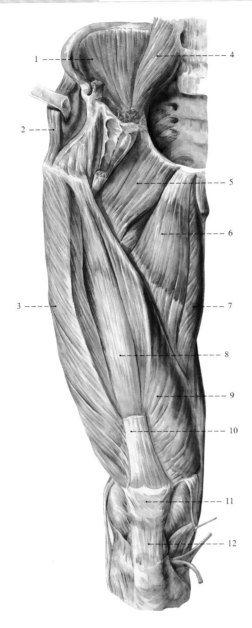

116.大腿肌（前面观）（2）
The muscles of the thigh (anterior aspect) (2)

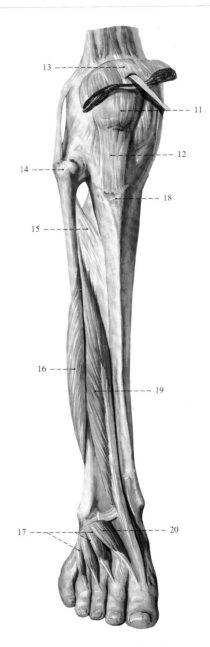

117.小腿肌（前面观）（2）
The muscles of the leg (anterior aspect) (2)

1.髂肌 iliacus
2.臀中肌 gluteus medius
3.股外侧肌 vastus lateralis
4.腰大肌 psoas major
5.耻骨肌 pectineus
6.长收肌 adductor longus
7.大收肌 adductor magnus
8.股中间肌 vastus intermedius
9.股内侧肌 vastus medialis
10.股直肌 rectus femoris

11.髌骨 patella
12.髌韧带 patellar ligament
13.股四头肌腱 tendon of quadriceps femoris
14.腓骨头 fibular head
15.小腿骨间膜 crural interosseous membrane
16.腓骨短肌 peroneus brevis
17.趾短伸肌 extensor digitorum brevis
18.胫骨粗隆 tibial tuberosity
19.踇长伸肌 extensor hallucis longus
20.踇短伸肌 extensor hallucis brevis

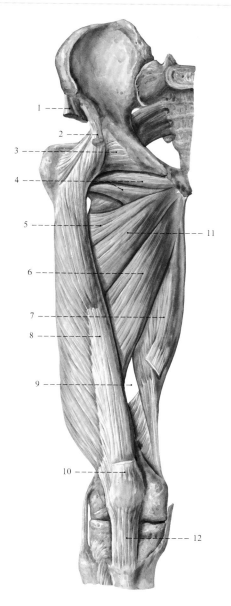

118. 大腿肌（前面观）（3）

The muscles of the thigh (anterior aspect) (3)

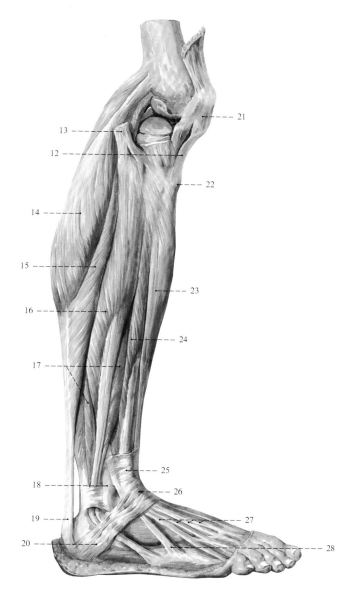

119. 小腿肌（外侧面观）

The muscles of the leg (lateral aspect)

1. 缝匠肌 sartorius
2. 股直肌 rectus femoris
3. 关节囊 articular capsule
4. 闭孔外肌 obturator externus
5. 小收肌 adductor minimus
6. 长收肌 adductor longus
7. 大收肌 adductor magnus
8. 股中间肌 vastus intermedius
9. 收肌腱裂孔 adductor tendinous opening
10. 股直肌（断端）tendon of rectus femoris (amputation stump)

11. 短收肌 adductor brevis
12. 髌韧带 patellar ligament
13. 股二头肌腱 tendon of biceps femoris
14. 腓肠肌 gastrocnemius
15. 比目鱼肌 soleus
16. 腓骨长肌 peroneus longus
17. 腓骨短肌 peroneus brevis
18. 外踝 lateral malleolus
19. 跟腱 tendo calcaneus
20. 腓骨肌下支持带 inferior peroneal retinaculum

21. 髌骨 patella
22. 胫骨粗隆 tibial tuberosity
23. 胫骨前肌 tibialis anterior
24. 趾长伸肌 extensor digitorum longus
25. 伸肌上支持带 superior extensor retinaculum
26. 伸肌下支持带 inferior extensor retinaculum
27. 趾长伸肌腱 tendon of extensor digitorum longus
28. 第3腓骨肌腱 tendon of peroneus tertius

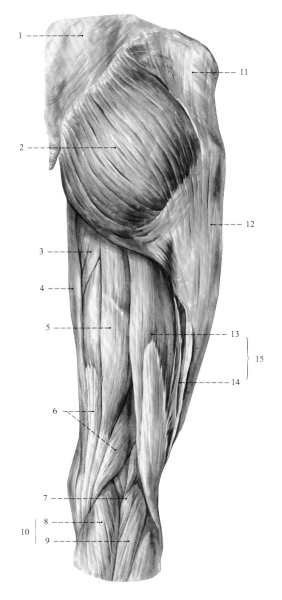

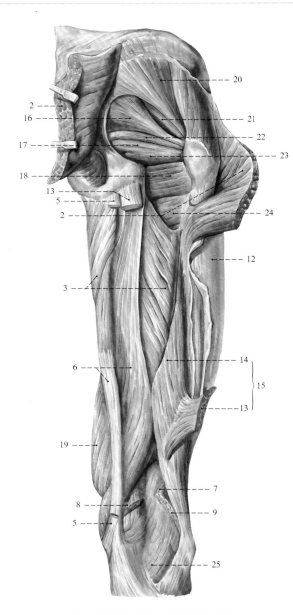

120.髋肌和大腿肌（后面观）（1）

The muscles of the hip and thigh (posterior aspect) (1)

121.髋肌和大腿肌（后面观）（2）

The muscles of the hip and thigh (posterior aspect) (2)

1.胸腰筋膜 thoracolumbar fascia
2.臀大肌 gluteus maximus
3.大收肌 adductor magnus
4.股薄肌 gracilis
5.半腱肌 semitendinosus
6.半膜肌 semimembranosus
7.跖肌 plantaris
8.内侧头 medial head
9.外侧头 lateral head

10.腓肠肌 gastrocnemius
11.阔筋膜 fascia lata
12.髂胫束 iliotibial tract
13.长头 long head
14.短头 short head
15.股二头肌 biceps femoris
16.梨状肌 piriformis
17.闭孔内肌 obturator internus
18.股方肌 quadratus femoris

19.股内侧肌 vastus medialis
20.臀中肌 gluteus medius
21.臀小肌 gluteus minimus
22.上孖肌 gemellus superior
23.下孖肌 gemellus inferior
24.小收肌 adductor minimus
25.腘肌 popliteus

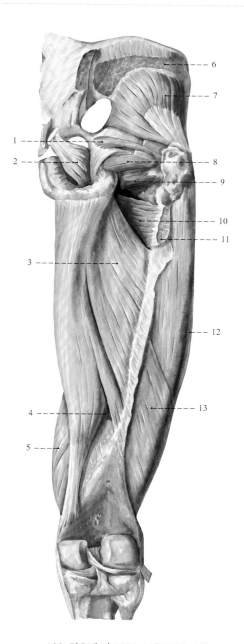

122.髋肌和大腿肌（后面观）（3）
The muscles of the hip and thigh (posterior aspect) (3)

123.髋肌深层（后面观）
The deep layer muscles of the hip (posterior aspect)

1.上孖肌 gemellus superior
2.闭孔内肌 obturator internus
3.大收肌 adductor magnus
4.收肌腱裂孔 adductor tendinous opening
5.股内侧肌 vastus medialis
6.臀中肌 gluteus medius
7.臀小肌 gluteus minimus

8.下孖肌 gemellus inferior
9.闭孔外肌 obturator externus
10.小收肌 adductor minimus
11.臀大肌 gluteus maximus
12.髂胫束 iliotibial tract
13.股外侧肌 vastus lateralis
14.梨状肌 piriformis

15.梨状肌下孔 infrapiriform foramen
16.骶棘韧带 sacrospinous ligament
17.骶结节韧带 sacrotuberous ligament
18.股方肌 quadratus femoris
19.梨状肌上孔 suprapiriform foramen

81

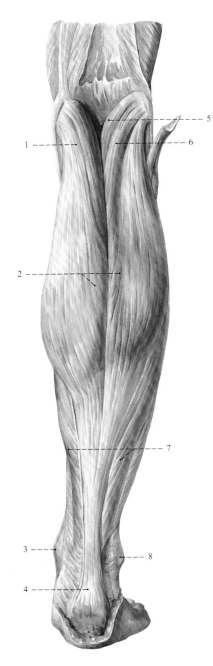

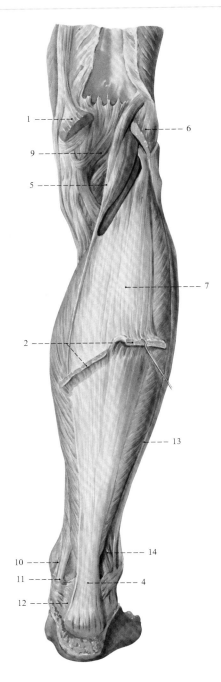

124.小腿肌（后面观）（1）

The muscles of the leg (posterior aspect) (1)

125.小腿肌（后面观）（2）

The muscles of the leg (posterior aspect) (2)

1.腓肠肌（内侧头）gastrocnemius (medial head)

2.腓肠肌 gastrocnemius

3.内踝 medial malleolus

4.跟腱 tendo calcaneus

5.跖肌 plantaris

6.腓肠肌（外侧头）gastrocnemius (lateral head)

7.比目鱼肌 soleus

8.外踝 lateral malleolus

9.腘斜韧带 oblique popliteal ligament

10.胫骨后肌腱 tendon of tibialis posterior

11.趾长屈肌 flexor digitorum longus

12.屈肌支持带 flexor retinaculum

13.腓骨长肌 peroneus longus

14.腓骨短肌 peroneus brevis

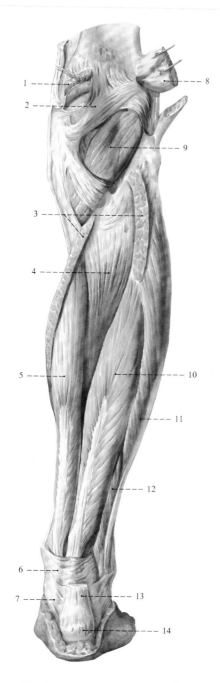

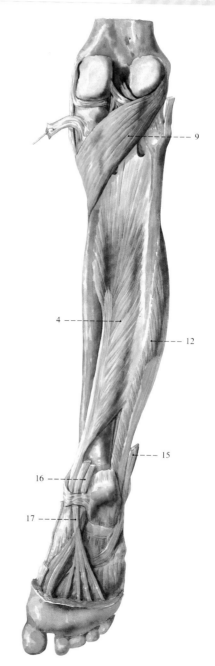

126. 小腿肌（后面观）（3）
The muscles of the leg (posterior aspect) (3)

127. 小腿肌（后面观）（4）
The muscles of the leg (posterior aspect) (4)

1. 腓肠肌（内侧头）gastrocnemius (medial head)
2. 腘斜韧带 oblique popliteal ligament
3. 比目鱼肌 soleus
4. 胫骨后肌 tibialis posterior
5. 趾长屈肌 flexor digitorum longus
6. 屈肌支持带 flexor retinaculum
7. 小腿深筋膜 crural deep fascia
8. 腓肠肌（外侧头）gastrocnemius (lateral head)
9. 腘肌 popliteus

10. 蹈长屈肌 flexor hallucis longus
11. 腓骨长肌 peroneus longus
12. 腓骨短肌 peroneus brevis
13. 跟腱 tendo calcaneus
14. 跟骨结节 calcaneal tuberosity
15. 腓骨长肌腱 tendon of peroneus longus
16. 蹈长屈肌腱 tendon of flexor hallucis longus
17. 趾长屈肌腱 tendon of flexor digitorum longus

1.伸肌上支持带 superior extensor retinaculum
2.趾长伸肌 extensor digitorum longus
3.外踝 lateral malleolus
4.趾短伸肌 extensor digitorum brevis
5.第3腓骨肌 peroneus tertius
6.趾长伸肌腱 tendon of extensor digitorum longus
7.小趾展肌 abductor digiti minimi
8.趾短伸肌腱 tendon of extensor digitorum brevis
9.𧿹长伸肌 extensor hallucis longus
10.内踝 medial malleolus
11.胫骨前肌腱 tendon of tibialis anterior
12.𧿹短伸肌 extensor hallucis brevis
13.𧿹长伸肌腱 tendon of extensor hallucis longus
14.骨间背侧肌 dorsal interossei

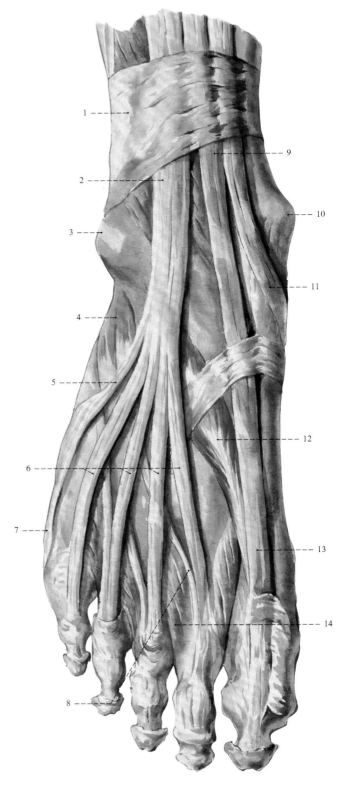

128.足背肌（1）
The muscles of the dorsum of the foot (1)

1.趾短伸肌 extensor digitorum brevis
2.小趾展肌 abductor digiti minimi
3.伸肌上支持带 superior extensor retinaculum
4.伸肌下支持带 inferior extensor retinaculum
5.姆短伸肌 extensor hallucis brevis
6.姆展肌 abductor hallucis
7.骨间背侧肌 dorsal interossei
8.趾长伸肌腱 tendon of extensor digitorum longus

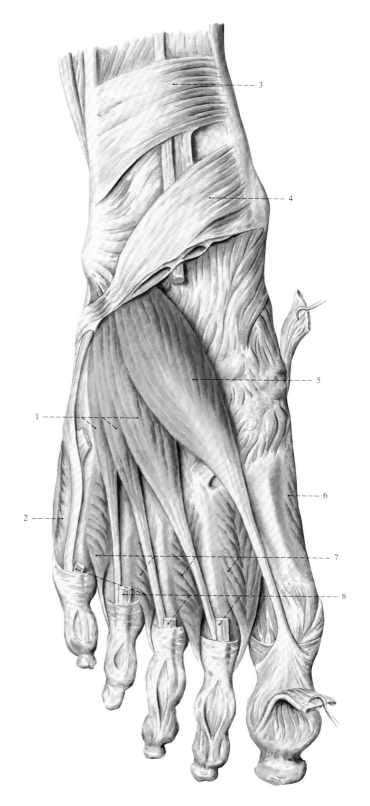

129.足背肌（2）
The muscles of the dorsum of the foot (2)

1.踇短屈肌 flexor hallucis brevis
2.踇长屈肌腱 tendon of flexor hallucis longus
3.蚓状肌 lumbricales
4.足底腱膜 plantar aponeurosis
5.小趾展肌 abductor digiti minimi
6.趾短屈肌 flexor digitorum brevis
7.踇展肌 abductor hallucis
8.骨间足底肌 plantar interossei
9.小趾短屈肌 flexor digiti minimi brevis
10.趾短屈肌腱 tendon of flexor digitorum brevis
11.纤维鞘交叉部 cruciform part of fibrous sheath

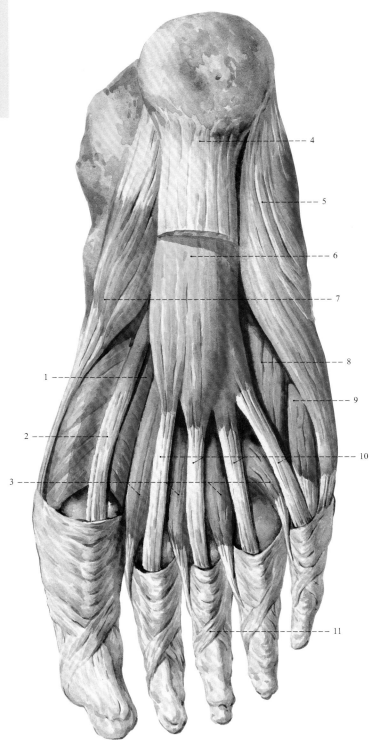

130.足底肌（1）
The plantar muscles (1)

1.趾短屈肌 flexor digitorum brevis
2.趾长屈肌腱 tendon of flexor digitorum longus
3.踇展肌 abductor hallucis
4.踇长屈肌腱 tendon of flexor hallucis longus
5.小趾短屈肌 flexor digiti minimi brevis
6.蚓状肌 lumbricales
7.趾短屈肌腱 tendon of flexor digitorum brevis
8.足底腱膜 plantar aponeurosis
9.小趾展肌 abductor digiti minimi
10.胫骨后肌腱 tendon of tibialis posterior
11.足底方肌 quadratus plantae
12.骨间足底肌 plantar interossei

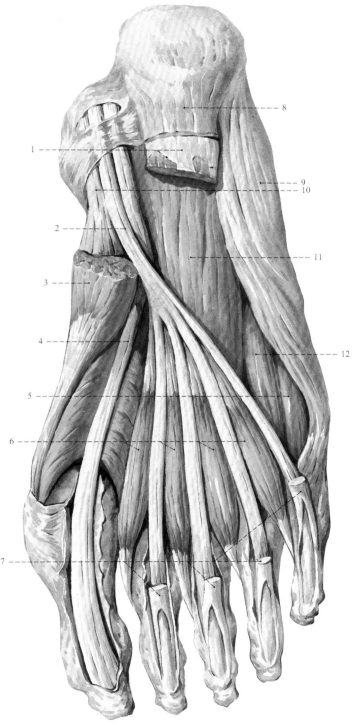

131.足底肌（2）
The plantar muscles (2)

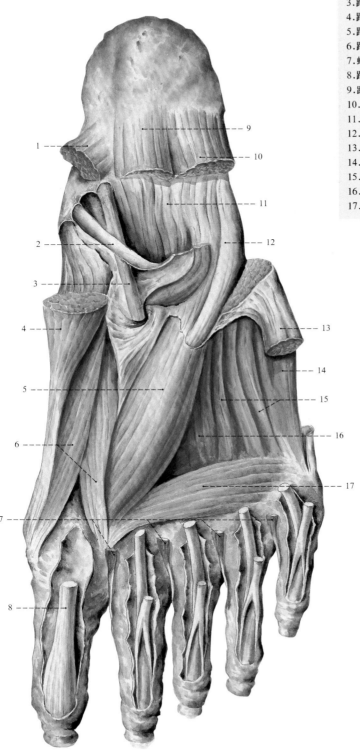

1.踇展肌 abductor hallucis
2.趾长屈肌腱 tendon of flexor digitorum longus
3.踇长屈肌腱 tendon of flexor hallucis longus
4.踇展肌 abductor hallucis
5.踇收肌（斜头）adductor hallucis (oblique head)
6.踇短屈肌 flexor hallucis brevis
7.蚓状肌 lumbricales
8.踇长屈肌腱 tendon of flexor hallucis longus
9.趾短屈肌 flexor digitorum brevis
10.小趾展肌 abductor digiti minimi
11.足底方肌 quadratus plantae
12.腓骨长肌腱 tendon of peroneus longus
13.小趾展肌 abductor digiti minimi
14.小趾短屈肌 flexor digiti minimi brevis
15.骨间足底肌 plantar interossei
16.骨间背侧肌 dorsal interossei
17.踇收肌（横头）adductor hallucis (transverse head)

132.足底肌（3）
The plantar muscles (3)

1.伸肌上支持带 superior extensor retinaculum
2.胫骨前肌腱鞘 tendinous sheath of tibialis anterior
3.伸肌下支持带 inferior extensor retinaculum
4.拇长伸肌腱鞘 tendinous sheath of extensor hallucis longus
5.胫骨后肌腱鞘 tendinous sheath of tibialis posterior
6.趾长屈肌腱鞘 tendinous sheath of flexor digitorum longus
7.拇长屈肌腱鞘 tendinous sheath of flexor hallucis longus
8.屈肌支持带 flexor retinaculum
9.拇展肌 abductor hallucis
10.腓骨肌总腱鞘 common sheath of peronei
11.腓骨肌上支持带 superior peroneal retinaculum
12.腓骨肌下支持带 inferior peroneal retinaculum
13.趾长伸肌腱鞘 tendinous sheath of extensor digitorum longus
14.第3腓骨肌腱 tendon of peroneus tertius

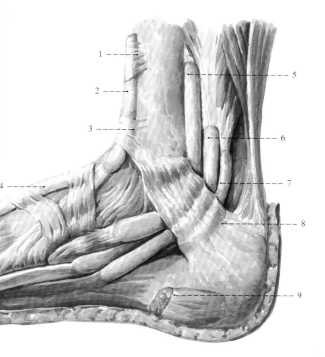

133.足腱鞘（内侧面观）
The tendinous sheaths of the foot (medial aspect)

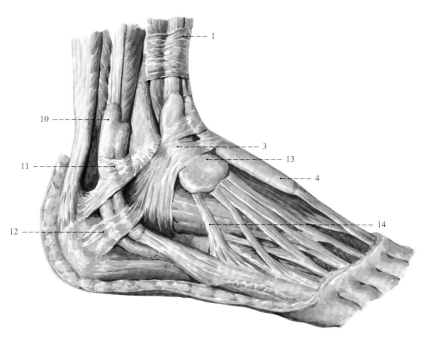

134.足腱鞘（外侧面观）
The tendinous sheaths of the foot (lateral aspect)

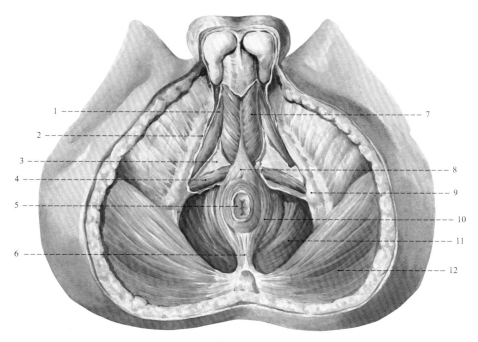

135.男性会阴肌
The male perineal muscles

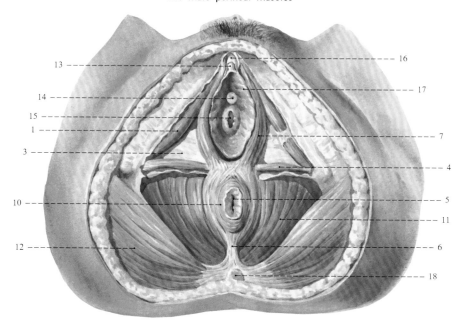

136.女性会阴肌
The female perineal muscles

1.坐骨海绵体肌 ischiocavernosus
2.会阴浅筋膜 superficial fascia of perineum
3.尿生殖膈下筋膜 inferior fascia of urogenital diaphragm
4.会阴浅横肌 superficial transverse muscle of perineum
5.肛门 anus

6.肛尾韧带 anococcygeal ligament
7.球海绵体肌 bulbocavernosus
8.会阴中心腱 perineal central tendon
9.坐骨结节 ischial tuberosity
10.肛门外括约肌 sphincter ani externus
11.肛提肌 levator ani
12.臀大肌 gluteus maximus

13.阴蒂头 glans of clitoris
14.尿道外口 external orifice of urethra
15.阴道口 vaginal orifice
16.阴蒂包皮 prepuce of clitoris
17.小阴唇 lesser lip of pudendum
18.尾骨 coccyx

SPLANCHNOLOGY
内脏学

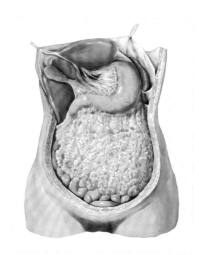

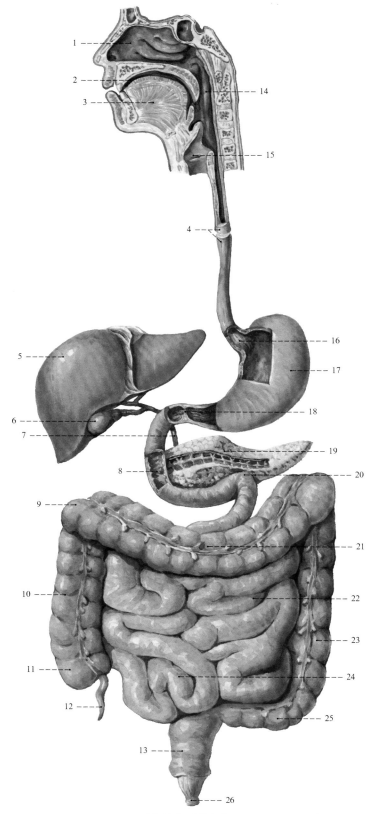

137.消化系统全貌

The general arrangement of the alimentary system

1.鼻腔 nasal cavity
2.口腔 oral cavity
3.舌 tongue
4.食管 esophagus
5.肝 liver
6.胆囊 gallbladder
7.胆总管 common bile duct
8.十二指肠 duodenum
9.结肠右曲 right colic flexure
10.升结肠 ascending colon
11.盲肠 cecum
12.阑尾 vermiform appendix
13.直肠 rectum
14.咽 pharynx
15.喉 larynx
16.贲门 cardia
17.胃 stomach
18.幽门 pylorus
19.胰 pancreas
20.十二指肠空肠曲 duodenojejunal flexure
21.横结肠 transverse colon
22.空肠 jejunum
23.降结肠 descending colon
24.回肠 ileum
25.乙状结肠 sigmoid colon
26.肛门 anus

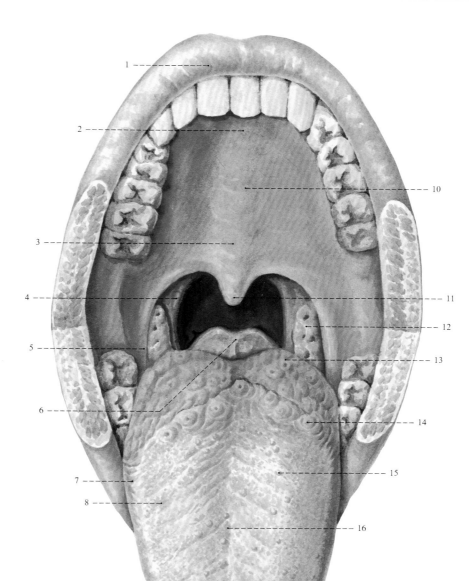

1. 上唇 upper lip
2. 硬腭 hard palate
3. 软腭 soft palate
4. 腭咽弓 palatopharyngeal arch
5. 腭舌弓 palatoglossal arch
6. 会厌 epiglottis
7. 叶状乳头 foliate papilla
8. 舌体 body of tongue
9. 舌尖 apex of tongue
10. 腭缝 palatine raphe
11. 腭垂 uvula
12. 腭扁桃体 palatine tonsil
13. 舌根 root of tongue
14. 轮廓乳头 vallate papilla
15. 菌状乳头 fungiform papilla
16. 舌正中沟 median sulcus of tongue
17. 丝状乳头 filiform papilla

138. 口腔结构（1）
The structure of the oral cavity (1)

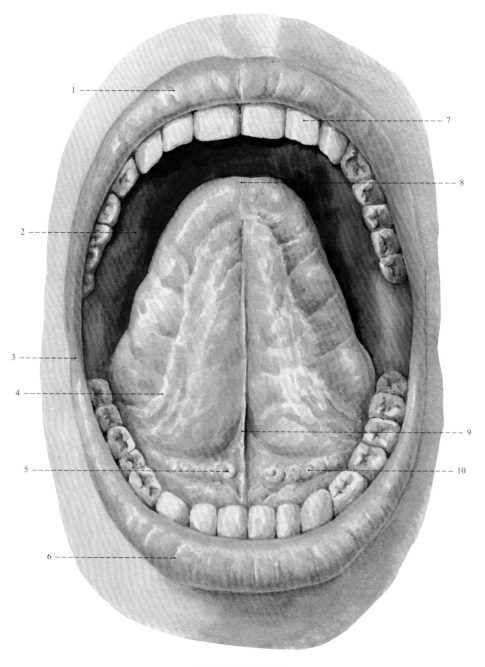

139.口腔结构（2）
The structure of the oral cavity (2)

1.上唇 upper lip
2.硬腭 hard palate
3.唇联合 labial commissure
4.伞襞 fimbriated fold
5.舌下阜 sublingual caruncle
6.下唇 lower lip
7.上牙弓 upper dental arch
8.舌尖 apex of tongue
9.舌系带 frenulum of tongue
10.舌下襞 sublingual fold

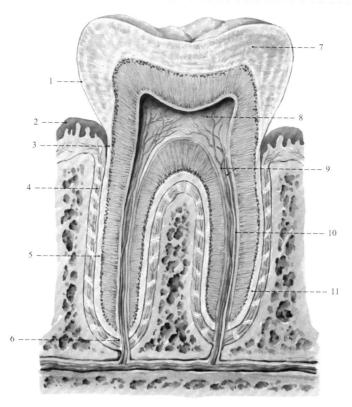

140.牙构造（模式图）
The structure of tooth (schema chart)

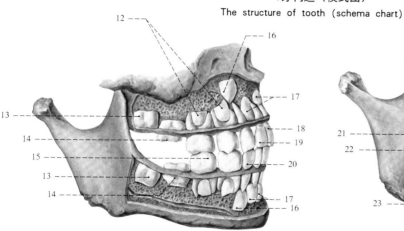

141.乳牙排列
The arrangement of the deciduous teeth

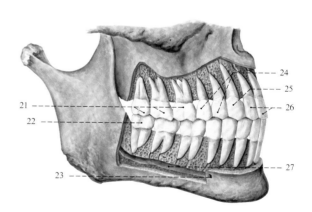

142.恒牙排列
The arrangement of the permanent teeth

1.牙冠 crown of tooth
2.牙龈 gum
3.牙颈 neck of tooth
4.牙周膜 periodontal membrane
5.牙根 root of tooth
6.牙根尖孔 apical foramen
7.釉质 enamel
8.牙腔 dental cavity
9.牙髓 dental pulp

10.牙根管 root canal
11.牙骨质 cementum
12.恒前磨牙 permanent premolars
13.恒第 2 磨牙 permanent 2nd molar
14.恒第 1 磨牙 permanent 1st molar
15.乳磨牙 deciduous molar
16.恒尖牙 permanent canine tooth
17.恒切牙 permanent incisors
18.乳中切牙 deciduous central incisor

19.乳侧切牙 deciduous lateral incisor
20.乳尖牙 deciduous canine tooth
21.磨牙 molars
22.第 3 磨牙 3rd molar
23.颏孔 mental foramen
24.前磨牙 premolars
25.尖牙 canine tooth
26.切牙 incisors
27.下颌管 mandibular canal

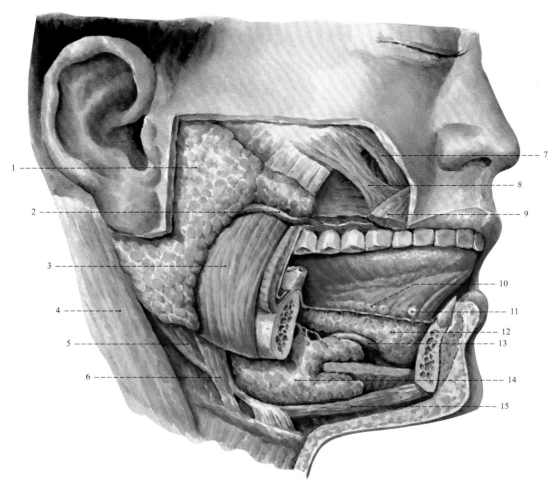

143.腮腺、下颌下腺和舌下腺（外侧面观）
The parotid gland, submandibular gland and sublingual gland (lateral aspect)

1.腮腺 parotid gland
2.腮腺管 parotid duct
3.咬肌 masseter
4.胸锁乳突肌 sternocleidomastoid
5.二腹肌（后腹）digastric (posterior belly)
6.茎突舌骨肌 stylohyoid
7.提上唇肌 levator labii superioris
8.颧肌 zygomaticus
9.口轮匝肌 orbicularis oris
10.舌下襞 sublingual fold
11.舌下阜 sublingual caruncle
12.舌下腺 sublingual gland
13.下颌下腺管 submandibular duct
14.下颌下腺 submandibular gland
15.二腹肌（前腹）digastric (anterior belly)

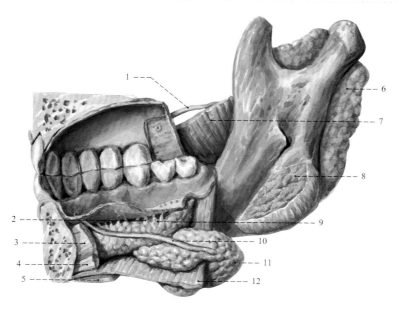

144.腮腺、下颌下腺和舌下腺（内侧面观）
The parotid gland, submandibular gland and sublingual gland (medial aspect)

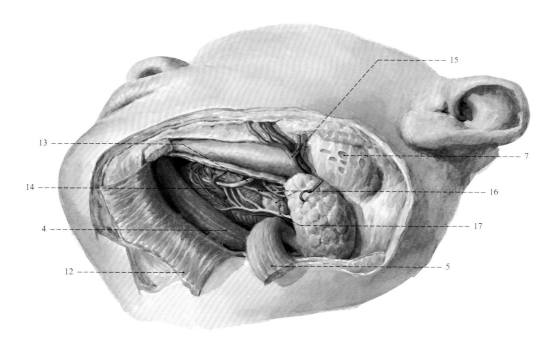

145.下颌下三角内结构
The structure in the submandibular triangle

1.腮腺管 parotid duct
2.舌下腺小管 minor sublingual duct
3.颏舌肌 genioglossus
4.颏舌骨肌 geniohyoid
5.二腹肌（前腹）digastric (anterior belly)
6.腮腺 parotid gland

7.咬肌 masseter
8.翼内肌 medial pterygoid
9.舌下腺 sublingual gland
10.下颌下腺管 submandibular duct
11.下颌下腺 submandibular gland
12.下颌舌骨肌 mylohyoid

13.舌神经 lingual nerve
14.舌动脉 lingual artery
15.面动、静脉 facial artery and vein
16.下颌下腺和管 submandibular gland and duct
17.舌下神经 hypoglossal nerve

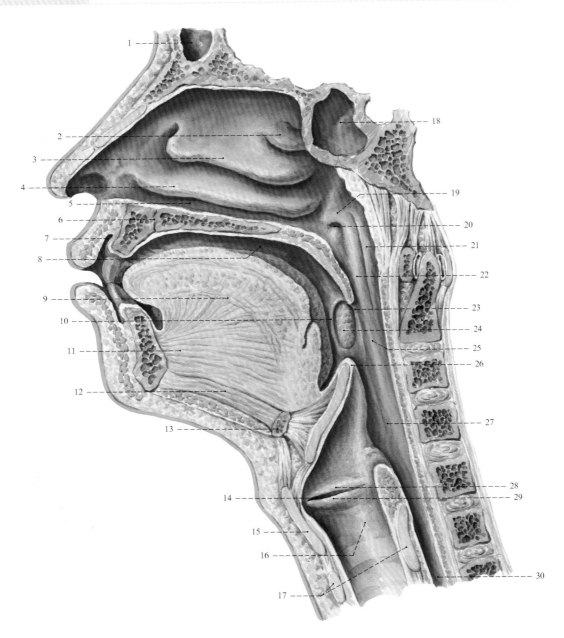

146.咽与鼻、口、喉的交通
The connection of the pharynx and nose, mouth, larynx

1.额窦 frontal sinus
2.上鼻甲 superior nasal concha
3.中鼻甲 middle nasal concha
4.下鼻甲 inferior nasal concha
5.下鼻道 inferior nasal meatus
6.切牙管 incisive canal
7.口腔前庭 oral vestibule
8.固有口腔 proper oral cavity
9.舌 tongue
10.腭舌弓 palatoglossal arch

11.颏舌肌 genioglossus
12.颏舌骨肌 geniohyoid
13.舌骨 hyoid bone
14.喉室 ventricle of larynx
15.甲状软骨 thyroid cartilage
16.喉 larynx
17.环状软骨 cricoid cartilage
18.蝶窦 sphenoidal sinus
19.咽鼓管圆枕 tubal torus
20.咽鼓管咽口 pharyngeal opening of auditory tube

21.咽隐窝 pharyngeal recess
22.鼻咽 nasopharynx
23.腭咽弓 palatopharyngeal arch
24.腭扁桃体 palatine tonsil
25.口咽 oropharynx
26.会厌 epiglottis
27.喉咽 laryngopharynx
28.前庭襞 vestibular fold
29.声襞 vocal fold
30.食管 esophagus

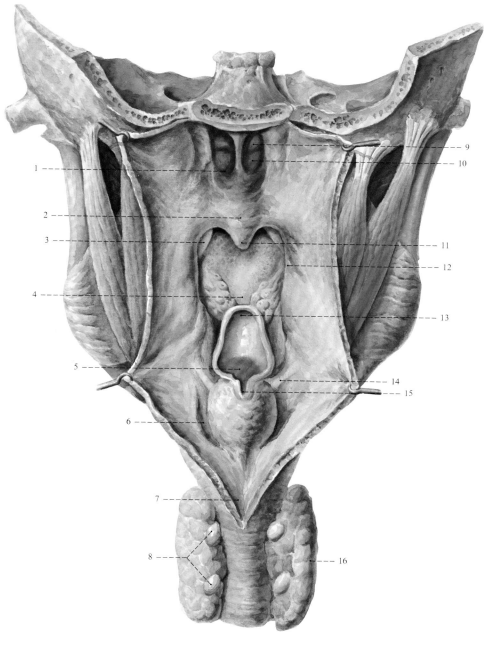

147.咽腔（后面观）

The pharyngeal cavity (posterior aspect)

1.鼻后孔 posterior nare
2.软腭 soft palate
3.腭扁桃体 palatine tonsil
4.舌根 root of tongue
5.喉口 aperture of larynx
6.梨状隐窝 piriform recess

7.食管 esophagus
8.甲状旁腺 parathyroid gland
9.中鼻甲 middle nasal concha
10.下鼻甲 inferior nasal concha
11.腭垂 uvula
12.腭咽弓 palatopharyngeal arch

13.会厌 epiglottis
14.喉神经襞 fold of laryngeal nerve
15.杓间切迹 interarytenoid notch
16.甲状腺 thyroid gland

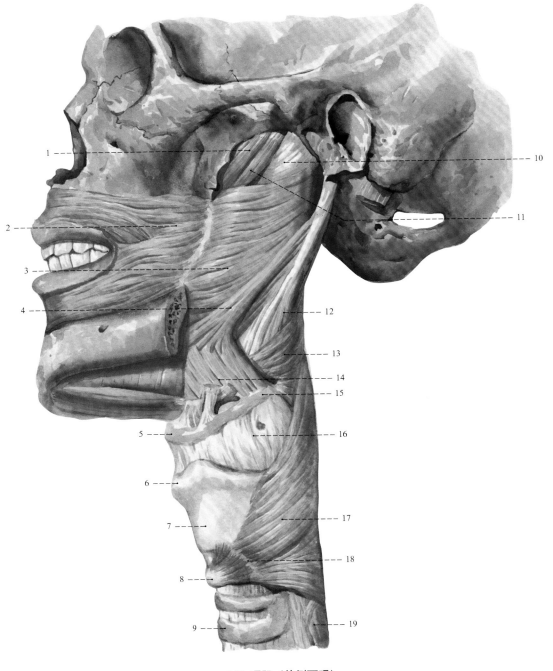

148.咽肌（外侧面观）
The pharyngeal muscles (lateral aspect)

1.腭帆张肌 tensor veli palatini
2.颊肌 buccinator
3.咽上缩肌 superior constrictor of pharynx
4.茎突舌肌 styloglossus
5.舌骨 hyoid bone
6.喉结 laryngeal prominence
7.甲状软骨 thyroid cartilage

8.环状软骨 cricoid cartilage
9.气管 trachea
10.咽颅底筋膜 pharyngobasilar fascia
11.腭帆提肌 levator veli palatini
12.茎突咽肌 stylopharyngeus
13.咽中缩肌 middle constrictor of pharynx
14.舌骨舌肌 hyoglossus

15.舌骨（大角）hyoid bone (greater cornu)
16.甲状舌骨膜 thyrohyoid membrane
17.咽下缩肌 inferior constrictor of pharynx
18.腱弓 tendinous arch
19.食管 esophagus

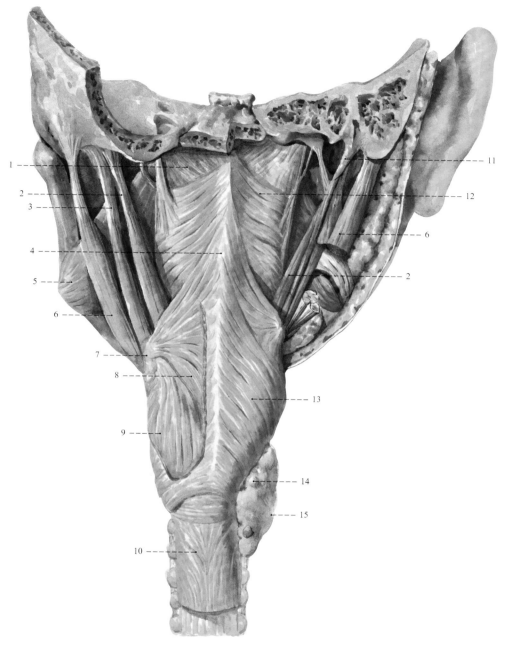

149.咽肌（后面观）
The pharyngeal muscles (posterior aspect)

1.咽颅底筋膜 pharyngobasilar fascia
2.茎突咽肌 stylopharyngeus
3.茎突舌骨肌 stylohyoid
4.咽缝 raphe of pharynx
5.翼内肌 medial pterygoid
6.二腹肌（后腹）digastric (posterior belly)
7.舌骨（大角）hyoid bone (greater cornu)
8.咽中缩肌 middle constrictor of pharynx
9.腭咽肌 palatopharyngeus
10.食管 esophagus
11.茎突 styloid process
12.咽上缩肌 superior constrictor of pharynx
13.咽下缩肌 inferior constrictor of pharynx
14.甲状旁腺 parathyroid gland
15.甲状腺 thyroid gland

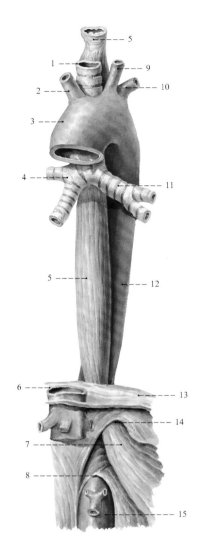

150.食管的位置及毗邻
The position and relations of the esophagus

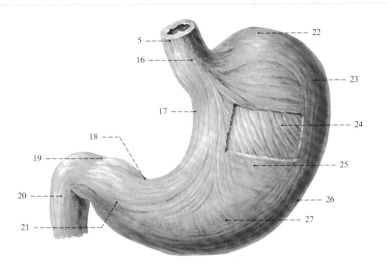

151.胃的肌肉
The gastric muscles

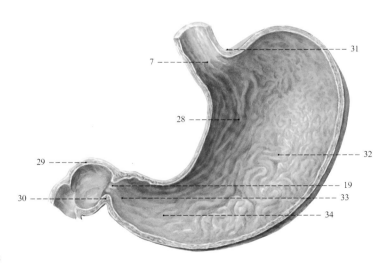

152.胃腔
The gastric lumen

1.气管 trachea
2.头臂干 brachiocephalic trunk
3.主动脉 aorta
4.右主支气管 right principal bronchus
5.食管 esophagus
6.下腔静脉 inferior vena cava
7.贲门 cardia
8.主动脉裂孔 aortic hiatus
9.左颈总动脉 left common carotid artery
10.左锁骨下动脉 left subclavian artery
11.左主支气管 left principal bronchus

12.胸主动脉 thoracic aorta
13.膈 diaphragm
14.食管裂孔 esophageal hiatus
15.腹主动脉 abdominal aorta
16.贲门部 cardiac part
17.胃小弯 lesser curvature of stomach
18.角切迹 angular incisure
19.幽门 pylorus
20.十二指肠 duodenum
21.幽门部 pyloric part
22.胃底 fundus of stomach
23.纵层 longitudinal layer

24.斜纤维 oblique fiber
25.胃体 body of stomach
26.胃大弯 greater curvature of stomach
27.环层 circular layer
28.胃道 gastric canal
29.十二指肠上部 superior part of duodenum
30.幽门括约肌 pyloric sphincter
31.贲门切迹 cardiac incisure
32.黏膜皱襞 mucosal fold
33.幽门管 pyloric canal
34.幽门窦 pyloric antrum

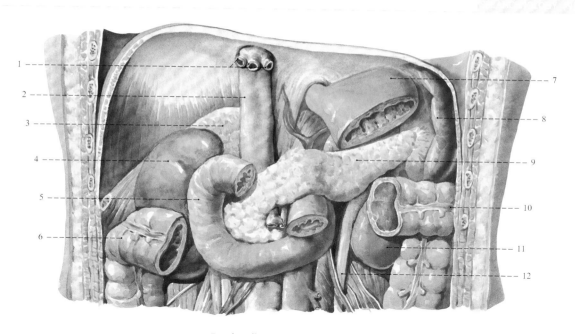

153.十二指肠及毗邻（前面观）
The duodenum and its relations (anterior aspect)

154.空肠
The jejunum

155.回肠
The ileum

1.肝静脉 hepatic veins
2.下腔静脉 inferior vena cava
3.肾上腺 adrenal gland
4.右肾 right kidney
5.十二指肠 duodenum
6.结肠右曲 right colic flexure
7.胃 stomach
8.脾 spleen

9.胰 pancreas
10.结肠左曲 left colic flexure
11.左肾 left kidney
12.输尿管 ureter
13.肠系膜 mesentery
14.脂肪 fat
15.动脉弓 arterial arch
16.直动脉 straight artery

17.环层 circular layer
18.纵层 longitudinal layer
19.浆膜 serosa
20.环状襞 circular fold
21.孤立淋巴滤泡 solitary lymphatic follicle
22.黏膜层 mucosa
23.黏膜下层 submucosa
24.集合淋巴滤泡 aggregated lymphatic follicle

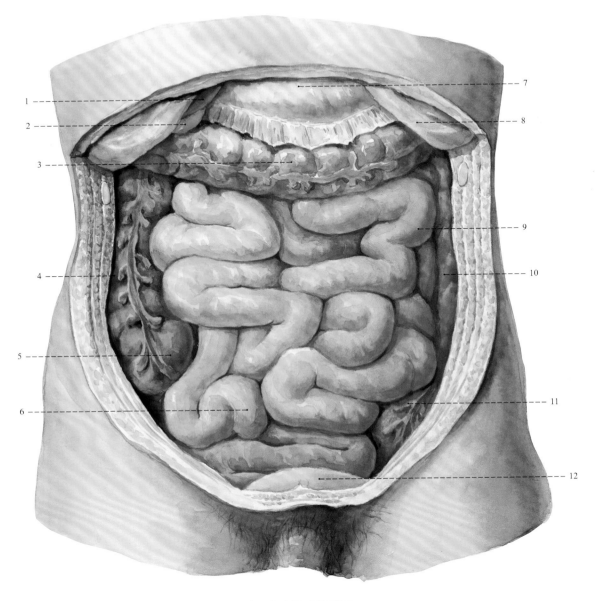

156. 小肠和大肠 (前面观)
The small intestine and the large intestine (anterior aspect)

1.肝 liver	7.胃 stomach
2.胆囊 gallbladder	8.肋弓 costal arch
3.横结肠 transverse colon	9.空肠 jejunum
4.升结肠 ascending colon	10.降结肠 descending colon
5.盲肠 cecum	11.乙状结肠 sigmoid colon
6.回肠 ileum	12.膀胱 urinary bladder

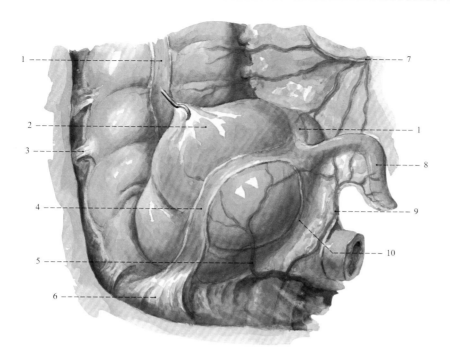

157. 盲肠和阑尾
The cecum and vermiform appendix

1. 独立带 free band
2. 盲肠 cecum
3. 盲肠襞 cecal fold
4. 网膜带 omental band
5. 盲肠后支 posterior cecal branch
6. 盲肠皱襞 cecal plica
7. 回结肠动脉 ileocolic artery
8. 阑尾 vermiform appendix
9. 阑尾动脉 appendicular artery
10. 结肠系膜带 mesocolic band
11. 脂肪垂 epiploic appendices
12. 结肠袋 haustrum of colon
13. 半月襞 semilunar fold
14. 回盲瓣口 orifice of ileocecal valve
15. 阑尾口 orifice of vermiform appendix
16. 回盲瓣 ileocecal valve
17. 回肠 ileum

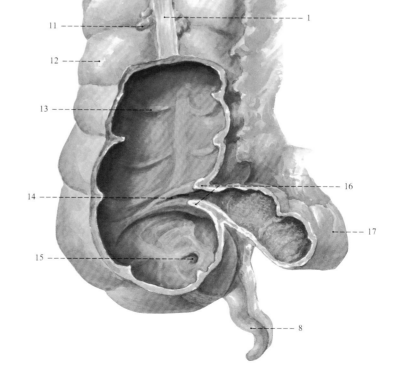

158. 回盲部（内面观）
The ileocecal part (internal aspect)

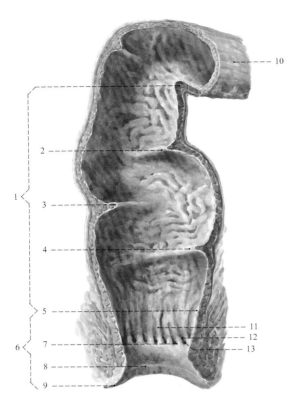

159.直肠（冠状切面）
The rectum (coronal section)

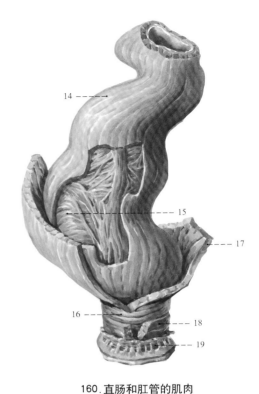

160.直肠和肛管的肌肉
The muscles of the rectum and the anal canal

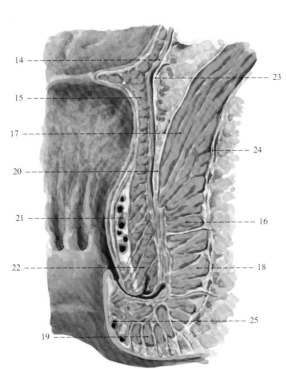

161.肛门括约肌（冠状切面）
The anal sphincter (coronal section)

1.直肠 rectum
2.上直肠横襞 superior transverse fold of rectum
3.中直肠横襞 middle transverse fold of rectum
4.下直肠横襞 inferior transverse fold of rectum
5.肛直肠线 anorectal line
6.肛管 anal canal
7.齿状线 dentate line
8.白线 white line
9.肛门 anus
10.乙状结肠 sigmoid colon
11.肛柱 anal column
12.肛窦 anal sinus
13.肛瓣 anal valve
14.直肠纵肌 rectal longitudinal muscle
15.直肠环肌 rectal circular muscle
16.肛门外括约肌深部 deep part of sphincter ani externus
17.肛提肌 levator ani muscle
18.肛门外括约肌浅部 superficial part of sphincter ani externus
19.肛门外括约肌皮下部 subcutaneous part of sphincter ani externus
20.盆膈上筋膜 superior fascia of pelvic diaphragm
21.直肠内静脉丛 internal rectal venous plexus
22.肛门内括约肌 sphincter ani internus
23.直肠筋膜 rectal fascia
24.盆膈下筋膜 inferior fascia of pelvic diaphragm
25.直肠外静脉丛 external rectal venous plexus

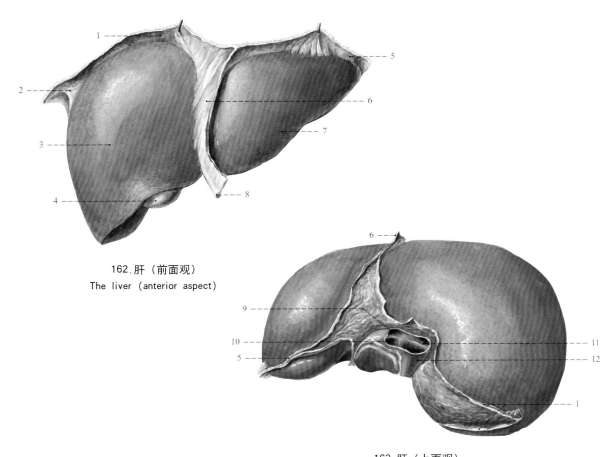

162.肝（前面观）
The liver (anterior aspect)

163.肝（上面观）
The liver (superior aspect)

164.肝（下面观）
The liver (inferior aspect)

1.冠状韧带 coronary ligament
2.右三角韧带 right triangular ligament
3.肝右叶 right lobe of liver
4.胆囊 gallbladder
5.左三角韧带 left triangular ligament
6.镰状韧带 falciform ligament of liver
7.肝左叶 left lobe of liver
8.肝圆韧带 ligamentum teres hepatis
9.肝中间静脉 intermediate hepatic vein

10.肝左静脉 left hepatic vein
11.肝右静脉 right hepatic vein
12.下腔静脉 inferior vena cava
13.结肠压迹 colic impression
14.十二指肠压迹 duodenal impression
15.肝总管 common hepatic duct
16.肾压迹 renal impression
17.裸区 bare area of liver
18.方叶 quadrate lobe

19.胆囊管 cystic duct
20.胆总管 common bile duct
21.肝固有动脉 proper hepatic artery
22.肝门静脉 hepatic portal vein
23.静脉韧带 ligamentum venosum
24.尾状叶 caudate lobe
25.肝纤维附件 fibrous appendix of liver

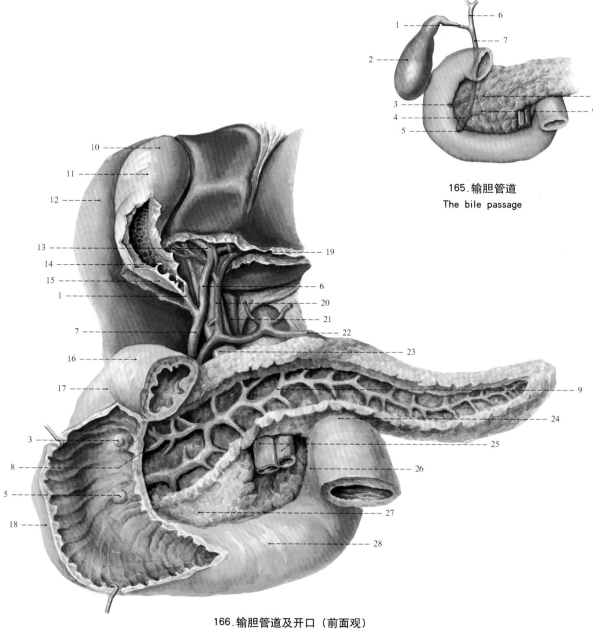

165.输胆管道
The bile passage

166.输胆管道及开口（前面观）
The bile passage and its openings (anterior aspect)

1.胆囊管 cystic duct
2.胆囊 gallbladder
3.十二指肠小乳头 minor duodenal papilla
4.肝胰壶腹 hepatopancreatic ampulla
5.十二指肠大乳头 major duodenal papilla
6.肝总管 common hepatic duct
7.胆总管 common bile duct
8.副胰管 accessory pancreatic duct

9.胰管 pancreatic duct
10.胆囊底 fundus of gallbladder
11.胆囊体 body of gallbladder
12.肝 liver
13.肝右管 right hepatic duct
14.螺旋襞 spiral fold
15.胆囊颈 neck of gallbladder
16.十二指肠上部 superior part of duodenum
17.十二指肠上曲 superior duodenal flexure
18.十二指肠降部 descending part of duodenum
19.肝左管 left hepatic duct

20.肝固有动脉 proper hepatic artery
21.下腔静脉 inferior vena cava
22.脾动脉 splenic artery
23.肝门静脉 hepatic portal vein
24.十二指肠空肠曲 duodenojejunal flexure
25.肠系膜上动、静脉 superior mesenteric artery and vein
26.十二指肠升部 ascending part of duodenum
27.胰头 head of pancreas
28.十二指肠水平部 horizontal part of duodenum

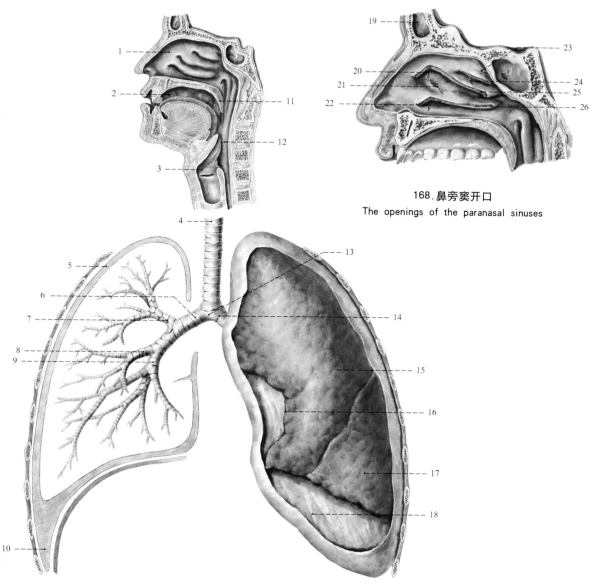

168.鼻旁窦开口
The openings of the paranasal sinuses

167.呼吸系统全貌
The general arrangement of the respiratory system

1.鼻腔 nasal cavity
2.口腔 oral cavity
3.喉 larynx
4.气管 trachea
5.胸膜腔 pleural cavity
6.右主支气管 right principal bronchus
7.右肺上叶支气管 right superior lobar bronchus
8.右肺中叶支气管 right middle lobar bronchus
9.右肺下叶支气管 right inferior lobar bronchus

10.肋膈隐窝 costodiaphragmatic recess
11.软腭 soft palate
12.咽 pharynx
13.气管杈 bifurcation of trachea
14.左主支气管 left principal bronchus
15.左肺上叶 superior lobe of left lung
16.心切迹 cardiac impression
17.左肺下叶 inferior lobe of left lung
18.膈 diaphragm
19.额窦 frontal sinus
20.探针通额窦 probe into the frontal sinus
21.探针通上颌窦 probe into the maxillary

sinus
22.探针通鼻泪管 probe into the nasolacrimal duct
23.探针通蝶窦 probe into the sphenoidal sinus
24.探针通筛窦 probe into the ethmoidal sinus
25.中鼻甲（切缘）middle nasal concha (cutting edge)
26.下鼻甲（切缘）inferior nasal concha (cutting edge)

109

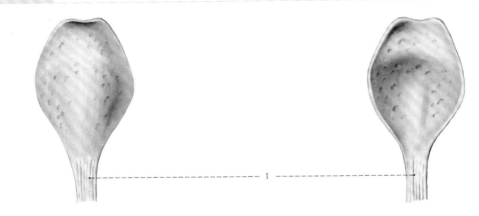

169.会厌软骨（前面观）
The epiglottic cartilage (anterior aspect)

170.会厌软骨（后面观）
The epiglottic cartilage (posterior aspect)

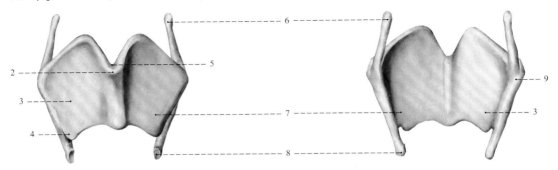

171.甲状软骨（前面观）
The thyroid cartilage (anterior aspect)

172.甲状软骨（后面观）
The thyroid cartilage (posterior aspect)

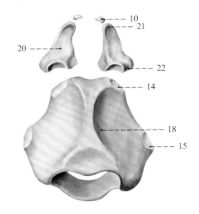

173.环状软骨和杓状软骨（前面观）
The cricoid cartilage and arytenoid cartilage (anterior aspect)

174.环状软骨和杓状软骨（后面观）
The cricoid cartilage and arytenoid cartilage (posterior aspect)

1.会厌软骨茎 stalk of epiglottis
2.喉结 laryngeal prominence
3.右板 right lamina
4.下结节 inferior thyroid tubercle
5.上切迹 superior thyroid notch
6.上角 superior cornu
7.左板 left lamina
8.下角 inferior cornu

9.上结节 superior thyroid tubercle
10.小角软骨 corniculate cartilage
11.弓状嵴 arcuate crest
12.声带突 vocal process
13.肌突 muscular process
14.杓关节面 arytenoid articular surface
15.甲关节面 thyroid articular surface
16.三角凹 triangular fovea

17.椭圆凹 oblong fovea
18.环状软骨板 lamina of cricoid cartilage
19.环状软骨弓 arch of cricoid cartilage
20.后面 posterior surface
21.杓状软骨尖 apex of arytenoid cartilage
22.杓状软骨底 base of arytenoid cartilage

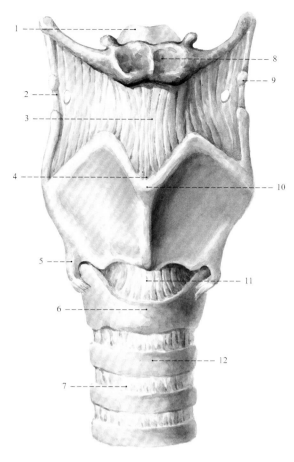

175.喉软骨和韧带（前面观）

The cartilages and ligaments of the larynx (anterior aspect)

1. 会厌软骨 epiglottic cartilage
2. 甲状舌骨外侧韧带 lateral thyrohyoid ligament
3. 甲状舌骨正中韧带 median thyrohyoid ligament
4. 上切迹 superior thyroid notch
5. 下角 inferior cornu
6. 环状软骨 cricoid cartilage
7. 环状韧带 annular ligament
8. 舌骨 hyoid bone
9. 麦粒软骨 triticeal cartilage
10. 喉结 laryngeal prominence
11. 环甲正中韧带 median cricothyroid ligament
12. 气管软骨 tracheal cartilage
13. 甲状舌骨膜 thyrohyoid membrane
14. 甲状会厌韧带 thyroepiglottic ligament
15. 声带突 vocal process
16. 环杓后韧带 posterior cricoarytenoid ligament
17. 环状软骨板 lamina of cricoid cartilage
18. 膜壁 membranous wall
19. 上角 superior cornu
20. 小角软骨 corniculate cartilage
21. 杓状软骨 arytenoid cartilage
22. 肌突 muscular process

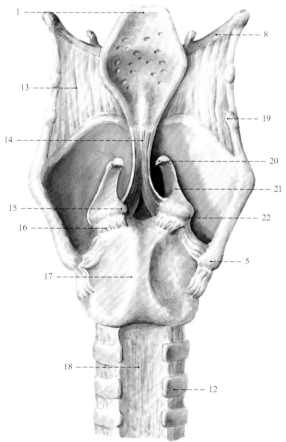

176.喉软骨和韧带（后面观）

The cartilages and ligaments of the larynx (posterior aspect)

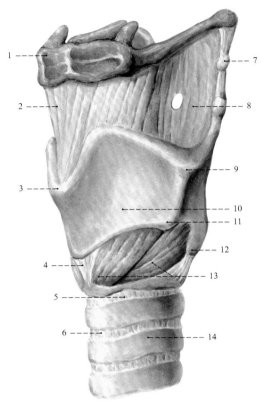

177. 喉软骨和韧带（外侧面观）
The cartilages and ligaments of the larynx (lateral aspect)

1. 舌骨 hyoid bone
2. 甲状舌骨正中韧带 median thyrohyoid ligament
3. 喉结 laryngeal prominence
4. 环甲正中韧带 median cricothyroid ligament
5. 环状软骨气管韧带 cricotracheal ligament
6. 环状韧带 annular ligament
7. 麦粒软骨 triticeal cartilage
8. 甲状舌骨膜 thyrohyoid membrane
9. 上结节 superior thyroid tubercle
10. 左板 left lamina
11. 下结节 inferior thyroid tubercle
12. 下角 inferior cornu
13. 环甲肌 cricothyroid
14. 气管软骨 tracheal cartilage
15. 会厌 epiglottis
16. 喉口 aperture of larynx
17. 杓间切迹 interarytenoid notch
18. 杓斜肌 oblique arytenoid
19. 环杓后肌 posterior cricoarytenoid
20. 膜壁 membranous wall
21. 杓斜肌（杓会厌部）oblique arytenoid (aryepiglottic part)
22. 甲杓肌（甲状会厌部）thyroarytenoid (thyroepiglottic part)
23. 杓横肌 transverse arytenoid
24. 甲杓肌 thyroarytenoid
25. 环杓侧肌 lateral cricoarytenoid
26. 环甲肌直部 straight part of cricothyroid
27. 环甲肌斜部 oblique part of cricothyroid

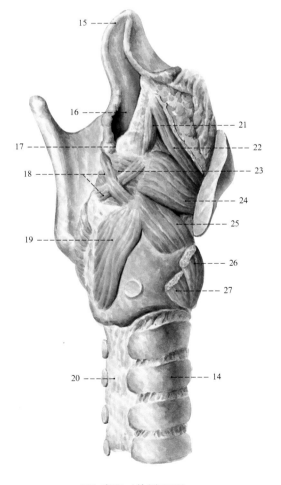

178. 喉肌（外侧面观）
The muscles of the larynx (lateral aspect)

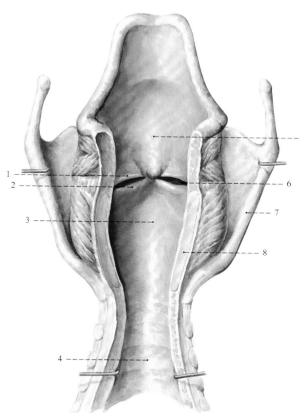

179.喉腔（后面观）
The laryngeal cavity (posterior aspect)

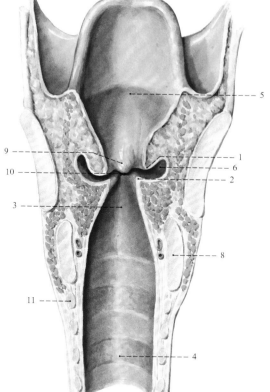

180.喉腔冠状切面（后面观）
The coronal section through the laryngeal cavity (posterior aspect)

1.前庭襞 vestibular fold
2.声襞 vocal fold
3.声门下腔 infraglottic cavity
4.气管 trachea
5.喉前庭 laryngeal vestibule
6.喉室 ventricle of larynx
7.甲状软骨 thyroid cartilage
8.环状软骨 cricoid cartilage
9.会厌结节 tubercle of epiglottis
10.喉中间腔 intermedial cavity of
    larynx
11.气管软骨 tracheal cartilage

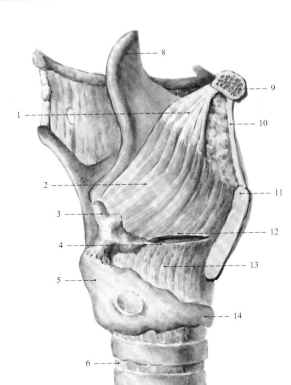

181.弹性圆锥（外侧面观）
The conus elasticus (lateral aspect)

1.舌骨会厌韧带 hyoepiglottic ligament
2.方形膜 quadrangular membrane
3.杓状软骨 arytenoid cartilage
4.声韧带 vocal ligament
5.环状软骨板 lamina of cricoid cartilage
6.环状韧带 annular ligament
7.气管软骨 tracheal cartilage
8.会厌 epiglottis
9.舌骨 hyoid bone
10.甲状舌骨正中韧带 median thyrohyoid ligament
11.甲状软骨 thyroid cartilage
12.前庭韧带 vestibular ligament
13.弹性圆锥 conus elasticus
14.环状软骨弓 arch of cricoid cartilage
15.环甲正中韧带 median cricothyroid ligament
16.甲状会厌韧带 thyroepiglottic ligament
17.小角软骨 corniculate cartilage
18.膜壁 membranous wall

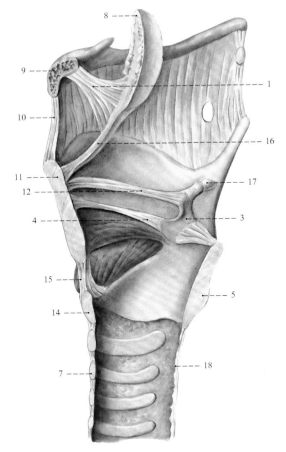

182.喉的软骨及韧带（内侧面观）
The cartilages and ligaments of the larynx (medial aspect)

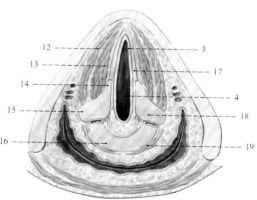

184.喉的横切面（经声带水平断面）
The transverse section of the larynx
(through horizontal section of vocal cord)

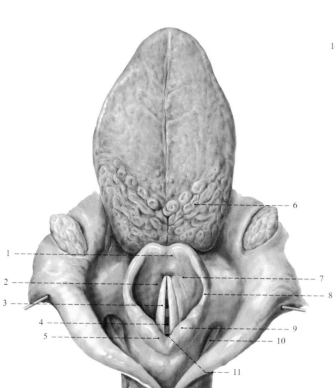

183.喉口（后面观）
The aperture of the larynx (posterior aspect)

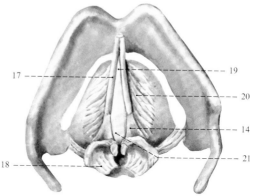

185.弹性圆锥（上面观）
The conus elasticus (superior aspect)

1.会厌 epiglottis
2.前庭襞 vestibular fold
3.声襞 vocal fold
4.声门裂 fissure of glottis
5.小角结节 corniculate tubercle
6.舌根 root of tongue
7.喉口 aperture of larynx
8.杓状会厌襞 aryepiglottic fold
9.楔状结节 cuneiform tubercle
10.梨状隐窝 piriform recess
11.杓间切迹 interarytenoid notch

12.甲杓肌 thyroarytenoid
13.声带肌 vocalis
14.声带突 vocal process
15.肌突 muscular process
16.环状软骨板 lamina of cricoid cartilage
17.声韧带 vocal ligament
18.环杓后韧带 posterior cricoarytenoid ligament
19.声门裂（膜间部）fissure of glottis (intermembranous part)
20.弹性圆锥 conus elasticus
21.声门裂（软骨间部）fissure of glottis (intercartilaginous part)

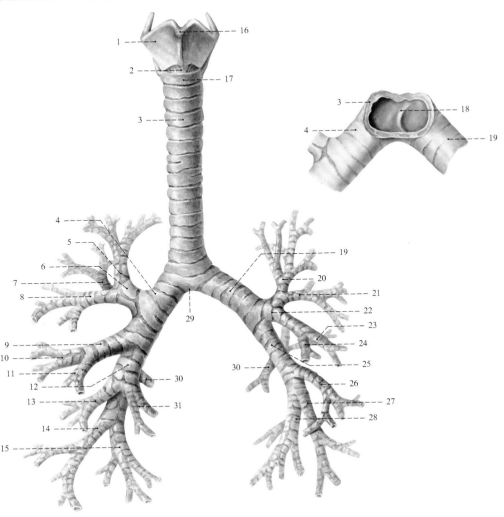

186.气管和肺段支气管
The trachea and segmental bronchi

1.甲状软骨 thyroid cartilage
2.环甲正中韧带 median cricothyroid ligament
3.气管 trachea
4.右主支气管 right principal bronchus
5.尖段支气管（BⅠ）apical segmental bronchus（BⅠ）
6.右肺上叶支气管 right superior lobar bronchus
7.后段支气管（BⅡ）posterior segmental bronchus（BⅡ）
8.前段支气管（BⅢ）anterior segmental bronchus（BⅢ）
9.右肺中叶支气管 right middle lobar bronchus
10.外段支气管（BⅣ）lateral segmental bronchus（BⅣ）
11.内段支气管（BⅤ）medial segmental bronchus（BⅤ）
12.右肺下叶支气管 right inferior lobar bronchus
13.前底段支气管（BⅧ）anterior basal segmental bronchus（BⅧ）
14.外侧底段支气管（BⅨ）lateral basal segmental bronchus（BⅨ）
15.后底段支气管（BⅩ）posterior basal segmental bronchus（BⅩ）
16.喉结 laryngeal prominence
17.环状软骨 cricoid cartilage

18.气管隆嵴 carina of trachea
19.左主支气管 left principal bronchus
20.尖后段支气管（BⅠ+Ⅱ）apicoposterior segmental bronchus（BⅠ+Ⅱ）
21.前段支气管（BⅢ）anterior segmental bronchus（BⅢ）
22.左肺上叶支气管 left superior lobar bronchus
23.上舌段支气管（BⅣ）superior lingular bronchus（BⅣ）
24.下舌段支气管（BⅤ）inferior lingular bronchus（BⅤ）
25.左肺下叶支气管 left inferior lobar bronchus
26.前内侧底段支气管（BⅦ+Ⅷ）anteromedial basal segmental bronchus（BⅦ+Ⅷ）
27.外侧底段支气管（BⅨ）lateral basal segmental bronchus（BⅨ）
28.后底段支气管（BⅩ）posterior basal segmental bronchus（BⅩ）
29.气管杈 bifurcation of trachea
30.上段支气管（BⅥ）superior segmental bronchus（BⅥ）
31.内侧（心）底段支气管（BⅦ）medial (cardiac) basal segmental bronchus（BⅦ）

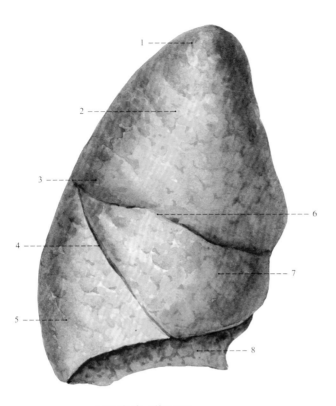

187.右肺（前面观）
The right lung (anterior aspect)

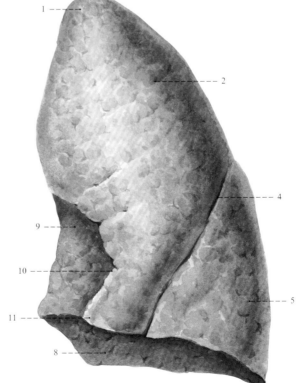

188.左肺（前面观）
The left lung (anterior aspect)

1.肺尖 apex of lung
2.上叶 superior lobe
3.肋面 costal surface
4.斜裂 oblique fissure
5.下叶 inferior lobe
6.水平裂 horizontal fissure
7.中叶 middle lobe
8.膈面 diaphragmatic surface
9.内侧面 medial surface
10.心切迹 cardiac notch
11.左肺小舌 lingula of left
　　lung

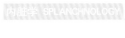

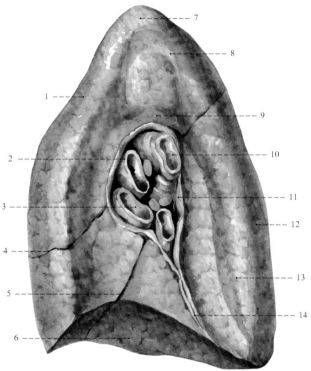

189.右肺（内侧面观）
The right lung (medial aspect)

1.上叶 superior lobe
2.右肺动脉 right pulmonary artery
3.右肺静脉 right pulmonary vein
4.水平裂 horizontal fissure
5.斜裂 oblique fissure
6.膈面 diaphragmatic surface
7.肺尖 apex of lung
8.锁骨下动脉沟 sulcus for subclavian artery
9.奇静脉沟 sulcus for azygos vein
10.右主支气管 right principal bronchus
11.肺门 hilum of lung
12.下叶 inferior lobe
13.食管沟 esophageal sulcus
14.肺韧带 pulmonary ligament
15.主动脉沟 aortic sulcus
16.左肺动脉 left pulmonary artery
17.左主支气管 left principal bronchus
18.支气管肺门淋巴结 bronchopulmonary hilar
   lymph node
19.左肺静脉 left pulmonary veins
20.前缘 anterior border
21.心压迹 cardiac impression
22.心切迹 cardiac notch
23.左肺小舌 lingula of left lung

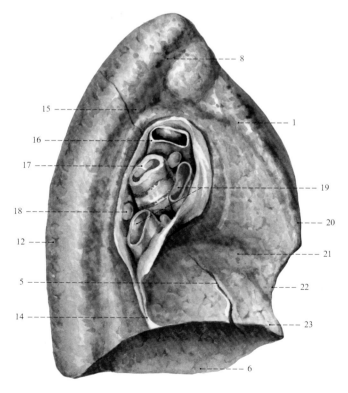

190.左肺（内侧面观）
The left lung (medial aspect)

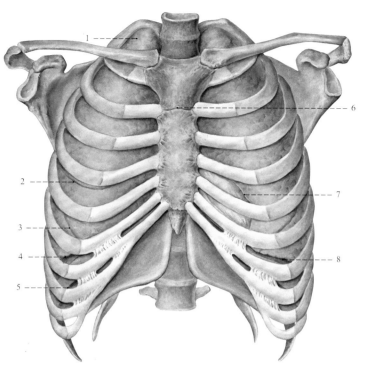

191.肺和胸膜（前面观）

The lungs and pleura (anterior aspect)

1.肺尖 apex of lung
2.水平裂 horizontal fissure
3.斜裂 oblique fissure
4.右肺下缘 inferior border of right lung
5.胸膜下缘 inferior border of pleura
6.胸骨角 sternal angle
7.心切迹 cardiac notch
8.左肺下缘 inferior border of left lung
9.肋胸膜 costal pleura

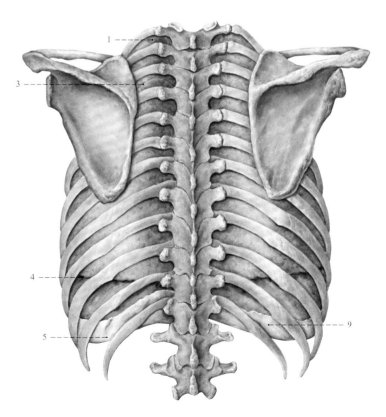

192.肺和胸膜（后面观）

The lungs and pleura (posterior aspect)

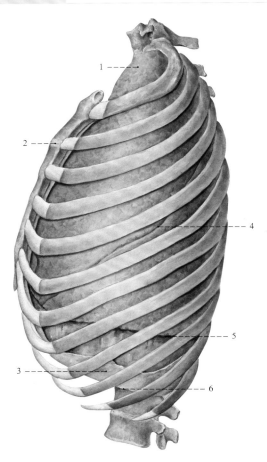

193.肺和胸膜（左侧面观）
The lungs and pleura (left lateral aspect)

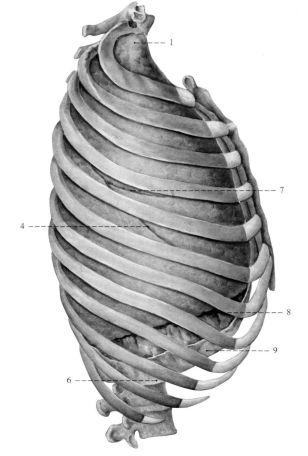

194.肺和胸膜（右侧面观）
The lungs and pleura (right lateral aspect)

1.肺尖 apex of lung
2.胸骨角 sternal angle
3.肋胸膜 costal pleura
4.斜裂 oblique fissure
5.左肺下缘 inferior border of left lung
6.胸膜下缘 inferior border of pleura
7.水平裂 horizontal fissure
8.肺下缘 inferior border of lung
9.肋胸膜 costal pleura

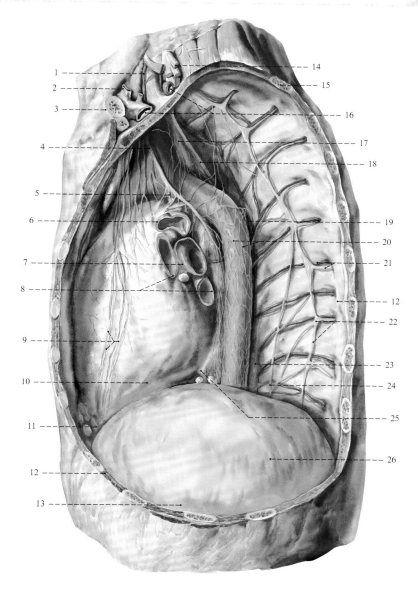

195. 纵隔（左外侧面观）
The mediastinum (left lateral aspect)

1. 膈神经 phrenic nerve
2. 颈内静脉 internal jugular vein
3. 锁骨 clavicle
4. 左迷走神经 left vagus nerve
5. 喉返神经 recurrent laryngeal nerve
6. 左肺动脉 left pulmonary artery
7. 左主支气管 left principal bronchus
8. 左肺静脉 left pulmonary veins
9. 膈神经，心包膈动、静脉 phrenic nerve, pericardiacophrenic artery and vein
10. 纵隔胸膜 mediastinal pleura
11. 胸膜下脂肪体 subpleural fat body
12. 肋胸膜 costal pleura
13. 肋膈隐窝 costodiaphragmatic recess
14. 臂丛 brachial plexus

15. 第1肋 1st rib
16. 锁骨下动、静脉 subclavian artery and vein
17. 食管 esophagus
18. 胸导管 thoracic duct
19. 副半奇静脉 accessory hemiazygos vein
20. 胸主动脉、主动脉丛 thoracic aorta, aortic plexus
21. 肋间后动、静脉，肋间神经 posterior intercostal artery and vein, intercostal nerve
22. 胸交感神经节、胸交感干 thoracic sympathetic ganglion, thoracic sympathetic trunk
23. 半奇静脉 hemiazygos vein
24. 内脏大神经 greater splanchnic nerve
25. 肺韧带 pulmonary ligament
26. 膈胸膜 diaphragmatic pleura

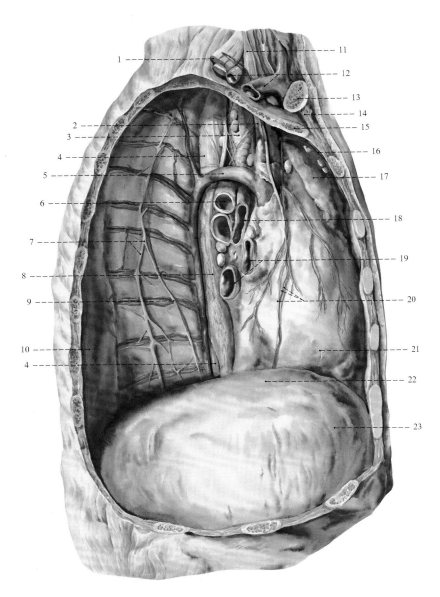

196.纵隔（右外侧面观）
The mediastinum (right lateral aspect)

1.臂丛 brachial plexus
2.上腔静脉 superior vena cava
3.气管 trachea
4.食管 esophagus
5.奇静脉 azygos vein
6.右主支气管 right principal bronchus
7.胸交感神经节、胸交感干 thoracic sympathetic ganglion, thoracic sympathetic trunk
8.右迷走神经 right vagus nerve
9.内脏大神经 greater splanchnic nerve
10.肋胸膜 costal pleura
11.前斜角肌 scalenus anterior
12.锁骨下动、静脉 subclavian artery and vein

13.锁骨 clavicle
14.锁骨下肌 subclavius
15.第1肋 1st rib
16.胸廓内动脉 internal thoracic artery
17.胸腺 thymus
18.肺动脉 pulmonary artery
19.肺静脉 pulmonary veins
20.膈神经，心包膈动、静脉 phrenic nerve, pericardiacophrenic artery and vein
21.心包 pericardium
22.中心腱 central tendon
23.膈胸膜 diaphragmatic pleura

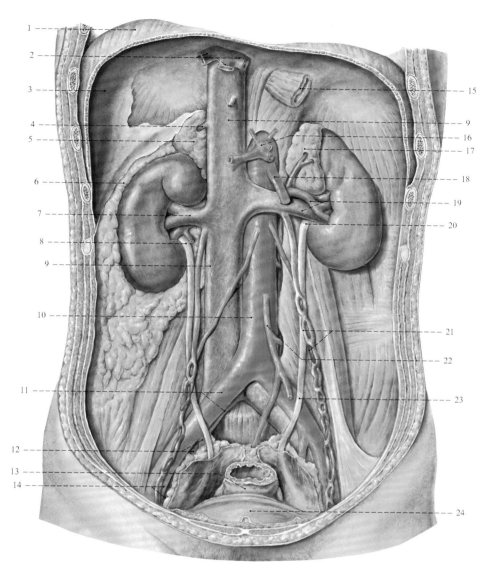

197.腹后壁（示肾和输尿管）
The posterior abdominal wall (showing the kidneys and the ureters)

1.膈 diaphragm
2.肝静脉 hepatic veins
3.壁腹膜 parietal peritoneum
4.右肾上腺静脉 right adrenal vein
5.右肾上腺 right adrenal gland
6.脂肪囊 fatty renal capsule
7.右肾静脉 right renal vein
8.右肾盂 right renal pelvis
9.下腔静脉 inferior vena cava

10.腹主动脉 abdominal aorta
11.右髂总动、静脉 right common iliac artery, vein
12.右髂内动、静脉 right internal iliac artery, vein
13.直肠 rectum
14.右髂外动、静脉 right external iliac artery, vein
15.食管腹部 abdominal esophagus
16.腹腔干 celiac trunk
17.左肾上腺 left adrenal gland
18.肠系膜上动脉 superior mesenteric artery

19.左肾动、静脉 left renal artery, vein
20.左肾盂 left renal pelvis
21.睾丸动、静脉 testicular artery and vein
22.肠系膜下动脉 inferior mesenteric artery
23.输尿管 ureter
24.膀胱 urinary bladder

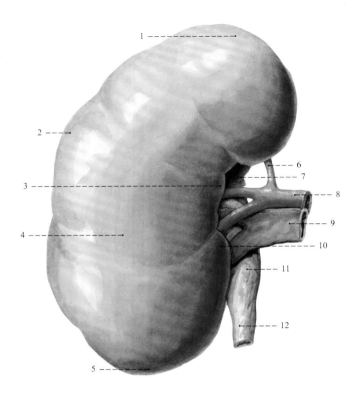

198.右肾（前面观）
The right kidney (anterior aspect)

1.上端 superior extremity
2.外侧缘 lateral border
3.肾前唇 anterior lip of kidney
4.前面 anterior surface
5.下端 inferior extremity
6.上极动脉 superior polar artery
7.肾后唇 posterior lip of kidney
8.肾动脉 renal artery
9.肾静脉 renal vein
10.内侧缘 medial border
11.肾盂 renal pelvis
12.输尿管 ureter
13.后面 posterior surface

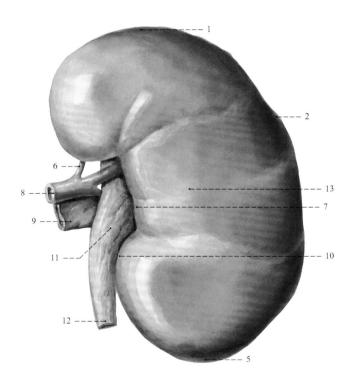

199.右肾（后面观）
The right kidney (posterior aspect)

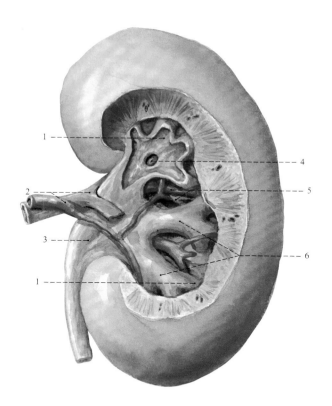

200.肾窦及其结构
The renal sinus and its structures

1.肾小盏 minor renal calices
2.肾动、静脉 renal artery and vein
3.肾盂 renal pelvis
4.肾乳头 renal papillae
5.肾动脉分支、静脉属支 branches of renal
　artery and tributaries of renal vein
6.肾大盏 major renal calices
7.输尿管 ureter
8.肾皮质 renal cortex
9.肾锥体、肾髓质 renal pyramid and renal
　medulla
10.锥体底 base of pyramid
11.肾柱 renal column

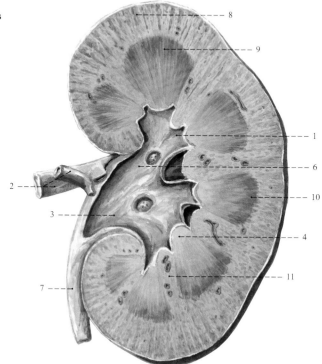

201.肾冠状切面（后面观）
The coronal section of the kidney (posterior aspect)

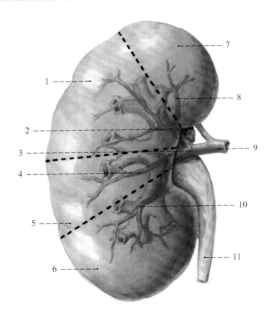

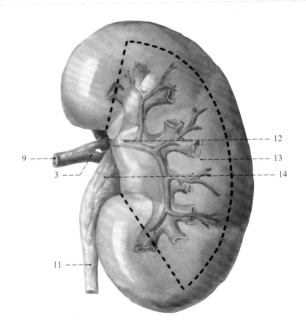

202.肾段和肾段动脉（前面观）
The renal segments and the segmental arteries (anterior aspect)

203.肾段和肾段动脉（后面观）
The renal segments and the segmental arteries (posterior aspect)

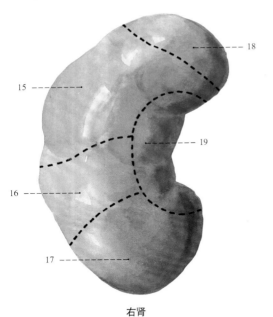

右肾
The right kidney

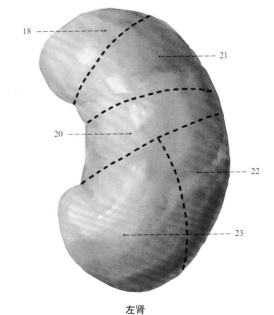

左肾
The left kidney

204.肾的毗邻（前面观）
The adjacent of the kidney (anterior aspect)

1.上前段 anterior superior segment
2.上前段动脉 superior anterior segmental artery
3.肾动脉前支 anterior branch of renal artery
4.下前段动脉 inferior anterior segmental artery
5.下前段 anterior inferior segment
6.下段 inferior segment
7.上段 superior segment
8.上段动脉 superior segmental artery
9.肾动脉 renal artery
10.下段动脉 inferior segmental artery
11.输尿管 ureter
12.肾动脉后支 posterior branch of renal artery
13.后段 posterior segment
14.肾盂 renal pelvis
15.肝 liver
16.结肠 colon
17.小肠 small intestine
18.肾上腺 adrenal gland
19.十二指肠 duodenum
20.胰 pancreas
21.胃 stomach
22.脾 spleen
23.结肠 colon

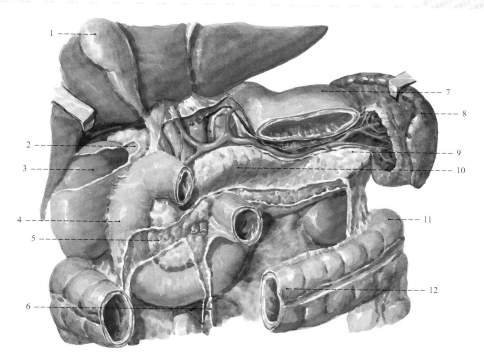

205.肾的位置和毗邻（前面观）
The position of the kidneys and their relations (anterior aspect)

1.胆囊 gallbladder
2.肾上腺 adrenal gland
3.肾 kidney
4.十二指肠 duodenum
5.胰头 head of pancreas
6.肠系膜根 radix of mesentery
7.胃 stomach
8.脾 spleen
9.胰尾 tail of pancreas
10.胰体 body of pancreas
11.结肠左曲 left colic flexure
12.横结肠 transverse colon
13.壁胸膜 parietal pleura
14.腰方肌 quadratus lumborum
15.第12肋 12th rib
16.左肾 left kidney
17.降结肠 descending colon
18.腹外斜肌 obliquus externus
   abdominis
19.腹内斜肌 obliquus internus
   abdominis
20.腹横肌 transversus abdominis
21.右肾 right kidney
22.腰大肌 psoas major
23.升结肠 ascending colon
24.腰方肌 quadratus lumborum
25.臀大肌 gluteus maximus

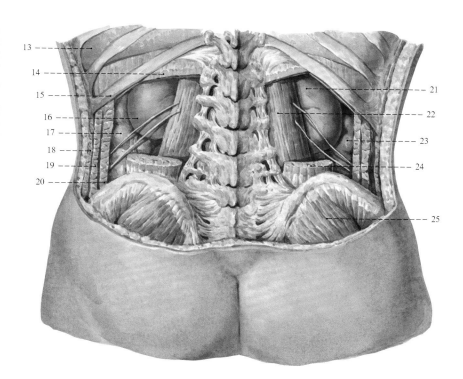

206.肾的位置和毗邻（后面观）
The position of the kidneys and their relations (posterior aspect)

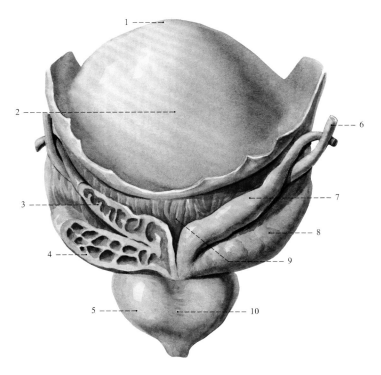

207.膀胱、前列腺及精囊腺（后面观）
The urinary bladder, prostate and seminal vesicles
(posterior aspect)

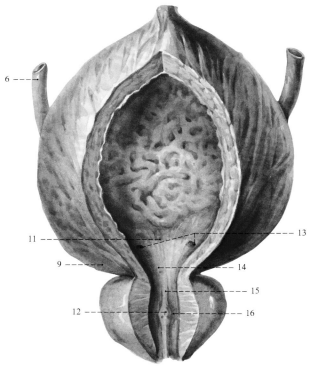

208.膀胱底及男性尿道前列腺部（内面观）
The fundus of the bladder and the prostatic part of the male
urethra (internal aspect)

1.膀胱尖 apex of bladder
2.膀胱体 body of bladder
3.输精管壶腹（断面）ampulla of deferent
　duct (section)
4.精囊（断面）seminal vesicle (section)
5.前列腺 prostate
6.右输尿管 right ureter
7.输精管壶腹 ampulla of deferent duct
　(section)
8.精囊 seminal vesicle
9.膀胱底 fundus of bladder
10.前列腺沟 prostatic sulcus
11.输尿管间襞 interureteric fold
12.前列腺小囊 prostatic utricle
13.输尿管口 ureteric orifice
14.膀胱三角 trigone of bladder
15.尿道嵴 urethral ridge
16.精阜 seminal colliculus

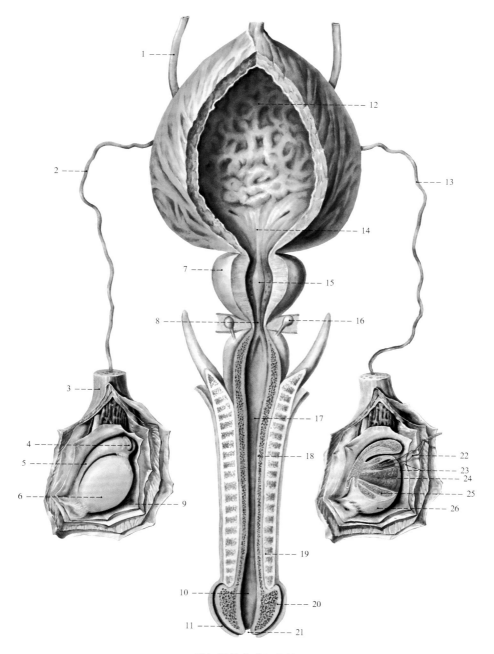

209.男性生殖器全貌

The general arrangement of the male genital organs

1.输尿管 ureter
2.右输精管 right ductus deferens
3.精索 spermatic cord
4.附睾附件 appendix of epididymis
5.附睾 epididymis
6.睾丸 testis
7.前列腺 prostate
8.尿道膜部 membranous part of urethra
9.鞘膜腔 cavity of tunica vaginalis

10.尿道舟状窝 navicular fossa of urethra
11.阴茎包皮 prepuce of penis
12.膀胱 urinary bladder
13.左输精管 left ductus deferens
14.膀胱三角 trigone of bladder
15.尿道前列腺部 prostatic part of urethra
16.尿道球腺 bulbourethral gland
17.尿道海绵体部 cavernous part of urethra
18.尿道海绵体 cavernous body of urethra

19.阴茎海绵体 cavernous body of penis
20.阴茎头 glans penis
21.尿道外口 external orifice of urethra
22.精曲小管 contorted seminiferous tubule
23.睾丸鞘膜 tunica vaginalis of testis
24.睾丸小隔 septula testis
25.睾丸小叶 lobule of testis
26.白膜 tunica albuginea

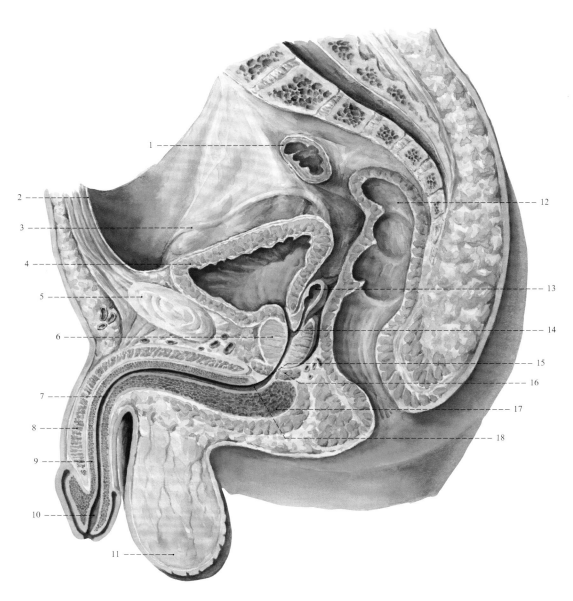

210.男性盆腔（正中矢状切面）

The male pelvic cavity (median sagittal section)

1.乙状结肠 sigmoid colon
2.壁腹膜 parietal peritoneum
3.输精管 ductus deferens
4.膀胱 urinary bladder
5.耻骨联合 pubic symphysis
6.前列腺 prostate
7.耻骨前弯 curvatura prepubica
　（prepubic curvature ）

8.阴茎海绵体 cavernous body of
　penis
9.尿道海绵体 cavernous body of
　urethra
10.尿道舟状窝 navicular fossa of
　urethra
11.阴囊中隔 septum of scrotum
12.直肠 rectum

13.输精管壶腹 ampulla of deferent duct
14.射精管 ejaculatory duct
15.尿道膜部 membranous part of urethra
16.尿生殖膈 urogenital diaphragm
17.尿道球 bulb of urethra
18.耻骨下弯 curvatura infrapubica
　（infrapubic curvature）

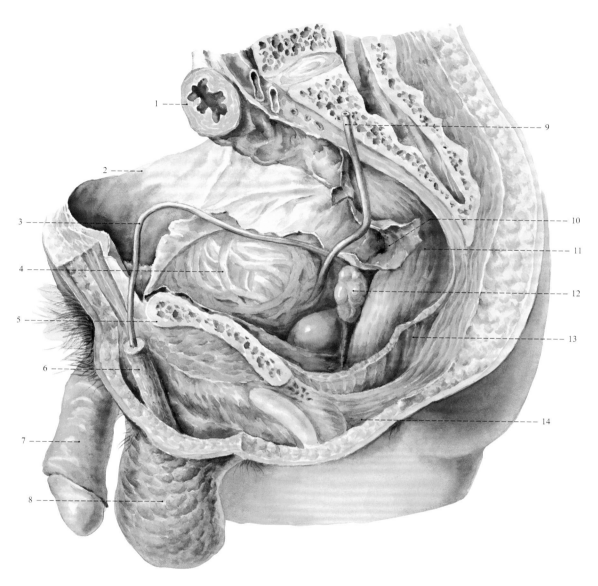

211.男性盆腔（旁正中矢状切面）
The male pelvic cavity (paramedian sagittal section)

1.乙状结肠 sigmoid colon
2.腹膜 peritoneum
3.输精管 ductus deferens
4.膀胱 urinary bladder
5.耻骨 pubis
6.精索 spermatic cord
7.阴茎 penis
8.阴囊 scrotum
9.输尿管 ureter
10.直肠膀胱陷凹 rectovesical pouch
11.直肠 rectum
12.精囊 seminal vesicle
13.肛提肌 levator ani
14.肛门外括约肌 sphincter ani externus

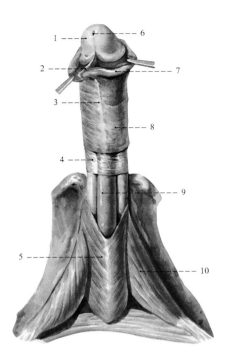

212.阴茎海绵体（1）
The cavernous bodies of the penis (1)

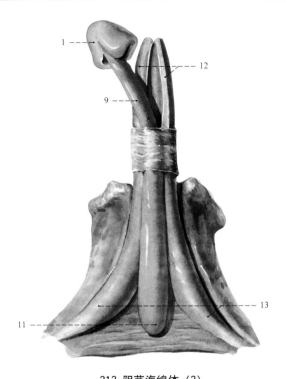

213.阴茎海绵体（2）
The cavernous bodies of the penis (2)

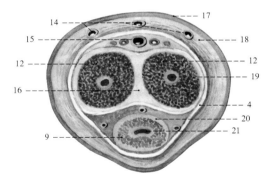

214.阴茎体横切面
The transverse section through body of the penis

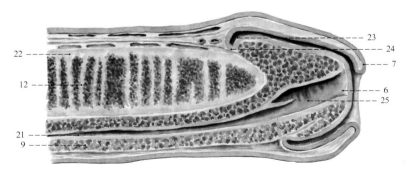

215.阴茎矢状切面
The sagittal section of the penis

1.阴茎头 glans penis
2.包皮系带 frenulum of prepuce
3.阴茎缝 raphe penis
4.阴茎深筋膜 deep fascia of penis
5.球海绵体肌 bulbospongiosus
6.尿道外口 external orifice of urethra
7.阴茎包皮 prepuce of penis
8.阴茎体 body of penis
9.尿道海绵体 cavernous body of urethra
10.坐骨海绵体肌 ischiocavernosus
11.尿道球 bulb of urethra
12.阴茎海绵体 cavernous bodies of penis
13.阴茎脚 crus penis
14.阴茎背浅静脉 superficial dorsal veins of penis
15.阴茎背深静脉 deep dorsal vein of penis
16.阴茎中隔 septum of penis
17.皮肤 skin
18.阴茎浅筋膜 superficial fascia of penis
19.阴茎深动脉 deep artery of penis
20.尿道海绵体白膜 albuginea of cavernous body of urethra
21.男性尿道 male urethra
22.阴茎海绵体白膜 albuginea of cavernous body of penis
23.阴茎头冠 corona glandis
24.阴茎颈 neck of penis
25.尿道舟状窝 navicular fossa of urethra

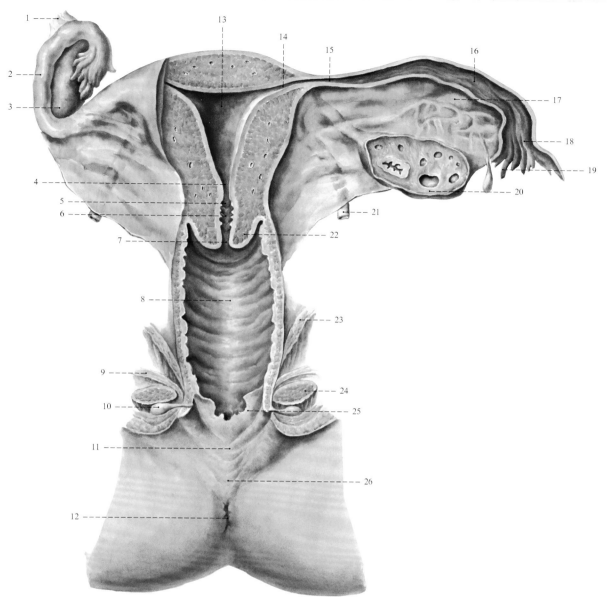

216.女性生殖器全貌

The general arrangement of the female genital organs

1.卵巢悬韧带 suspensory ligament of ovary
2.输卵管 uterine tube
3.卵巢 ovary
4.子宫峡 isthmus of uterus
5.子宫颈阴道上部 supravaginal part of cervix
6.子宫颈管 canal of cervix of uterus
7.子宫颈管外口（子宫口）external orifice of canal of cervix of uterus (orifice of uterus)
8.阴道 vagina
9.尿生殖膈 urogenital diaphragm

10.前庭大腺 greater vestibular gland
11.唇后连合 posterior labial commissure
12.肛门 anus
13.子宫腔 cavity of uterus
14.子宫部 uterine part
15.输卵管峡 isthmus of uterine tube
16.输卵管壶腹 ampulla of uterine tube
17.子宫阔韧带 broad ligament of uterus
18.输卵管漏斗 infundibulum of uterine tube

19.输卵管伞 fimbriae of uterine tube
20.卵巢（切面）ovary (section)
21.子宫圆韧带 round ligament of uterus
22.子宫颈阴道部 vaginal part of cervix
23.盆膈 pelvic diaphragm
24.前庭球 bulb of vestibule
25.处女膜 hymen
26.会阴 perineum

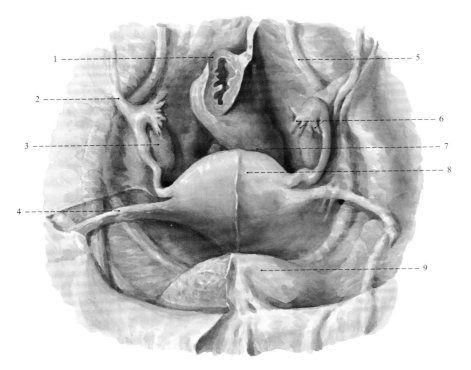

217.女性盆腔器官（上面观）
The female pelvic organs (superior aspect)

1.直肠 rectum
2.卵巢悬韧带 suspensory ligament of ovary
3.卵巢 ovary
4.子宫圆韧带 round ligament of uterus
5.输尿管 ureter
6.输卵管伞 fimbriae of uterine tube
7.直肠子宫陷凹 rectouterine pouch
8.子宫 uterus
9.膀胱 urinary bladder
10.输卵管漏斗 infundibulum of uterine tube
11.子宫腔 cavity of uterus
12.子宫体 body of uterus
13.子宫峡 isthmus of uterus
14.子宫颈 neck of uterus
15.阴道穹（侧部）fornix of vagina (lateral part)
16.阴道 vagina
17.输卵管壶腹 ampulla of uterine tube
18.输卵管峡 isthmus of uterine tube
19.子宫底 fundus of uterus
20.子宫部 uterine part
21.次级卵泡 secondary follicle
22.白体 corpus albicans
23.黄体 corpus luteum
24.子宫颈管 canal of cervix of uterus
25.子宫口 orifice of uterus

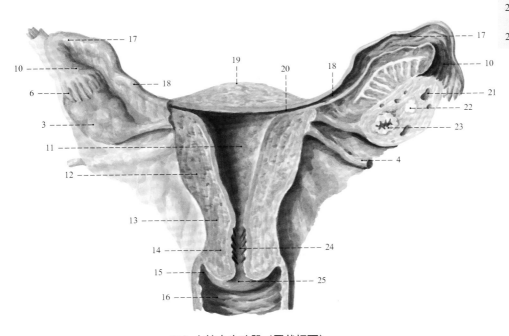

218.女性内生殖器（冠状切面）
The female internal genital organs (coronal section)

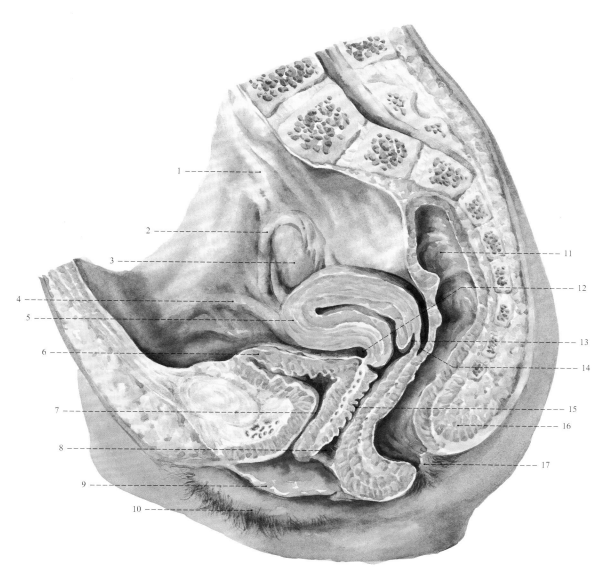

219.女性盆腔（正中矢状切面）

The female pelvic cavity (median sagittal section)

1.卵巢悬韧带 suspensory ligament of ovary
2.输卵管 uterine tube
3.卵巢 ovary
4.子宫圆韧带 round ligament of uterus
5.子宫 uterus
6.膀胱 urinary bladder
7.尿道 urethra
8.阴道口 vaginal orifice
9.小阴唇 lesser lip of pudendum

10.大阴唇 greater lip of pudendum
11.直肠 rectum
12.膀胱子宫陷凹 vesicouterine pouch
13.阴道穹（后部）fornix of vagina (posterior part)
14.直肠子宫陷凹 rectouterine pouch
15.阴道 vagina
16.肛门外括约肌 sphincter ani externus
17.肛门 anus

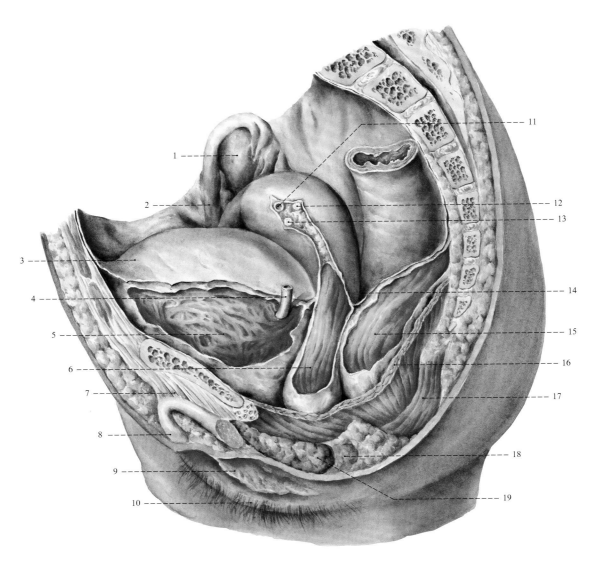

1 —
2 —
3 —
4 —
5 —
6 —
7 —
8 —
9 —
10 —

11 —
12 —
13 —
14 —
15 —
16 —
17 —
18 —
19 —

220.女性盆腔（旁正中矢状切面）
The female pelvic cavity （paramedian sagittal section）

1.卵巢 ovary
2.输卵管 uterine tube
3.腹膜 peritoneum
4.输尿管 ureter
5.膀胱 urinary bladder
6.阴道 vagina
7.阴蒂悬韧带 suspensory ligament of clitoris
8.阴蒂 clitoris
9.小阴唇 lesser lip of pudendum
10.大阴唇 greater lip of pudendum
11.输卵管（断端）uterine tube (amputation stump)

12.卵巢固有韧带（断端）proper ligament of ovary (amputation stump)
13.子宫圆韧带（断端）round ligament of uterus (amputation stump)
14.直肠子宫陷凹 rectouterine pouch
15.直肠 rectum
16.肛提肌 levator ani
17.肛门外括约肌 sphincter ani externus
18.前庭大腺 greater vestibular gland
19.前庭球 bulb of vestibule

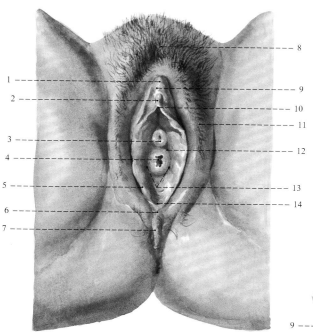

221. 女性外生殖器
The female external genital organs

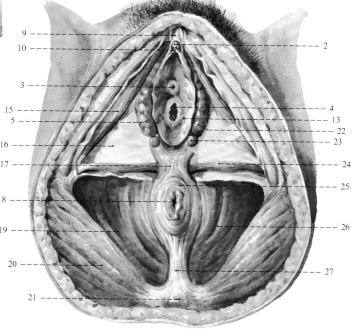

222. 前庭球和前庭大腺
The bulb of the vestibule and greater vestibular gland

1. 唇前连合 anterior labial commissure
2. 阴蒂头 glans of clitoris
3. 尿道外口 external orifice of urethra
4. 阴道口 vaginal orifice
5. 小阴唇 lesser lip of pudendum
6. 阴唇系带 frenulum of pudendal labia
7. 唇后连合 posterior labial commissure
8. 阴阜 mons pubis
9. 阴蒂包皮 prepuce of clitoris
10. 阴蒂系带 frenulum of clitoris
11. 大阴唇 greater lip of pudendum

12. 阴道前庭 vaginal vestibule
13. 前庭大腺开口 opening of greater vestibular gland
14. 阴道前庭窝 vestibular fossa of vagina
15. 坐骨海绵体肌 ischiocavernosus
16. 尿生殖膈下筋膜 inferior fascia of urogenital diaphragm
17. 会阴中心腱 perineal central tendon
18. 肛门 anus
19. 坐骨肛门窝 ischioanal fossa

20. 臀大肌 gluteus maximus
21. 尾骨 coccyx
22. 前庭球 bulb of vestibule
23. 前庭大腺 greater vestibular gland
24. 会阴浅横肌 superficial transverse muscle of perineum
25. 肛门外括约肌 sphincter ani externus
26. 肛提肌 levator ani
27. 肛尾韧带 anococcygeal ligament

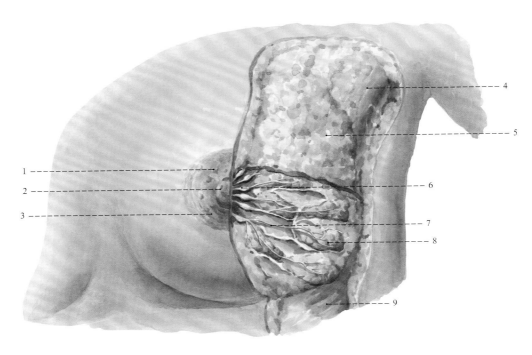

223.女性乳房（前面观）
The female breast (anterior aspect)

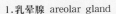

1.乳晕腺 areolar gland
2.乳头 nipple
3.乳晕 areola of breast
4.胸大肌 pectoralis major
5.乳房脂肪体 adipose body of breast
6.输乳管窦 lactiferous sinus
7.输乳管 lactiferous duct
8.乳腺小叶 lobule of mammary gland
9.前锯肌 serratus anterior
10.第1肋 1st rib
11.浅筋膜浅层 superficial layer of superficial fascia
12.皮肤 skin
13.乳房悬韧带 suspensory ligament of breast
14.锁骨 clavicle
15.胸肌筋膜 pectoral fascia
16.乳房后间隙 retromammary space
17.肺 lung
18.浅筋膜深层 deep layer of superficial fascia
19.肋间肌 intercostal muscle

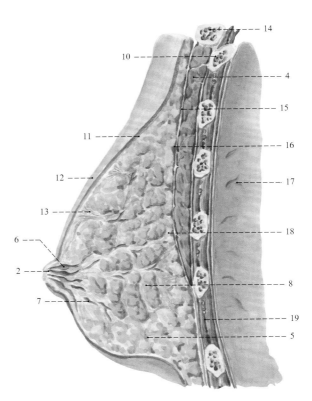

224.女性乳房（矢状切面）
The female breast (sagittal section)

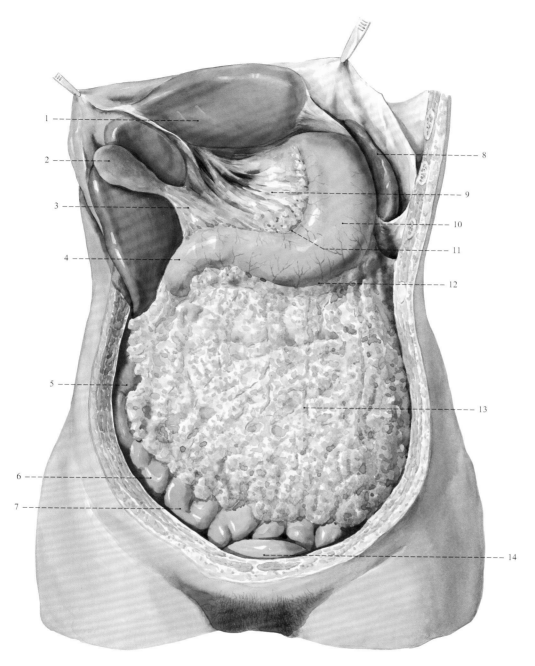

225. 大网膜和小网膜
The greater omentum and lesser omentum

1. 肝 liver
2. 胆囊 gallbladder
3. 肝十二指肠韧带 hepatoduodenal ligament
4. 十二指肠上部 superior part of duodenum
5. 升结肠 ascending colon
6. 盲肠 cecum

7. 小肠 small intestine
8. 脾 spleen
9. 肝胃韧带 hepatogastric ligament
10. 胃 stomach
11. 胃小弯 lesser curvature of stomach
12. 胃大弯 greater curvature of stomach
13. 大网膜 greater omentum
14. 膀胱 urinary bladder

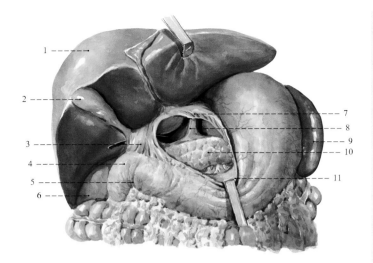

226.网膜囊（1）
The omental bursa (1)

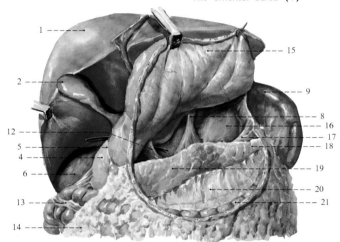

227.网膜囊（2）
The omental bursa (2)

1. 肝 liver
2. 胆囊 gallbladder
3. 肝十二指肠韧带 hepatoduodenal ligament
4. 十二指肠上部 superior part of duodenum
5. 幽门 pyloric orifice
6. 右肾 right kidney
7. 肝胃韧带 hepatogastric ligament
8. 胃胰襞 gastropancreatic fold
9. 脾 spleen
10. 胰 pancreas
11. 胃小弯 lesser curvature of stomach
12. 肝胰襞 hepatopancreatic fold
13. 结肠右曲 right colic flexure
14. 大网膜 greater omentum
15. 胃 stomach
16. 左肾 left kidney
17. 脾肾韧带 splenorenal ligament
18. 胰尾 tail of pancreas
19. 胰体 body of pancreas
20. 横结肠系膜 transverse mesocolon
21. 横结肠 transverse colon
22. 腹膜腔 peritoneal cavity
23. 网膜囊 omental bursa
24. 肝镰状韧带 falciform ligament of liver
25. 网膜孔 omental foramen

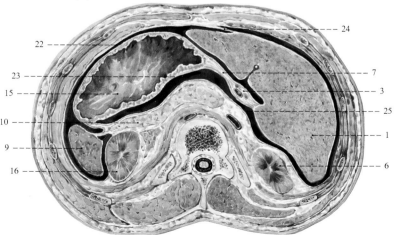

228.腹膜腔水平切面（平网膜孔）
The horizontal section of the peritoneal cavity (through the omental foramen)

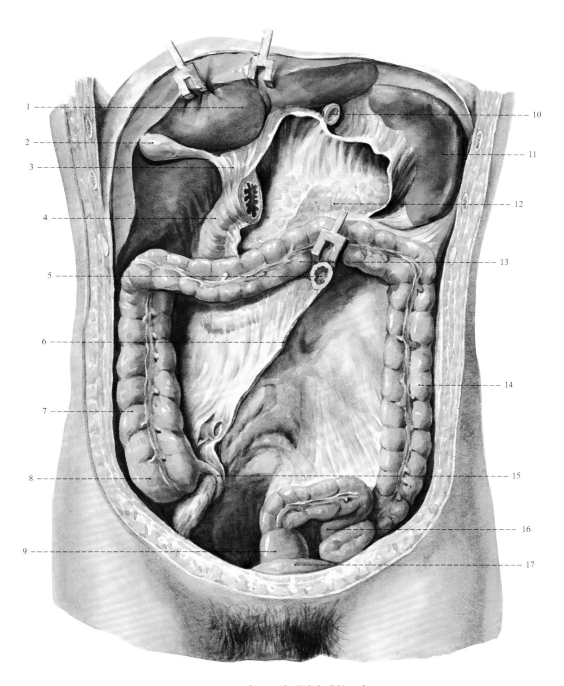

229. 大肠及腹后壁腹膜的配布

The large intestine and distribution of the peritoneum on the posterior abdominal wall

1.肝 liver	6.肠系膜根 radix of mesentery	12.胰 pancreas
2.胆囊 gallbladder	7.升结肠 ascending colon	13.横结肠 transverse colon
3.肝十二指肠韧带 hepatoduodenal	8.盲肠 cecum	14.降结肠 descending colon
ligament	9.直肠 rectum	15.阑尾 vermiform appendix
4.十二指肠 duodenum	10.食管 esophagus	16.乙状结肠 sigmoid colon
5.空肠 jejunum	11.脾 spleen	17.膀胱 urinary bladder

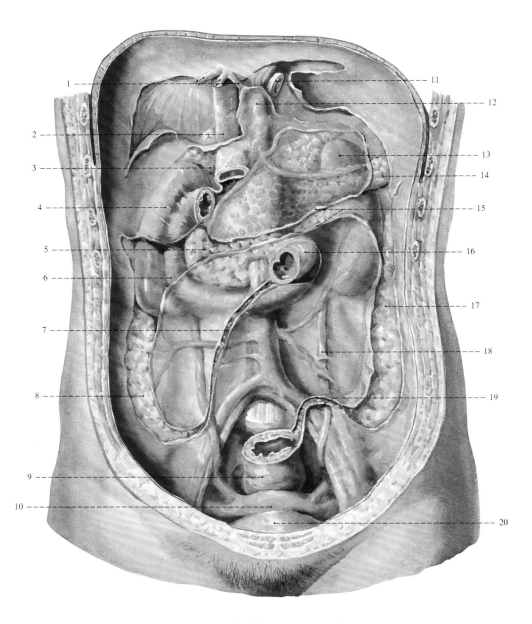

230.腹后壁腹膜的配布（示肠系膜根）

The distribution of the peritoneum on the posterior abdominal wall (showing the radix of mesentery)

1.肝静脉 hepatic veins	8.升结肠区 area of ascending colon	15.横结肠系膜根 radix of transverse mesocolon
2.下腔静脉 inferior vena cava	9.直肠 rectum	16.十二指肠空肠曲 duodenojejunal flexure
3.肾上腺 suprarenal gland	10.子宫 uterus	17.降结肠区 area of descending colon
4.右肾 right kidney	11.食管 esophagus	18.输尿管 ureter
5.胰头 head of pancreas	12.网膜囊上隐窝 superior omental recess	19.乙状结肠系膜根 radix of sigmoid mesocolon
6.十二指肠 duodenum	13.左肾 left kidney	20.膀胱 urinary bladder
7.肠系膜根 radix of mesentery	14.胰尾 tail of pancreas	

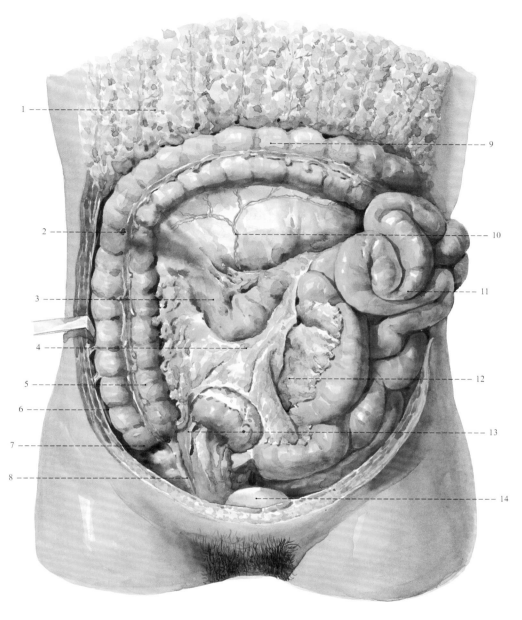

231.结肠下区（1）

The infracolic compartment (1)

1.大网膜 greater omentum
2.结肠右曲 right colic flexure
3.十二指肠 duodenum
4.右肠系膜窦 right mesenteric sinus
5.升结肠 ascending colon
6.右结肠旁沟 right paracolic sulcus
7.盲肠 cecum

8.阑尾 vermiform appendix
9.横结肠 transverse colon
10.中结肠动、静脉 middle colic artery and vein
11.小肠 small intestine
12.肠系膜 mesentery
13.回盲襞 ileocecal fold
14.膀胱 urinary bladder

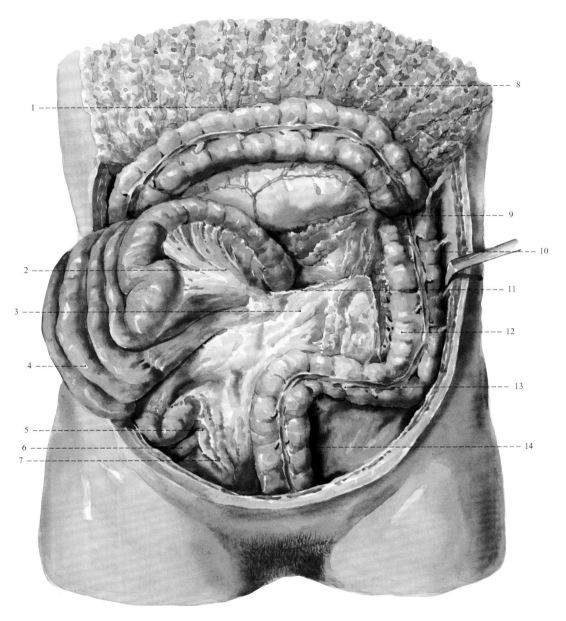

232.结肠下区（2）
The infracolic compartment (2)

1.横结肠 transverse colon
2.肠系膜 mesentery
3.左肠系膜窦 left mesenteric sinus
4.小肠 small intestine
5.回盲下隐窝 inferior ileocecal recess
6.盲肠 cecum
7.阑尾 vermiform appendix

8.大网膜 greater omentum
9.结肠左曲 left colic flexure
10.左结肠旁沟 left paracolic sulcus
11.十二指肠下襞 inferior duodenal fold
12.降结肠 descending colon
13.乙状结肠 sigmoid colon
14.乙状结肠间隐窝 intersigmoid recess

1.输尿管 ureter
2.腹膜外间隙 extraperitoneal space
3.闭孔内肌 obturator internus
4.直肠横襞 transverse fold of rectum
5.阴部内动、静脉和阴部神经 internal pudendal artery, vein and pudendal nerve
6.坐骨肛门窝 ischioanal fossa
7.肛门内括约肌 sphincter ani internus
8.乙状结肠 sigmoid colon
9.髂肌 iliacus
10.髂外动、静脉 external iliac artery and vein
11.腹膜 peritoneum
12.直肠筋膜 fascia of rectum
13.盆膈上、下筋膜 superior and inferior fascia of pelvic diaphragm
14.肛提肌 levator ani
15.肛门外括约肌 sphincter ani externus
16.肛门 anus
17.输卵管伞 fimbriae of uterine tube
18.子宫动、静脉 uterine artery and vein
19.阴道动脉 vaginal artery
20.闭孔膜 obturator membrane
21.闭孔筋膜 obturator fascia
22.尿生殖膈上、下筋膜 superior and inferior fascia of urogenital diaphragm
23.处女膜 hymen
24.子宫 uterus
25.子宫圆韧带 round ligament of uterus
26.子宫阔韧带 broad ligament of uterus
27.腹膜切缘 incisal edge of peritoneum
28.子宫主韧带 cardinal ligament of uterus
29.子宫颈阴道部 vaginal part of cervix
30.阴道 vagina
31.会阴深横肌 deep transverse muscle of perineum
32.耻骨下支 inferior ramus of pubis
33.阴蒂脚 crus of clitoris
34.坐骨海绵体肌 ischiocavernosus
35.球海绵体肌 bulbospongiosus
36.前庭球 bulb of vestibule

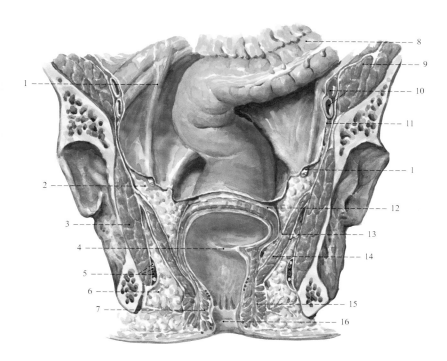

233.男性盆腔（冠状切面）
The male pelvic cavity (coronal section)

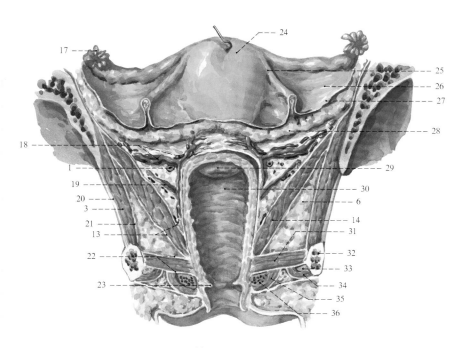

234.女性盆腔（冠状切面）
The female pelvic cavity (coronal section)

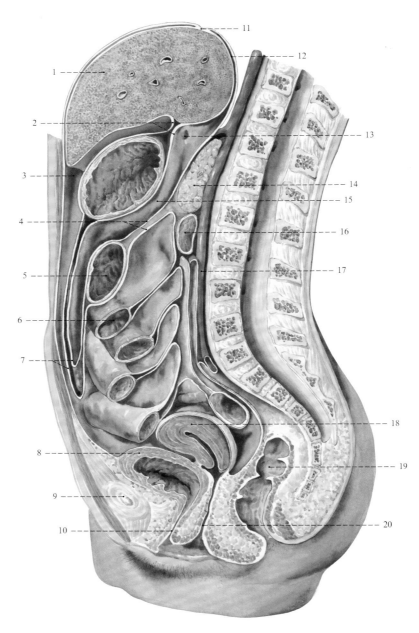

235.女性腹腔（正中矢状切面）

The female abdominal cavity (median sagittal section)

1.肝 liver
2.肝胃韧带 hepatogastric
  ligament
3.腹膜腔 peritoneal cavity
4.横结肠系膜 transverse
  mesocolon
5.横结肠 transverse colon
6.空肠 jejunum
7.大网膜 greater omentum
8.膀胱 urinary bladder
9.耻骨联合 pubic symphysis
10.尿道 urethra
11.冠状韧带 coronary ligament
12.网膜囊上隐窝 superior
  omental recess
13.网膜孔 omental foramen
14.胰 pancreas
15.网膜囊 omental bursa
16.十二指肠水平部 horizontal
  part of duodenum
17.腹主动脉 abdominal aorta
18.子宫 uterus
19.直肠 rectum
20.阴道 vagina

VASCULAR SYSTEM
脉管系统

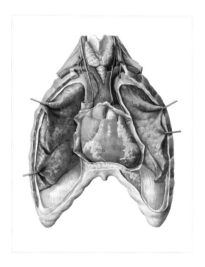

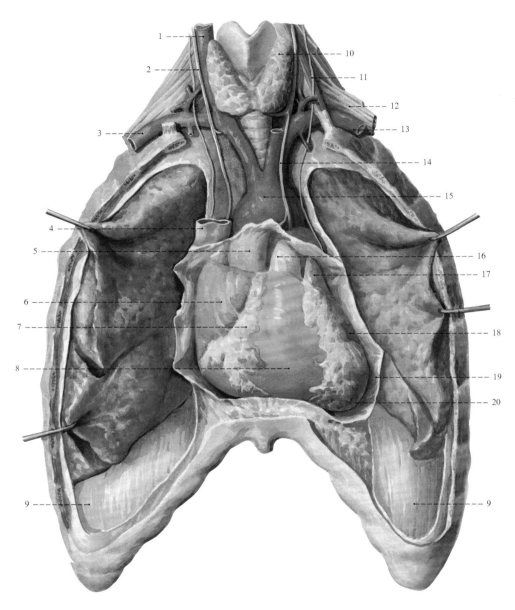

236.心脏的位置和毗邻
The position and relations of the heart

1.右颈总动脉 right common carotid artery
2.右迷走神经 right vagus nerve
3.右锁骨下动脉 right subclavian artery
4.上腔静脉 superior vena cava
5.升主动脉 ascending aorta
6.右心耳 right auricle
7.冠状沟 coronary sulcus

8.右心室 right ventricle
9.膈 diaphragm
10.甲状腺 thyroid gland
11.左膈神经 left phrenic nerve
12.臂丛 brachial plexus
13.左锁骨下动脉 left subclavian artery
14.左迷走神经 left vagus nerve

15.主动脉弓 aortic arch
16.肺动脉干 pulmonary trunk
17.左心耳 left auricle
18.左心室 left ventricle
19.心包 pericardium
20.心尖 cardiac apex

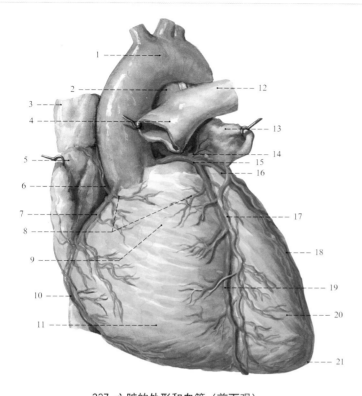

237.心脏的外形和血管（前面观）
The outline form of the heart and its blood vessels (anterior aspect)

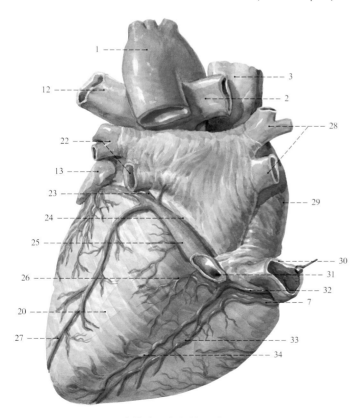

238.心脏的外形和血管（后面观）
The outline form of the heart and its blood vessels (posterior aspect)

1.主动脉弓 aortic arch
2.右肺动脉 right pulmonary artery
3.上腔静脉 superior vena cava
4.肺动脉干 pulmonary trunk
5.右心耳 right auricle
6.窦房结支 branch of sinuatrial node
7.右冠状动脉 right coronary artery
8.动脉圆锥支 branch of arterial conus
9.动脉圆锥 conus arteriosus
10.右缘支 right marginal branch
11.右心室 right ventricle
12.左肺动脉 left pulmonary artery
13.左心耳 left auricle
14.左房支 left atrial branch
15.左冠状动脉 left coronary artery
16.旋支 circumflex branch
17.心大静脉 great cardiac vein
18.左缘支 left marginal branch
19.前室间支 anterior interventricular branch
20.左心室 left ventricle
21.心尖 cardiac apex
22.左肺静脉 left pulmonary vein
23.左房斜静脉 oblique vein of left atrium
24.冠状沟 coronary sulcus
25.冠状窦 coronary sinus
26.左室后支 posterior branch of left ventricle
27.左室后静脉 posterior vein of left ventricle
28.右肺静脉 right pulmonary vein
29.右心房 right atrium
30.下腔静脉 inferior vena cava
31.冠状窦口 orifice of coronary sinus
32.心小静脉 small cardiac vein
33.后室间支 posterior interfricular branch
34.心中静脉 middle cardiac vein

1. 主动脉弓 aortic arch
2. 上腔静脉 superior vena cava
3. 右肺动脉 right pulmonary
   artery
4. 界嵴 crista terminalis
5. 房间隔 interatrial septum
6. 卵圆窝 fossa ovalis
7. 下腔静脉口、瓣 orifice and
   valve of inferior vena cava
8. 肺动脉干 pulmonary trunk
9. 右心耳 right auricle
10. 梳状肌 pectinate muscle
11. 右心室 right ventricle
12. 三尖瓣隔侧尖 septal cusp
    of tricuspid valve
13. 冠状窦口、瓣 orifice, valve
    of coronary sinus
14. 三尖瓣前尖 anterior cusp
    of tricuspid valve
15. 三尖瓣后尖 posterior cusp
    of tricuspid valve
16. 前半月瓣 anterior semilu-
    nar valve
17. 左半月瓣 left semilunar
    valve
18. 右半月瓣 right semilunar
    valve
19. 动脉圆锥 conus arteriosus
20. 室上嵴 supraventricular
    crest
21. 隔侧乳头肌 septal papillary
    muscles
22. 室间隔 interventricular
    septum
23. 隔缘肉柱 septomarginal
    trabecula
24. 后乳头肌 posterior
    papillary muscle
25. 前乳头肌 anterior papillary
    muscle

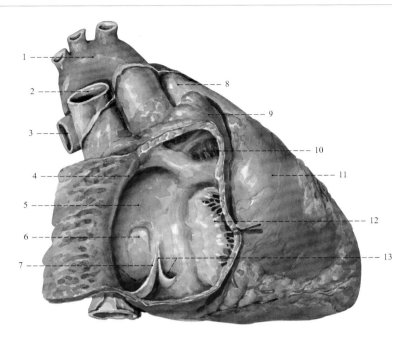

239. 右心房（内面观）
The right atrium (internal aspect)

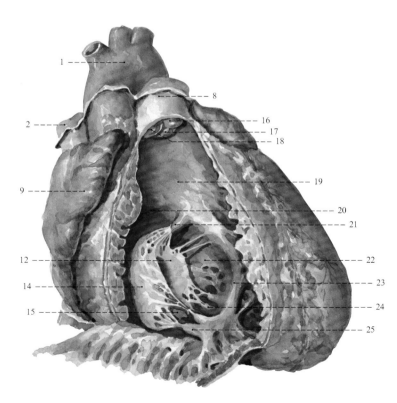

240. 右心室（内面观）
The right ventricle (internal aspect)

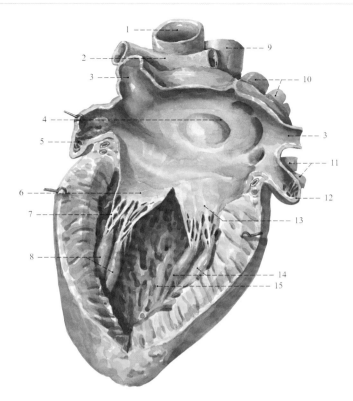

241.左心房和左心室（内面观）
The left atrium and left ventricle (internal aspect)

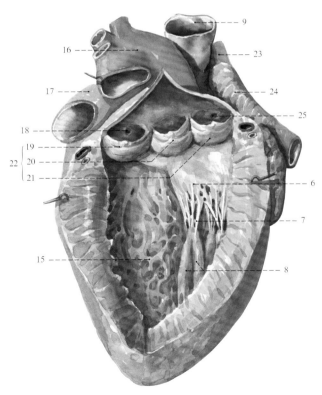

242.左心室（内面观）
The left ventricle (internal aspect)

1.主动脉 aorta
2.肺动脉干 pulmonary trunk
3.左上肺静脉 left superior pulmonary vein
4.卵圆孔瓣 valve of foramen ovale
5.梳状肌 pectinate muscle
6.二尖瓣前尖 anterior cusp of mitral valve
7.腱索 chordae tendineae
8.前乳头肌 anterior papillary muscle
9.上腔静脉 superior vena cava
10.右肺静脉 right pulmonary vein
11.左下肺静脉 left inferior pulmonary vein
12.左心耳 left auricle
13.二尖瓣后尖 posterior cusp of mitral valve
14.后乳头肌 posterior papillary muscle
15.肉柱 trabeculae carneae
16.主动脉弓 aortic arch
17.肺动脉 pulmonary artery
18.右冠状动脉口 orifice of right coronary artery
19.右半月瓣 right semilunar valve
20.后半月瓣 posterior semilunar valve
21.左半月瓣 left semilunar valve
22.主动脉瓣 aortic valve
23.右上肺静脉 right superior pulmonary vein
24.左心房 left atrium
25.左冠状动脉口 orifice of left coronary artery

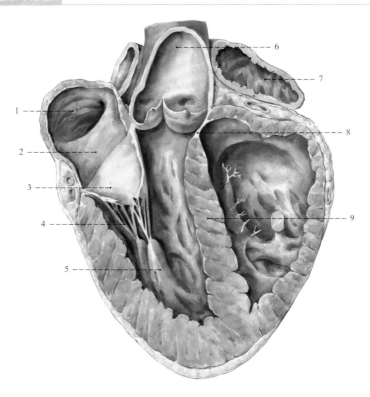

243.室间隔（1）

The interventricular septum（1）

1.左心耳 left auricle
2.左心房 left atrium
3.二尖瓣 mitral valve
4.腱索 chordae tendineae
5.乳头肌 papillary muscle
6.主动脉 aorta
7.右心耳 right auricle
8.室间隔（膜部）interventricular septum（membranous part）
9.室间隔（肌部）interventricular septum（muscular part）
10.上腔静脉 superior vena cava
11.右心房 right atrium
12.三尖瓣 tricuspid valve
13.右心室 right ventricle
14.肺静脉 pulmonary vein

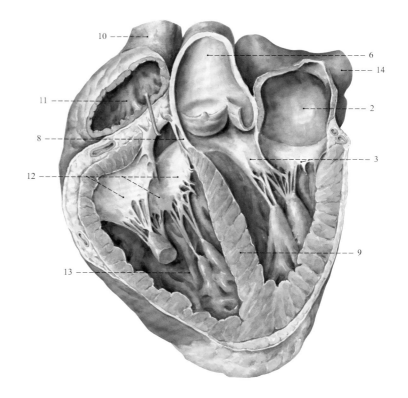

244.室间隔（2）

The interventricular septum（2）

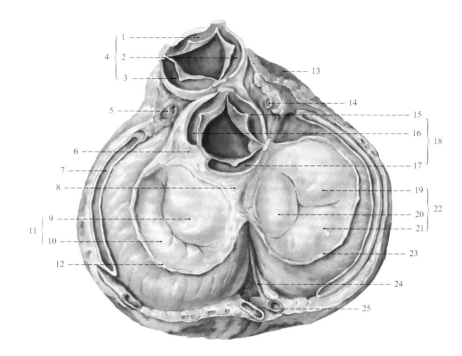

1.前半月瓣 anterior semilunar valve
2.右半月瓣 right semilunar valve
3.左半月瓣 left semilunar valve
4.肺动脉瓣 valve of pulmonary trunk
5.左冠状动脉 left coronary artery
6.左纤维三角 left fibrous trigone
7.旋支 circumflex branch
8.右纤维三角 right fibrous trigone
9.前尖 anterior cusp
10.后尖 posterior cusp
11.二尖瓣 mitral valve
12.左纤维环 left fibrous ring
13.动脉圆锥 conus arteriosus
14.右冠状动脉 right coronary artery
15.右半月瓣 right semilunar valve
16.左半月瓣 left semilunar valve
17.后半月瓣 posterior semilunar valve
18.主动脉瓣 aortic valve
19.前尖 anterior cusp
20.隔侧尖 septal cusp
21.后尖 posterior cusp
22.三尖瓣 tricuspid valve
23.右纤维环 right fibrous ring
24.房室结支 branch of atrioventricular node
25.后室间支 posterior interventricular branch

245.收缩状态的心瓣膜
The contraction condition of the cardiac valves

246.舒张状态的心瓣膜
The diastole condition of the cardiac valves

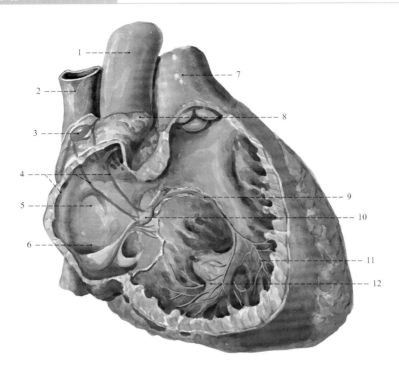

247.心脏传导系统（右内面观）
The conducting system of the heart (right internal aspect)

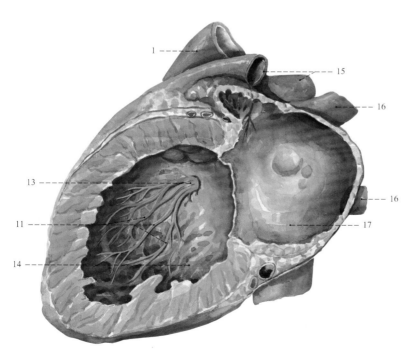

248.心脏传导系统（左内面观）
The conducting system of the heart (left internal aspect)

1.主动脉 aorta
2.上腔静脉 superior vena cava
3.窦房结 sinuatrial node
4.前、中、后结间束 anterior, middle, posterior intern- odal tract
5.卵圆窝 fossa ovalis
6.右心房 right atrium
7.肺动脉干 pulmonary trunk
8.右心耳 right auricle
9.右束支 right bundle branch
10.房室结 atrioventricular node
11.心内膜下支 subendocardial branch
12.右心室 right ventricle
13.左束支 left bundle branch
14.左心室 left ventricle
15.左、右肺动脉 left, right pulmonary artery
16.肺静脉 pulmonary veins
17.左心房 left atrium

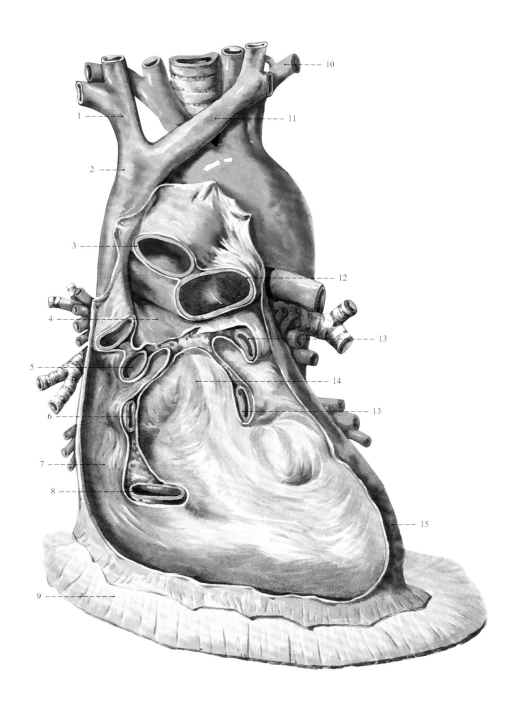

249.心包腔
The pericardial cavity

1.右头臂静脉 right brachiocephalic vein
2.上腔静脉 superior vena cava
3.升主动脉 ascending aorta
4.心包横窦 transverse sinus of pericardium
5.右上肺静脉 right superior pulmonary vein
6.右下肺静脉 right inferior pulmonary vein

7.浆膜心包（壁层）serous pericardium
  （parietal layer）
8.下腔静脉 inferior vena cava
9.膈 diaphragm
10.左锁骨下动脉 left subclavian artery
11.左头臂静脉 left brachiocephalic vein

12.肺动脉干 pulmonary trunk
13.左肺静脉 left pulmonary vein
14.心包斜窦 oblique sinus of pericardium
15.纤维心包 fibrous pericardium

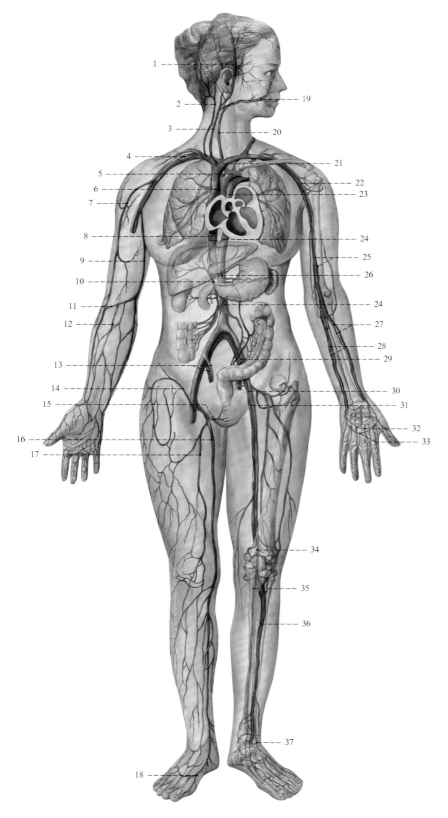

1. 颞浅动、静脉 superficial temporal artery and vein
2. 颈外静脉 external jugular vein
3. 颈内静脉 internal jugular vein
4. 锁骨下动、静脉 subclavian artery and vein
5. 主动脉弓 aortic arch
6. 上腔静脉 superior vena cava
7. 头静脉 cephalic vein
8. 下腔静脉 inferior vena cava
9. 贵要静脉 basilic vein
10. 肝门静脉 hepatic portal vein
11. 肘正中静脉 median cubital vein
12. 前臂正中静脉 median antebrachial vein
13. 髂内动、静脉 internal iliac artery and vein
14. 旋髂浅静脉 superficial iliac circumflex vein
15. 阴部外静脉 external pudendal vein
16. 大隐静脉 great saphenous vein
17. 股外侧浅静脉 lateral superficial femoral vein
18. 足背静脉弓 dorsal venous arch of foot
19. 面动脉 facial vein
20. 颈总动脉 common carotid artery
21. 左头臂静脉 left brachiocephalic vein
22. 腋动、静脉 axillary artery and vein
23. 肺动脉干 pulmonary trunk
24. 胸主动脉 thoracic aorta
25. 肱动、静脉 brachial artery and vein
26. 腹腔干 celiac trunk
27. 桡动、静脉 radial artery and vein
28. 尺动、静脉 ulnar artery and vein
29. 髂总动、静脉 common iliac artery and vein
30. 髂外动、静脉 external iliac artery and vein
31. 股动、静脉 femoral artery and vein
32. 掌深弓 deep palmar arch
33. 掌浅弓 superficial palmar arch
34. 腘动、静脉 popliteal artery and vein
35. 胫后动、静脉 posterior tibial artery and vein
36. 胫前动、静脉 anterior tibial artery and vein
37. 足背动脉 dorsal artery of foot

250. 全身血管全貌
The general arrangement of the blood vessels of the whole body

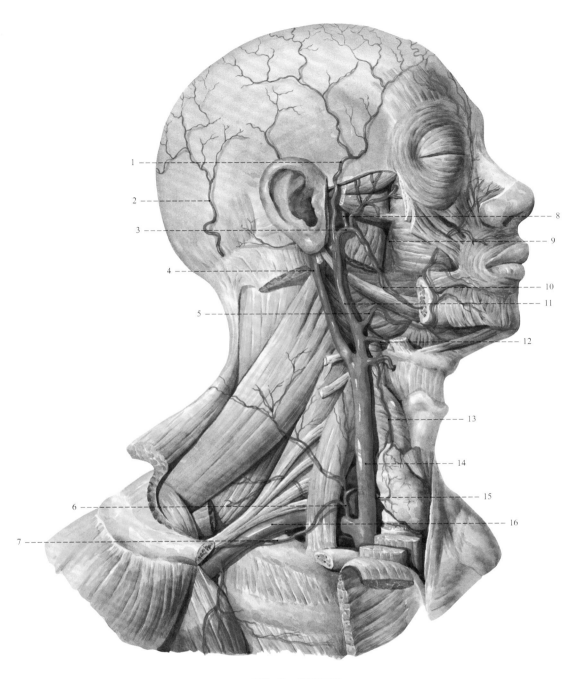

251.头、颈部动脉

The arteries of the head and neck

1.颞浅动脉 superficial temporal artery

2.枕动脉 occipital artery

3.上颌动脉 maxillary artery

4.颈内动脉 internal carotid artery

5.面动脉 facial artery

6.甲状颈干 thyrocervical trunk

7.肩胛上动脉 suprascapular artery

8.脑膜中动脉 middle meningeal artery

9.颊动脉 buccal artery

10.下牙槽动脉 inferior alveolar artery

11.颈外动脉 external carotid artery

12.舌动脉 lingual artery

13.甲状腺上动脉 superior thyroid artery

14.颈总动脉 common carotid artery

15.甲状腺下动脉 inferior thyroid artery

16.锁骨下动脉 subclavian artery

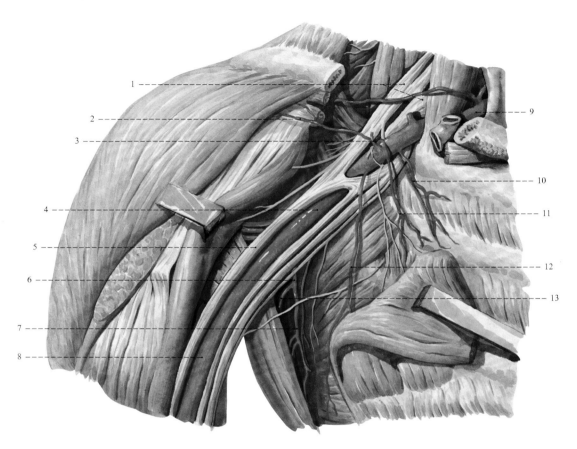

252.腋窝动脉
The arteries of the axillary fossa

1.臂丛 brachial plexus
2.三角肌支 deltoid branch
3.胸肩峰动脉 thoracoacromial artery
4.腋动脉 axillary artery
5.正中神经 median nerve
6.肩胛下动脉 subscapular artery
7.胸背动脉 thoracodorsal artery
8.肱动脉 brachial artery
9.锁骨下动脉 subclavian artery
10.胸上动脉 superior thoracic artery
11.胸肌支 pectoral branch
12.胸外侧动脉 lateral thoracic artery
13.旋肩胛动脉 circumflex scapular artery

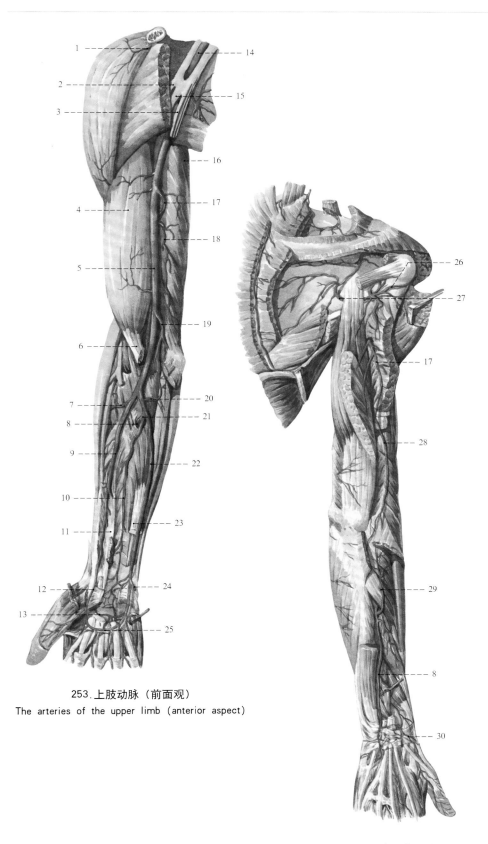

1.肩峰支 acromial branch
2.肌皮神经 musculocutaneous nerve
3.尺神经 ulnar nerve
4.肱二头肌 biceps brachii
5.肱动脉 brachial artery
6.肱二头肌腱 tendon of biceps brachii
7.桡侧返动脉 radial recurrent artery
8.骨间后动脉 posterior interosseous artery
9.桡动脉 radial artery
10.骨间前动脉 anterior interosseous artery
11.拇长屈肌 flexor pollicis longus
12.掌浅支 superficial palmar branch
13.掌深弓 deep palmar arch
14.腋动脉 axillary artery
15.正中神经 median nerve
16.肱三头肌 triceps brachii
17.肱深动脉 deep brachial artery
18.尺侧上副动脉 superior ulnar collateral artery
19.尺侧下副动脉 inferior ulnar collateral artery
20.尺侧返动脉 ulnar recurrent artery
21.骨间总动脉 common interosseous artery
22.尺动脉 ulnar artery
23.指深屈肌 flexor digitorum profundus
24.掌深支 deep palmar branch
25.掌浅弓 superficial palmar arch
26.旋肱后动脉 posterior humeral circumflex artery
27.旋肩胛动脉 circumflex scapular artery
28.桡侧副动脉 radial collateral artery
29.骨间返动脉 recurrent interosseous artery
30.腕背网 dorsal carpal rete

253.上肢动脉（前面观）
The arteries of the upper limb (anterior aspect)

254.上肢动脉（后面观）
The arteries of the upper limb (posterior aspect)

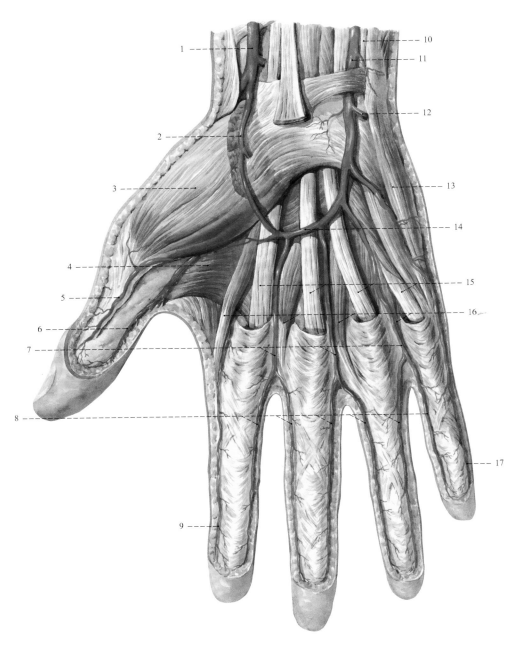

255.右手掌面动脉（浅层）
The arteries of the palm of the right hand (superficial layer)

1.桡动脉 radial artery
2.掌浅支 superficial palmar branch
3.拇短展肌 abductor pollicis brevis
4.拇收肌 adductor pollicis
5.拇指桡掌侧动脉 palmar radial artery of thumb
6.拇指尺掌侧动脉 palmar ulnar artery of thumb

7.指掌侧总动脉 common palmar digital arteries
8.指掌侧固有动脉 proper palmar digital arteries
9.示指桡侧动脉 radial artery of index
10.尺神经 ulnar nerve
11.尺动脉 ulnar artery
12.掌深支 deep palmar branch

13.小指展肌 abductor digiti minimi
14.掌浅弓 superficial palmar arch
15.指浅屈肌腱 tendon of flexor digitorum superficialis
16.蚓状肌 lumbricales
17.小指尺掌侧动脉 ulnar palmar artery of little finger

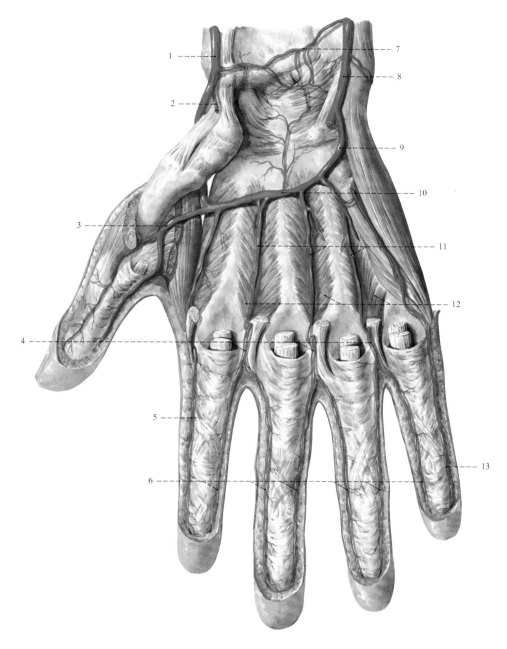

256.右手掌面动脉（深层）

The arteries of the palm of the right hand (deep layer)

1.桡动脉 radial artery
2.掌浅支 superficial palmar branch
3.拇主要动脉 principal artery of thumb
4.指掌侧总动脉 common palmar digital arteries
5.示指桡侧动脉 radial artery of index
6.指掌侧固有动脉 proper palmar digital arteries
7.腕掌支 palmar carpal branch
8.尺动脉 ulnar artery
9.掌深支 deep palmar branch
10.掌深弓 deep palmar arch
11.掌心动脉 palmar metacarpal arteries
12.骨间掌侧肌 palmar interossei
13.小指尺掌侧动脉 ulnar palmar artery of little finger

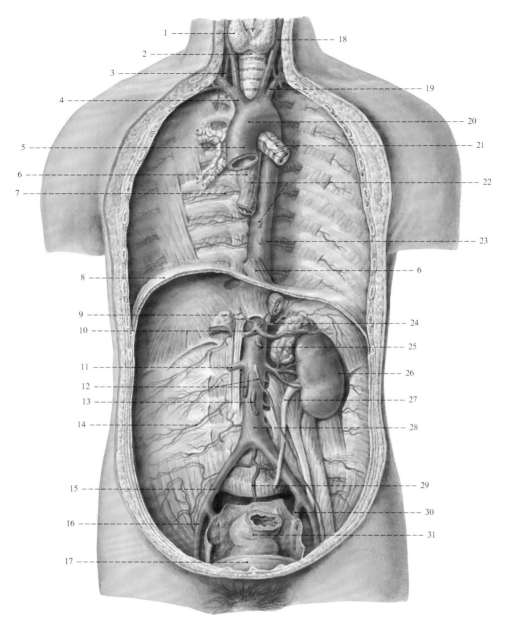

257.胸主动脉、腹主动脉及其分支
The thoracic aorta, abdominal aorta and their branches

1.甲状腺 thyroid gland
2.气管 trachea
3.椎动脉 vertebral artery
4.头臂干 brachiocephalic trunk
5.升主动脉 ascending aorta
6.食管 esophagus
7.肋间后动脉 posterior intercostal artery
8.膈 diaphragm
9.右肾上腺 right suprarenal gland
10.腹腔干 celiac trunk
11.右肾动脉 right renal artery

12.睾丸动脉 testicular artery
13.肠系膜下动脉 inferior mesenteric artery
14.腰动脉 lumbar artery
15.髂总动脉 common iliac artery
16.髂外动脉 external iliac artery
17.膀胱 urinary bladder
18.左颈总动脉 left common carotid artery
19.左锁骨下动脉 left subclavian artery
20.主动脉弓 aortic arch

21.支气管支 bronchial branches
22.食管支 esophageal branches
23.胸主动脉 thoracic aorta
24.膈下动脉 inferior phrenic artery
25.肠系膜上动脉 superior mesenteric artery
26.左肾 left kidney
27.输尿管 ureter
28.腹主动脉 abdominal aorta
29.骶正中动脉 median sacral artery
30.髂内动脉 internal iliac artery
31.直肠 rectum

1. 肝圆韧带 ligamentum teres hepatis
2. 胆囊 gallbladder
3. 胆囊动脉 cystic artery
4. 肝总管 common hepatic duct
5. 胆总管 common bile duct
6. 胃右动脉 right gastric artery
7. 胃十二指肠动脉 gastro-duodenal artery
8. 胃网膜右动脉 right gastroepiploic artery
9. 右支 right branch
10. 左支 left branch
11. 肝固有动脉 proper hepatic artery
12. 胃左动脉 left gastric artery
13. 肝总动脉 common hepatic artery
14. 脾动脉 splenic artery
15. 胃网膜左动脉 left gastroepiploic artery
16. 腹腔干 celiac trunk
17. 胰 pancreas
18. 胰十二指肠上前动脉 anterior superior pancre-aticoduodenal artery
19. 十二指肠 duodenum
20. 肠系膜上动脉 superior mesenteric artery
21. 胃短动脉 short gastric artery
22. 横结肠 transverse colon

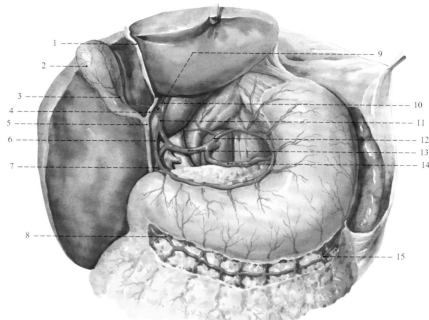

258. 腹腔干及其分支（1）
The celiac trunk and its branches (1)

259. 腹腔干及其分支（2）
The celiac trunk and its branches (2)

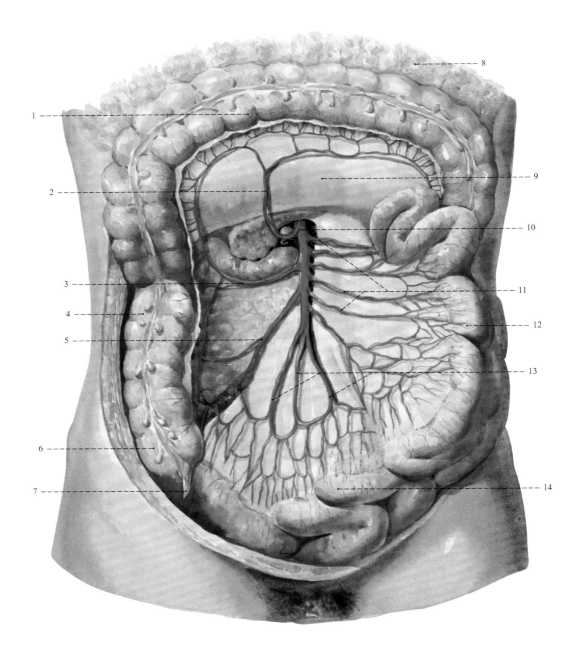

260.肠系膜上动脉及其分支
The superior mesenteric artery and its branches

1.横结肠 transverse colon
2.中结肠动脉 middle colic artery
3.右结肠动脉 right colic artery
4.升结肠 ascending colon
5.回结肠动脉 ileocolic artery
6.盲肠 cecum
7.阑尾 vermiform appendix
8.大网膜 greater omentum
9.横结肠系膜 transverse mesocolon
10.肠系膜上动脉 superior mesenteric artery
11.空肠动脉 jejunal arteries
12.空肠 jejunum
13.回肠动脉 ileal arteries
14.回肠 ileum

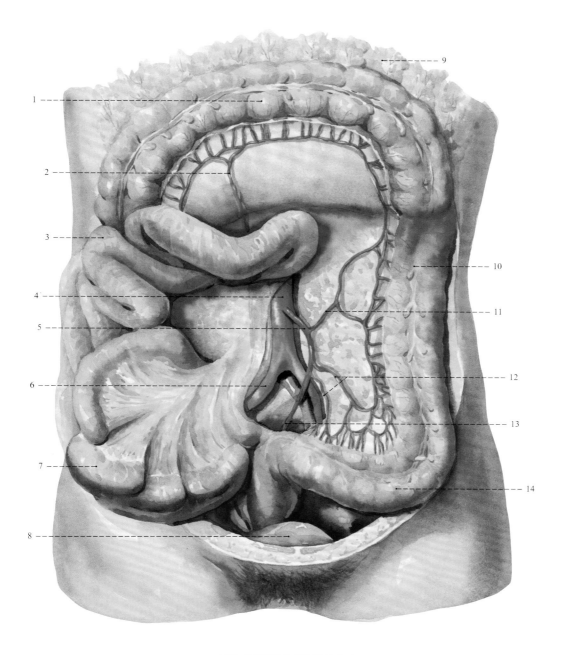

261.肠系膜下动脉及其分支

The inferior mesenteric artery and its branches

1.横结肠 transverse colon
2.中结肠动脉 middle colic artery
3.空肠 jejunum
4.腹主动脉 abdominal aorta
5.肠系膜下动脉 inferior mesenteric artery
6.髂总动脉 common iliac artery
7.回肠 ileum

8.膀胱 urinary bladder
9.大网膜 greater omentum
10.降结肠 descending colon
11.左结肠动脉 left colic artery
12.乙状结肠动脉 sigmoid arteries
13.直肠上动脉 superior rectal artery
14.乙状结肠 sigmoid colon

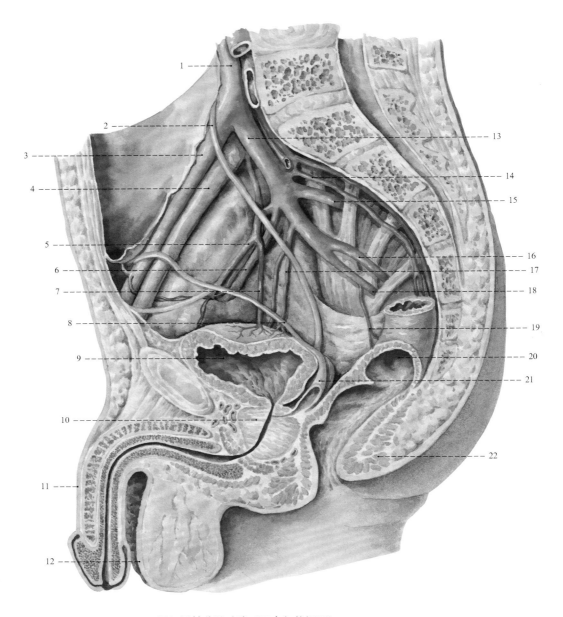

262.男性盆腔动脉（正中矢状切面）
The arteries of the male pelvic cavity (median sagittal section)

1.髂总动脉 common iliac artery
2.输尿管 ureter
3.髂外动脉 external iliac artery
4.髂外静脉 external iliac vein
5.脐动脉 umbilical artery
6.闭孔动脉 obturator artery
7.膀胱上动脉 superior vesical artery
8.输精管 ductus deferents

9.膀胱 urinary bladder
10.前列腺 prostate
11.阴茎 penis
12.阴囊 scrotum
13.髂内动脉 internal iliac artery
14.骶外侧动脉 lateral sacral artery
15.臀上动脉 superior gluteal artery
16.臀下动脉 inferior gluteal artery

17.膀胱下动脉 inferior vesical artery
18.阴部内动脉 internal pudendal artery
19.直肠下动脉 inferior rectal artery
20.直肠 rectum
21.输精管壶腹 ampulla ductus deferentis
22.肛门外括约肌 sphincter ani externus

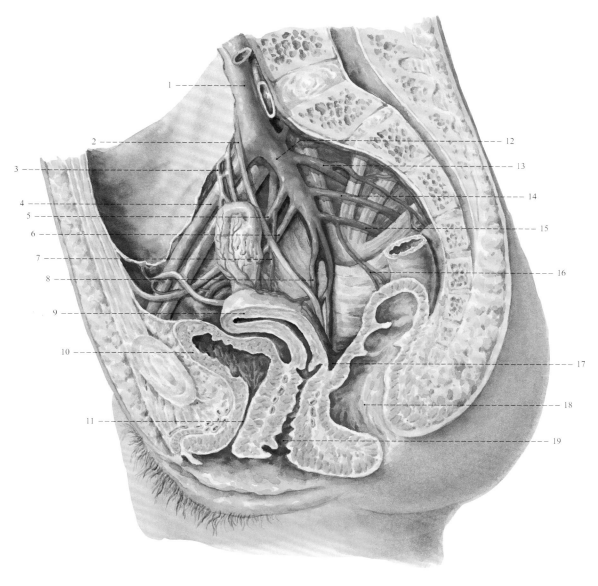

263.女性盆腔动脉（正中矢状切面）
The arteries of the female pelvic cavity (median sagittal section)

1.髂总动脉 common iliac artery

2.输尿管 ureter

3.卵巢动、静脉 ovarian artery and vein

4.髂外动脉 external iliac artery

5.脐动脉 umbilical artery

6.闭孔动脉 obturator artery

7.膀胱上动脉 superior vesical artery

8.子宫动脉 uterine artery

9.子宫 uterus

10.膀胱 urinary bladder

11.尿道 urethra

12.髂内动脉 internal iliac artery

13.臀上动脉 superior gluteal artery

14.臀下动脉 inferior gluteal artery

15.阴部内动脉 internal pudendal artery

16.直肠下动脉 inferior rectal artery

17.直肠子宫陷凹 rectouterine pouch

18.直肠 rectum

19.阴道 vagina

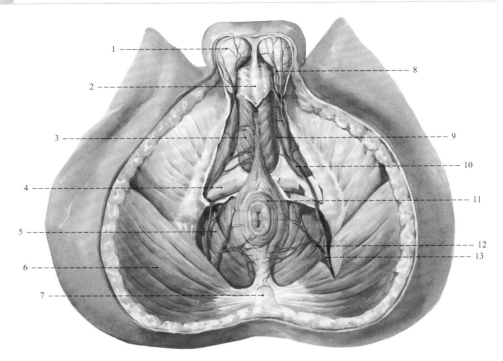

1. 睾丸 testis
2. 尿道海绵体 cavernous body of urethra
3. 球海绵体肌 bulbocavernosus
4. 会阴浅横肌 superficial transverse muscle of perineum
5. 肛提肌 levator ani
6. 臀大肌 gluteus maximus
7. 尾骨 coccyx
8. 阴囊后支 posterior scrotal branches
9. 阴茎背动脉 dorsal artery of penis
10. 会阴动脉 perineal artery
11. 肛门外括约肌 sphincter ani externus
12. 肛动脉 anal artery
13. 阴部内动脉 internal pudendal artery
14. 阴蒂 clitoris
15. 尿道外口 external orifice of urethra
16. 前庭球 bulb of vestibule
17. 前庭大腺 greater vestibular gland

264. 男性会阴部动脉
The arteries of the male perineum

265. 女性会阴部动脉
The arteries of the female perineum

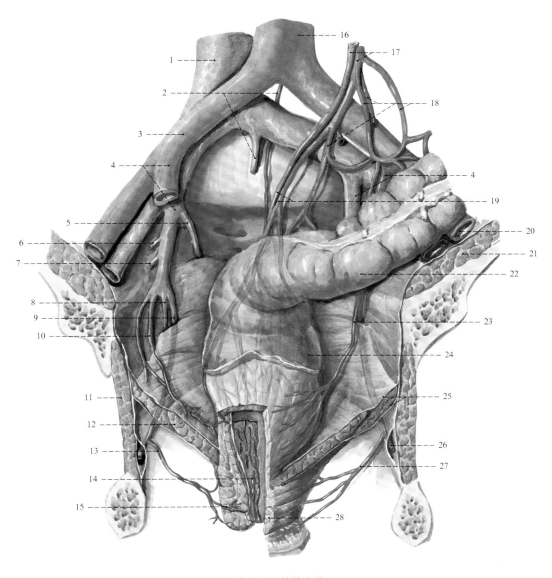

266. 直肠和肛管的血管
The blood vessels of the rectum and anal canal

1. 下腔静脉 inferior vena cava
2. 骶正中动、静脉 median sacral artery and vein
3. 髂总动脉 common iliac artery
4. 髂内动、静脉 internal iliac artery and vein
5. 臀上静脉 superior gluteal vein
6. 闭孔静脉 obturator vein
7. 膀胱上静脉 superior vesical vein
8. 臀下静脉 inferior gluteal vein
9. 阴部内静脉 internal pudendal vein
10. 直肠下静脉 inferior rectal vein
11. 闭孔内肌 obturator internus
12. 肛提肌 levator ani

13. 肛静脉 anal vein
14. 直肠内静脉丛 internal rectal venous plexus
15. 直肠外静脉丛 external rectal venous plexus
16. 腹主动脉 abdominal aorta
17. 肠系膜下动、静脉 inferior mesenteric artery and vein
18. 乙状结肠动、静脉 sigmoid arteries and veins
19. 直肠上动、静脉 superior rectal artery and vein

20. 髂外动、静脉 external iliac artery and vein
21. 髂肌 iliacus
22. 乙状结肠 sigmoid colon
23. 直肠下动脉 inferior rectal artery
24. 直肠 rectum
25. 盆膈上、下筋膜 superior and inferior fascias of pelvic diaphragm
26. 阴部内动脉 internal pudendal artery
27. 肛动脉 anal artery
28. 肛门外括约肌 sphincter ani externus

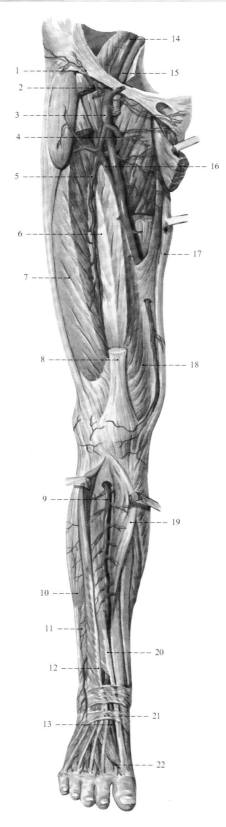

1. 旋髂浅动脉 superficial iliac circumflex artery
2. 腹壁浅动脉 superficial epigastric artery
3. 股动脉 femoral artery
4. 旋股内侧动脉 medial femoral circumflex artery
5. 旋股外侧动脉 lateral femoral circumflex artery
6. 股中间肌 vastus intermedius
7. 股外侧肌 vastus lateralis
8. 股直肌 rectus femoris
9. 胫前动脉 anterior tibial artery
10. 腓骨长肌 peroneus longus
11. 腓骨短肌 peroneus brevis
12. 趾长伸肌 extensor digitorum longus
13. 足背动脉 dorsal artery of foot
14. 髂外动脉 external iliac artery
15. 髂外静脉 external iliac vein
16. 股深动脉 deep femoral artery
17. 股薄肌 gracilis
18. 股内侧肌 vastus medialis
19. 胫骨前肌 tibialis anterior
20. 蹞长伸肌 extensor hallucis longus
21. 伸肌下支持带 inferior extensor retinaculum
22. 趾背动脉 dorsal digital artery

267. 下肢动脉（前面观）

The arteries of the lower limb (anterior aspect)

1. 臀大肌 gluteus maximus
2. 臀上动脉 superior gluteal
   artery
3. 坐骨神经 sciatic nerve
4. 股二头肌（长头）biceps femoris
   (long head)
5. 股薄肌 gracilis
6. 胫神经 tibial nerve
7. 腘静脉 popliteal vein
8. 胫后动脉 posterior tibial artery
9. 臀中肌 gluteus medius
10. 臀小肌 gluteus minimus
11. 梨状肌 piriformis
12. 臀下动脉 inferior gluteal
    artery
13. 股方肌 quadratus femoris
14. 小收肌 adductor minimus
15. 第1穿动脉 1st perforating
    artery
16. 第2穿动脉 2nd perforating
    artery
17. 第3穿动脉 3rd perforating
    artery
18. 腓总神经 common peroneal
    nerve
19. 腘动脉 popliteal artery
20. 胫前动脉 anterior tibial
    artery
21. 腓动脉 peroneal artery

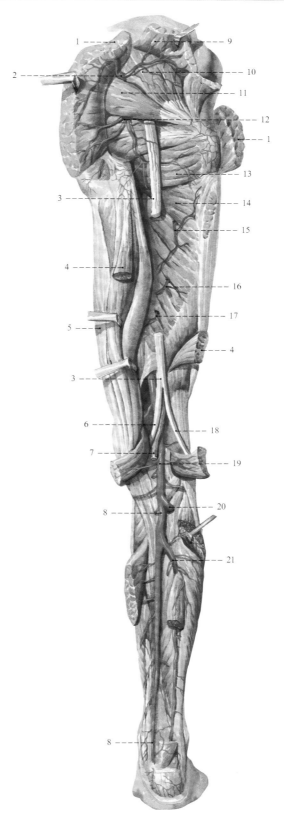

268. 下肢动脉（后面观）
The arteries of the lower limb (posterior aspect)

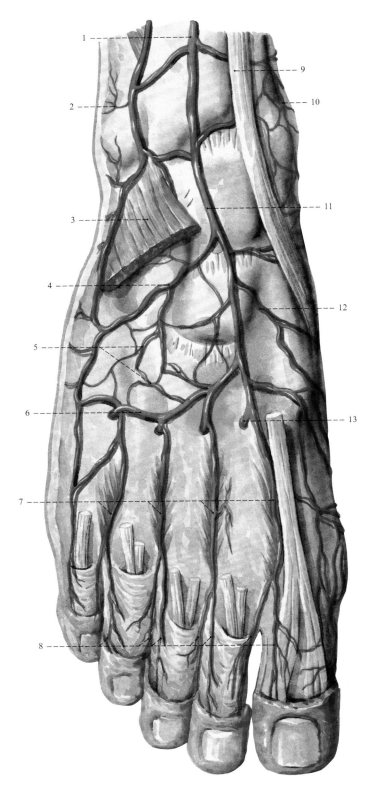

269.足背动脉
The arteries of the dorsum of the foot

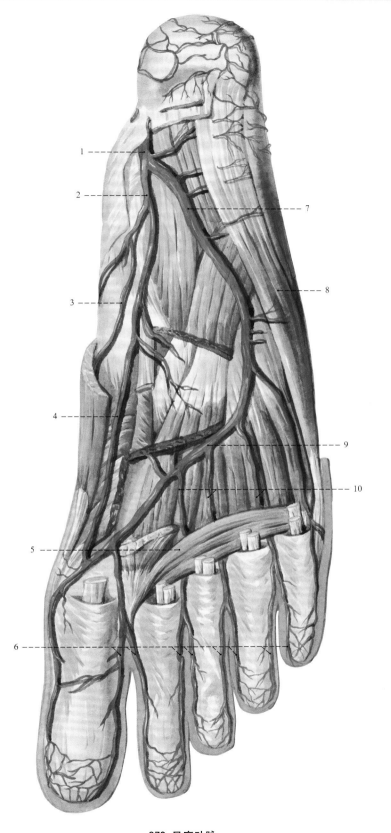

1. 胫后动脉 posterior tibial artery
2. 足底内侧动脉 medial plantar artery
3. 浅支 superficial branch
4. 深支 deep branch
5. 拇收肌（横头）adductor hallucis (transverse head)
6. 趾足底固有动脉 proper plantar digital arteries
7. 足底外侧动脉 lateral plantar artery
8. 小趾展肌 abductor digiti minimi
9. 足底弓 plantar arch
10. 趾足底总动脉 common plantar digital arteries

270. 足底动脉
The arteries of the sole of the foot

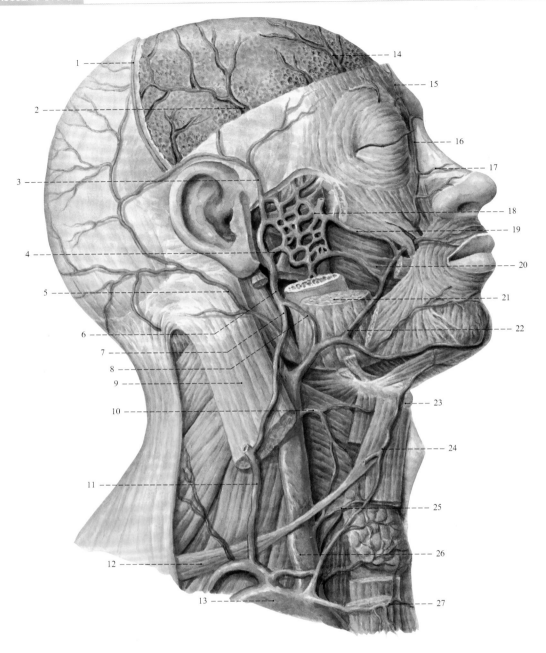

271.头、颈部静脉
The veins of the head and neck

1.外板 outer plate
2.颞前板障静脉 anterior temporal diploic vein
3.颞浅静脉 superficial temporal vein
4.上颌静脉 maxillary vein
5.耳后静脉 posterior auricular vein
6.下颌后静脉 retromandibular vein
7.下颌后静脉（后支）retromandibular vein (posterior branch)
8.下颌后静脉（前支）retromandibular vein (anterior branch)
9.胸锁乳突肌 sternocleidomastoid
10.甲状腺上静脉 superior thyroid vein
11.颈外静脉 external jugular vein
12.肩胛舌骨肌 omohyoid
13.锁骨下静脉 subclavian vein
14.额板障静脉 frontal diploic vein
15.滑车上静脉 supratrochlear vein
16.内眦静脉 angular vein
17.鼻外静脉 external nasal vein
18.翼静脉丛 pterygoid venous plexus
19.面深静脉 deep facial vein
20.颊肌 buccinator
21.咬肌 masseter
22.面静脉 facial vein
23.舌骨 hyoid bone
24.颈前静脉 anterior jugular vein
25.甲状腺中静脉 middle thyroid vein
26.颈内静脉 internal jugular vein
27.颈静脉弓 jugular venous arch

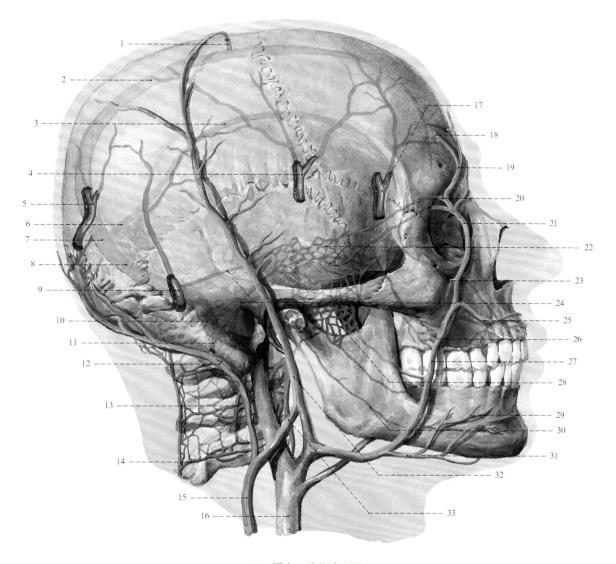

272.颅内、外静脉交通
The communications between intracranial and extracranial veins

1.顶导静脉 parietal emissary vein
2.上矢状窦 superior sagittal sinus
3.下矢状窦 inferior sagittal sinus
4.颞前板障静脉 anterior temporal diploic vein
5.枕板障静脉 occipital diploic vein
6.直窦 straight sinus
7.窦汇 confluence of sinus
8.横窦 transverse sinus
9.颞后板障静脉 posterior temporal diploic vein
10.乙状窦 sigmoid sinus
11.乳突导静脉 mastoid emissary vein
12.枕静脉 occipital vein
13.髁导静脉 condylar emissary vein

14.椎静脉丛 vertebral venous plexus
15.颈外静脉 external jugular vein
16.颈内静脉 internal jugular vein
17.额板障静脉 frontal diploic vein
18.额导静脉 frontal emissary vein
19.眶上静脉 supraorbital vein
20.眼上静脉 superior ophthalmic vein
21.内眦静脉 angular vein
22.海绵窦 cavernous sinus

23.眶下静脉 infraorbital vein
24.岩上、下窦 superior and inferior petrosal sinus
25.上唇静脉 superior labial vein
26.面深静脉 deep facial vein
27.面静脉 facial vein
28.翼静脉丛 pterygoid venous plexus
29.下唇静脉 inferior labial vein
30.下牙槽静脉 inferior alveolar vein
31.颏下静脉 submental vein
32.下颌后静脉 retromandibular vein
33.下颌后静脉（后支）retromandibular vein（posterior branch）

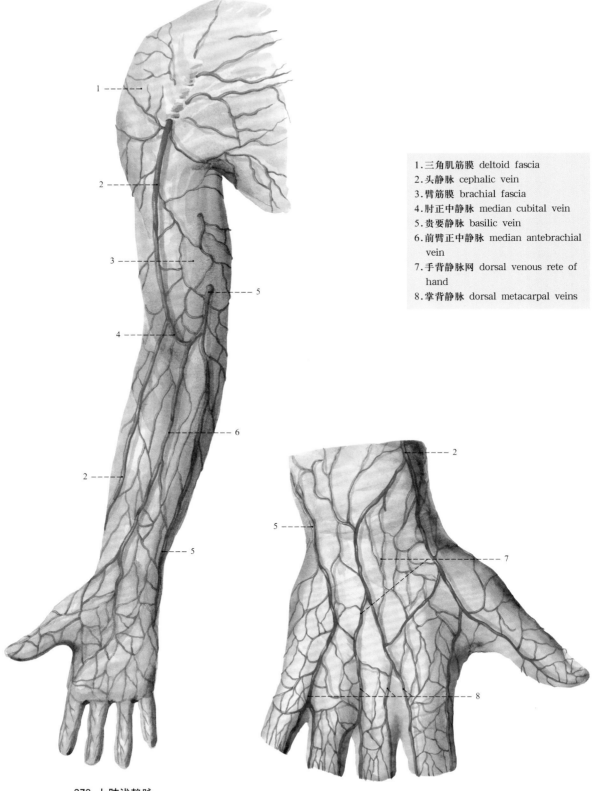

1.三角肌筋膜 deltoid fascia
2.头静脉 cephalic vein
3.臂筋膜 brachial fascia
4.肘正中静脉 median cubital vein
5.贵要静脉 basilic vein
6.前臂正中静脉 median antebrachial vein
7.手背静脉网 dorsal venous rete of hand
8.掌背静脉 dorsal metacarpal veins

273.上肢浅静脉
The superficial veins of the upper limb

274.手背浅静脉
The superficial veins of the back of the hand

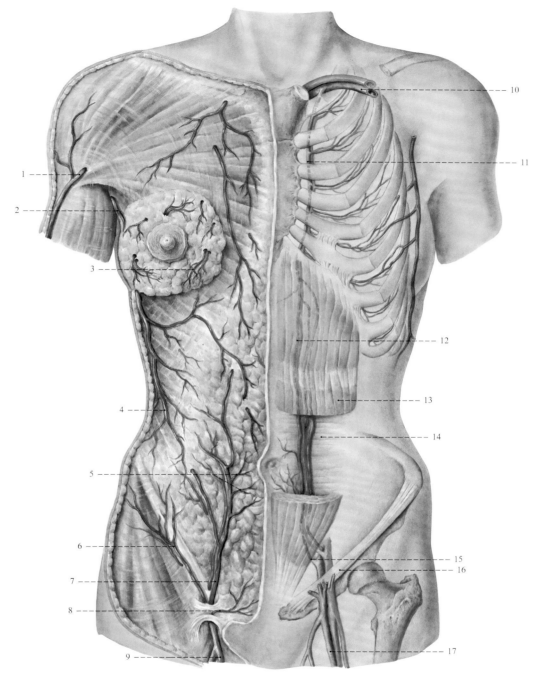

275.胸、腹壁浅静脉
The superficial veins of the thoracic and abdominal wall

1.头静脉 cephalic vein
2.胸外侧静脉 lateral thoracic vein
3.乳晕静脉丛 areolar venous plexus
4.胸腹壁静脉 thoracoepigastric vein
5.脐周围静脉网 periumbilical venous rete
6.旋髂浅静脉 superficial iliac circumflex vein

7.腹壁浅静脉 superficial epigastric vein
8.阴部外静脉 external pudendal vein
9.大隐静脉 great saphenous vein
10.锁骨下静脉 subclavian vein
11.胸廓内静脉 internal thoracic vein
12.腹壁上静脉 superior epigastric vein

13.腹直肌 rectus abdominis
14.腹直肌鞘（后层）sheath of rectus abdominis （posterior layer）
15.腹壁下静脉 inferior epigastric vein
16.腹股沟韧带 inguinal ligament
17.股静脉 femoral vein

1.旋髂浅静脉 superficial iliac circumflex vein
2.股静脉 femoral vein
3.股外侧浅静脉 lateral superficial femoral vein
4.足背静脉网 dorsal venous rete of foot
5.腹壁浅静脉 superficial epigastric vein
6.阴部外浅静脉 external pudendal vein
7.大隐静脉 great saphenous vein
8.股内侧浅静脉 medial superficial femoral vein
9.内踝 medial malleolus
10.足背静脉弓 dorsal venous arch of foot
11.外踝 lateral malleolus
12.腘静脉 popliteal vein
13.小隐静脉 small saphenous vein

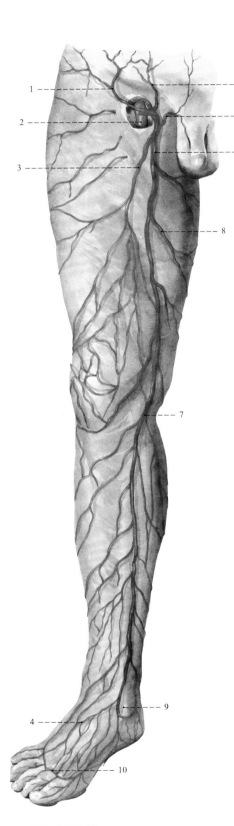

276.大隐静脉
The great saphenous vein

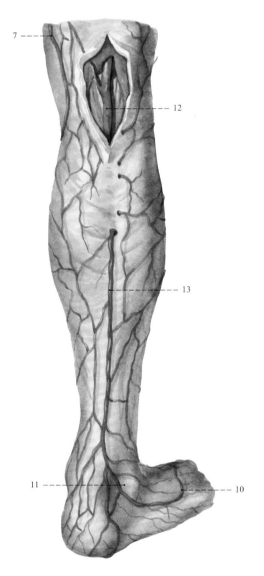

277.小隐静脉
The small saphenous vein

1. 右头臂静脉 right brachiocephalic vein
2. 上腔静脉 superior vena cava
3. 奇静脉 azygos vein
4. 膈下静脉 inferior phrenic vein
5. 右肾上腺 right adrenal gland
6. 左肾静脉 left renal vein
7. 腰静脉 lumbar vein
8. 髂总静脉 common iliac vein
9. 髂内静脉 internal iliac vein
10. 左头臂静脉 left brachiocephalic vein
11. 副半奇静脉 accessory hemiazygos vein
12. 半奇静脉 hemiazygos vein
13. 下腔静脉 inferior vena cava
14. 右肾上腺静脉 right suprarenal vein
15. 腹主动脉 abdominal aorta
16. 左睾丸静脉 left testicular vein
17. 髂外静脉 external iliac vein

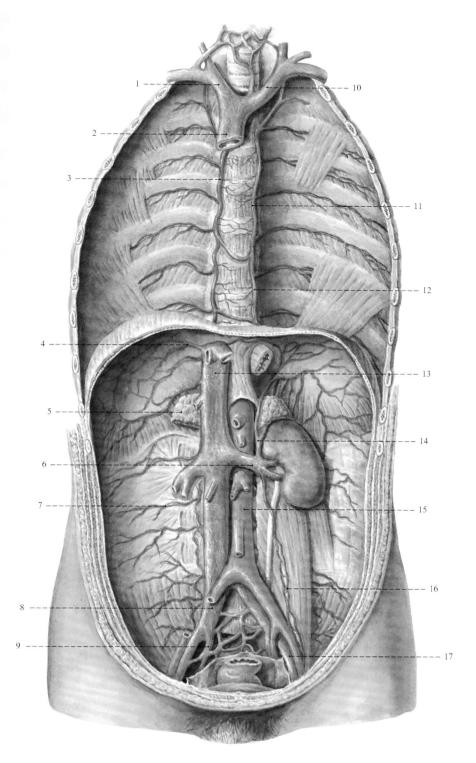

278. 上、下腔静脉及其属支
The superior vena cava, inferior vena cava and their tributaries

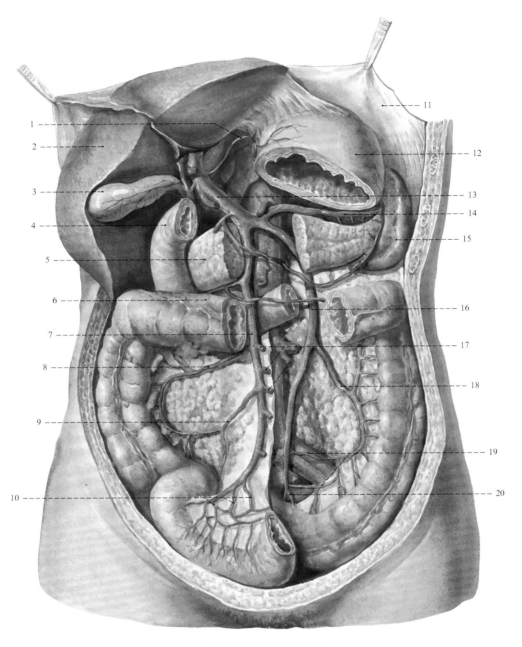

279.肝门静脉及其属支
The hepatic portal vein and its tributaries

1.胃左静脉 left gastric vein	8.右结肠静脉 right colic vein	15.脾 spleen
2.肝 liver	9.回结肠静脉 ileocolic vein	16.肠系膜下静脉 inferior mesenteric vein
3.胆囊 gallbladder	10.回肠静脉 ileal veins	17.空肠静脉（断端）jejunal veins (cutting
4.十二指肠 duodenum	11.膈 diaphragm	end)
5.胰头 head of pancreas	12.胃 stomach	18.左结肠静脉 left colic vein
6.横结肠 transverse colon	13.肝门静脉 hepatic portal vein	19.乙状结肠静脉 sigmoid veins
7.肠系膜上静脉 superior mesenteric vein	14.脾静脉 splenic vein	20.直肠上静脉 superior rectal vein

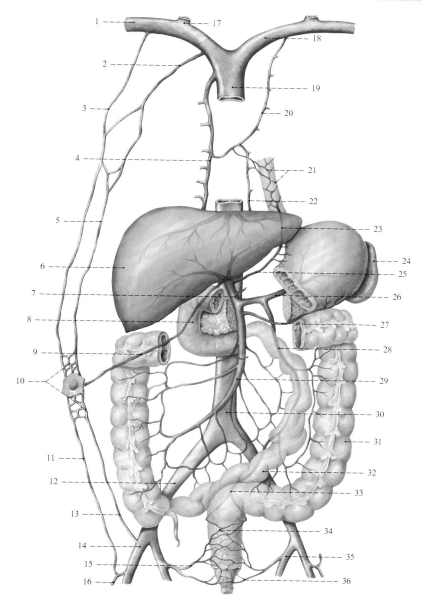

280. 肝门静脉和门腔静脉吻合

The hepatic portal vein and portacaval anastomosis

1. 锁骨下静脉 subclavian vein
2. 胸廓内静脉 internal thoracic vein
3. 胸腹壁静脉 thoracoepigastric vein
4. 奇静脉 azygos vein
5. 腹壁上静脉 superior epigastric vein
6. 肝 liver
7. 肝门静脉 hepatic portal vein
8. 十二指肠 duodenum
9. 附脐静脉 paraumbilical vein
10. 脐周静脉网 periumbilical venous rete
11. 腹壁浅静脉 superficial epigastric vein
12. 髂总静脉 common iliac vein
13. 腹壁下静脉 inferior epigastric vein

14. 髂外静脉 external iliac vein
15. 直肠下静脉 inferior rectal vein
16. 大隐静脉 great saphenous vein
17. 颈内静脉 internal jugular vein
18. 左头臂静脉 left brachiocephalic vein
19. 上腔静脉 superior vena cava
20. 副半奇静脉 accessory hemiazygos vein
21. 食管静脉丛 esophageal venous plexus
22. 半奇静脉 hemiazygos vein
23. 食管静脉 esophageal vein
24. 脾 spleen
25. 胃左静脉 left gastric vein
26. 脾静脉 splenic vein

27. 胃网膜左、右静脉 left and right gastroepiploic veins
28. 肠系膜下静脉 inferior mesenteric vein
29. 肠系膜上静脉 superior mesenteric vein
30. 下腔静脉 inferior vena cava
31. 结肠 colon
32. 小肠 small intestine
33. 直肠上静脉 superior rectal vein
34. 直肠静脉丛 rectal venous plexus
35. 髂内静脉 internal iliac vein
36. 肛静脉 anal vein

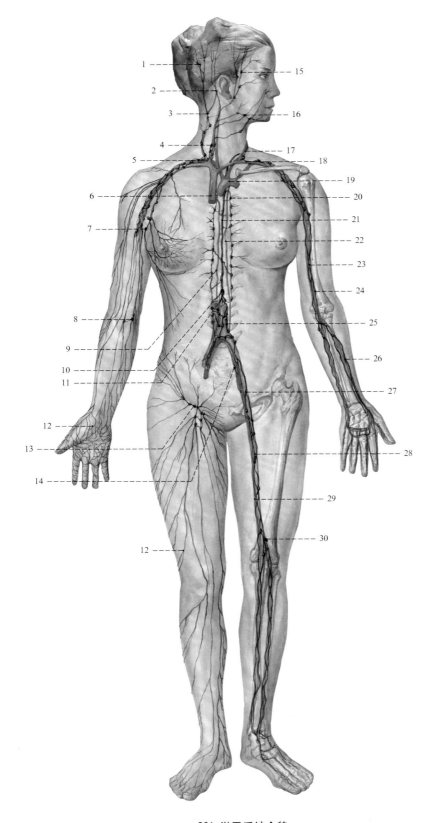

281.淋巴系统全貌
The general arrangement of the lymphatic system

1.枕淋巴结 occipital lymph node

2.乳突淋巴结 mastoid lymph node

3.颈外侧浅淋巴结 superficial lateral cervical lymph node

4.颈外侧下深淋巴结 inferior deep lateral cervical lymph node

5.右淋巴导管 right lymphatic duct

6.上腔静脉 superior vena cava

7.腋淋巴结 axillary lymph node

8.肘淋巴结 cubital lymph node

9.奇静脉 azygos vein

10.乳糜池 cisterna chyli

11.右腰干 right lumbar trunk

12.浅淋巴管 superficial lymphatic vessel

13.腹股沟浅淋巴结 superficial inguinal lymph node

14.髂外淋巴结 external iliac lymph node

15.腮腺浅淋巴结 superficial parotid lymph node

16.下颌下淋巴结 submandibular lymph node

17.颈内静脉 internal jugular vein

18.锁骨下静脉 subclavian vein

19.主动脉弓 aortic arch

20.肋间淋巴结 intercostal lymph node

21.胸导管 thoracic duct

22.半奇静脉 hemiazygos vein

23.肱动脉 brachial artery

24.肱静脉 brachial vein

25.左腰淋巴结 left lumbar lymph node

26.深淋巴管 deep lymphatic vessel

27.腹股沟深淋巴结 deep inguinal lymph node

28.股动脉 femoral artery

29.股静脉 femoral vein

30.腘淋巴结 popliteal lymph node

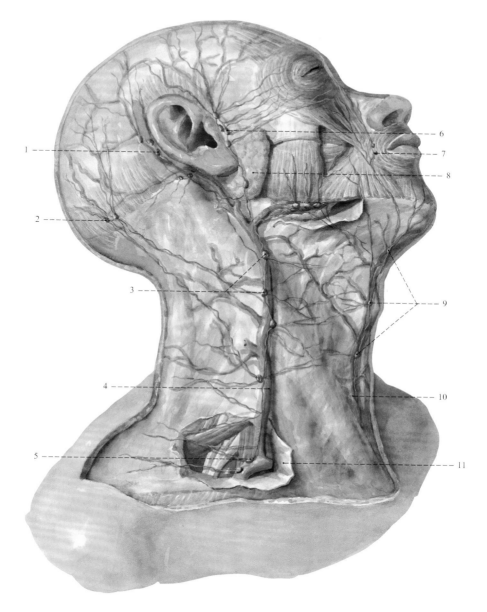

282.头颈部淋巴管和淋巴结（1）

The lymphatic vessels and lymph nodes of the head and neck (1)

1.耳后淋巴结 posterior auricular lymph node
2.枕淋巴结 occipital lymph node
3.颈外侧浅淋巴结 superficial lateral cervical lymph node
4.颈外静脉 external jugular vein
5.锁骨上淋巴结 supraclavicular lymph node
6.腮腺浅淋巴结 superficial parotid lymph node

7.颊肌淋巴结 buccal lymph node
8.腮腺 parotid gland
9.颈前浅淋巴结 superficial anterior cervical lymph node
10.颈前静脉 anterior jugular vein
11.封套筋膜（颈深筋膜浅层）investing fascia (superficial layer of deep cervical fascia)

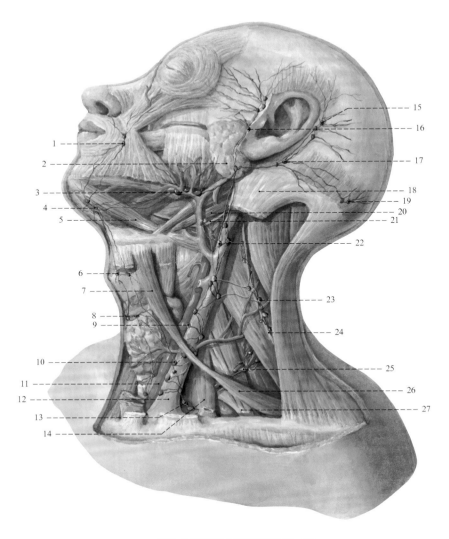

283.头颈部淋巴管和淋巴结（2）
The lymphatic vessels and lymph nodes of the head and neck (2)

1.颊肌淋巴结 buccal lymph node
2.腮腺 parotid gland
3.面静脉 facial vein
4.颏下淋巴结 submental lymph node
5.二腹肌（前腹）digastric (anterior belly)
6.喉前淋巴结 prelaryngeal lymph node
7.肩胛舌骨肌（上腹）omohyoid (superior belly)
8.甲状腺淋巴结 thyroid lymph node
9.颈内静脉肩胛舌骨肌淋巴结 juguloomohyoid lymph node
10.颈外侧下深淋巴结 inferior deep lateral cervical lymph node
11.颈总动脉 common carotid artery
12.颈内静脉 internal jugular vein
13.锁骨上淋巴结 supraclavicular lymph node
14.前斜角肌 scalenus anterior

15.耳后淋巴结 posterior auricular lymph node
16.腮腺浅淋巴结 superficial parotid lymph node
17.乳突淋巴结 mastoid lymph node
18.胸锁乳突肌 sternocleidomastoid
19.枕淋巴结 occipital lymph node
20.二腹肌（后腹）digastric (posterior belly)
21.舌下神经 hypoglossal nerve
22.颈内静脉二腹肌淋巴结 jugulodigastric lymph node
23.副神经淋巴结 lymph node along accessory nerve
24.副神经 accessory nerve
25.颈横动脉淋巴结 lymph node along transverse
    cervical artery
26.肩胛舌骨肌（下腹）omohyoid (inferior belly)
27.臂丛 brachial plexus

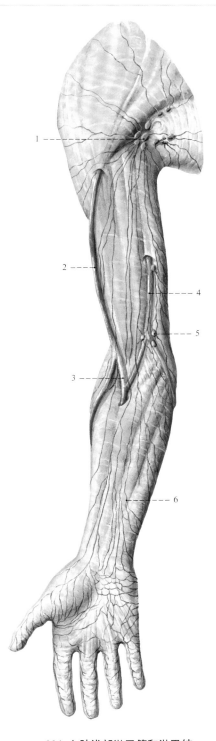

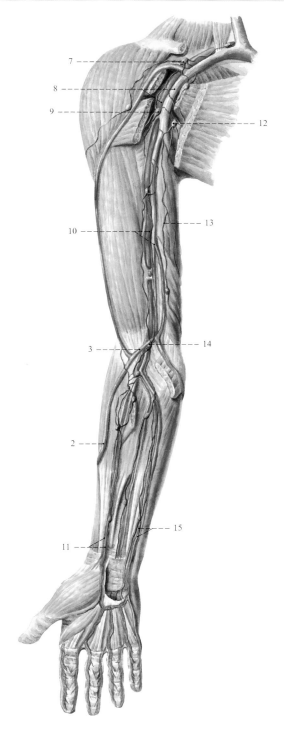

284.上肢浅部淋巴管和淋巴结

The superficial lymphatic vessels and lymph nodes of the upper limb

285.上肢深部淋巴管和淋巴结

The deep lymphatic vessels and lymph nodes of the upper limb

1.腋淋巴结 axillary lymph node
2.头静脉 cephalic vein
3.肘正中静脉 median cubital vein
4.贵要静脉 basilic vein
5.肘浅淋巴结 superficial cubital lymph node

6.淋巴管 lymphatic vessel
7.尖淋巴结 apical lymph node
8.腋动、静脉 axillary artery and vein
9.外侧淋巴结 lateral lymph node
10.肱动、静脉 brachial artery and vein

11.桡动、静脉 radial artery and vein
12.中央淋巴结 central lymph node
13.深淋巴管 deep lymphatic vessel
14.肘深淋巴结 deep cubital lymph node
15.尺动、静脉 ulnar artery and vein

185

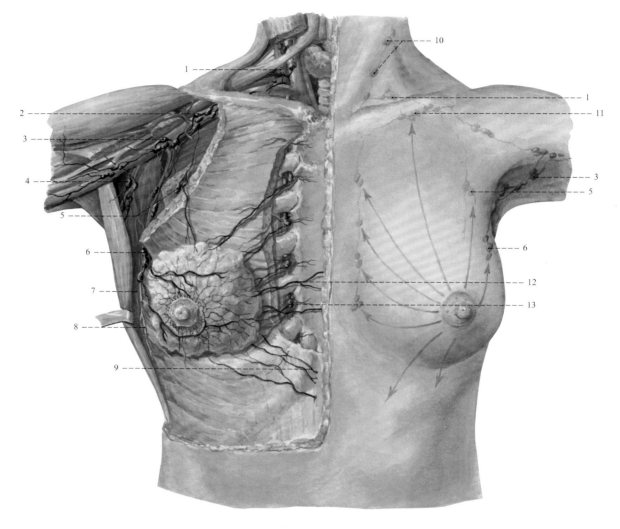

286.腋窝、乳腺淋巴管和淋巴结

The lymphatic vessels and lymph nodes of the axilla and mammary glands

1.锁骨上淋巴结 supraclavicular lymph node
2.尖淋巴结 apical lymph node
3.中央淋巴结 central lymph node
4.肩胛下淋巴结 subscapular lymph node
5.胸肌间淋巴结 interpectoral lymph node
6.胸肌淋巴结 pectoral lymph node

7.胸外侧动脉 lateral thoracic artery
8.胸长神经 long thoracic nerve
9.至肝的淋巴管 lymphatic vessels to liver
10.颈深淋巴结 deep cervical lymph node
11.锁骨下淋巴结 subclavicular lymph node

12.至对侧乳腺的淋巴管 lymphatic vessels to contralateral mammary gland
13.胸骨旁淋巴结 parasternal lymph node

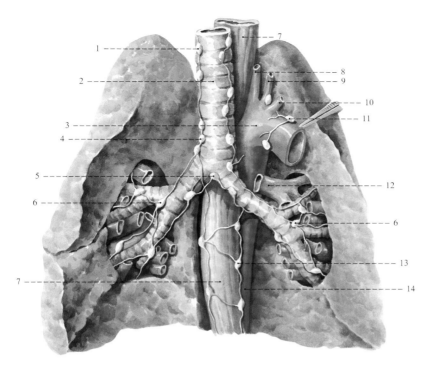

287.气管、支气管和肺部淋巴结
The lymph nodes of the trachea, bronchi and lungs

1.气管旁淋巴结 paratracheal lymph node
2.气管 trachea
3.主动脉弓 aortic arch
4.气管、支气管上淋巴结 superior tracheo-
  bronchial lymph node
5.气管、支气管下淋巴结 inferior tracheo-
  bronchial lymph node
6.支气管肺门淋巴结 bronchopulmonary
  hilar lymph node
7.食管 esophagus
8.左锁骨下动脉 left subclavian artery
9.左颈总动脉 left common carotid artery
10.头臂干 brachiocephalic trunk
11.主动脉弓淋巴结 lymph node of aortic
   arch
12.左肺动脉 left pulmonary artery
13.纵隔后淋巴结 posterior mediastinal
   lymph node
14.胸主动脉 thoracic aorta
15.胸廓内动、静脉 internal thoracic artery
   and vein
16.胸骨旁淋巴结 parasternal lymph node
17.锁骨下动、静脉 subclavian artery and
   vein
18.上腔静脉 superior vena cava
19.剑突 xiphoid process

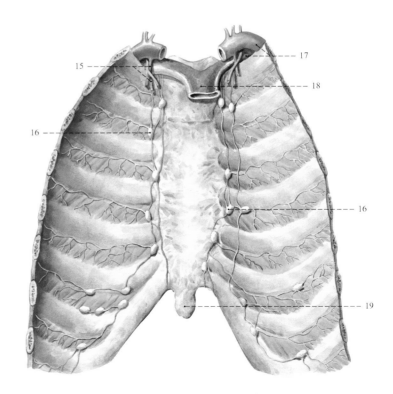

288.胸骨旁淋巴结
The parasternal lymph nodes

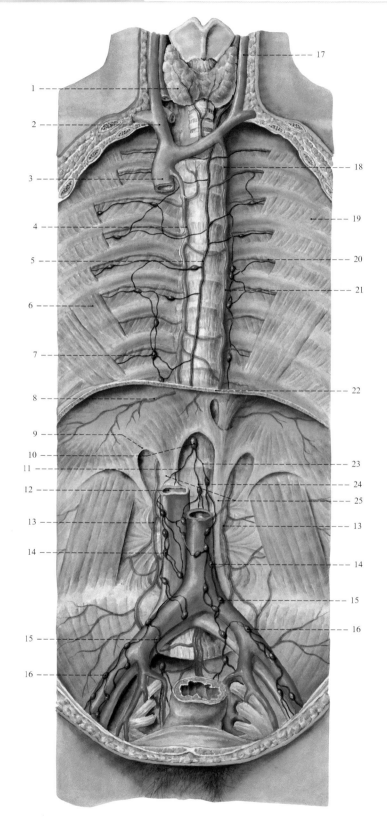

289.体腔后壁淋巴结和淋巴导管

The lymph nodes and lymphatic ducts of the posterior wall of the coelom

1.甲状腺 thyroid gland
2.头臂静脉 brachiocephalic vein
3.上腔静脉 superior vena cava
4.奇静脉 azygos vein
5.胸导管 thoracic duct
6.肋下肌 subcostale
7.肋间淋巴结 intercostal lymph node
8.膈下静脉 inferior phrenic vein
9.内侧弓状韧带 medial arcuate ligament
10.乳糜池 cisterna chyli
11.右腰干 right lumbar trunk
12.下腔静脉 inferior vena cava
13.腰升静脉 ascending lumbar vein
14.腰淋巴结 lumbar lymph node
15.髂总淋巴结 common iliac lymph node
16.髂外淋巴结 external iliac lymph node
17.颈内静脉 internal jugular vein
18.副半奇静脉 accessory hemiazygos vein
19.肋间内肌 internal intercostal muscle
20.肋间后静脉 posterior intercostal vein
21.半奇静脉 hemiazygos vein
22.膈 diaphragm
23.肠干 intestinal trunk
24.左腰干 left lumbar trunk
25.左、右脚 left and right crus

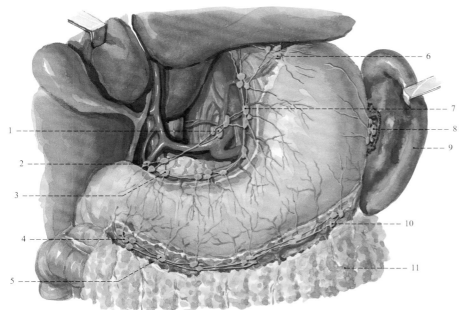

290.胃淋巴结（前面观）
The lymph nodes of the stomach (anterior aspect)

1.腹腔淋巴结 celiac lymph node
2.幽门上淋巴结 suprapyloric lymph node
3.胃右淋巴结 right gastric lymph node
4.幽门下淋巴结 subpyloric lymph node
5.胃网膜右淋巴结 right gastroomental lymph node
6.贲门淋巴环 cardiac lymph ring
7.胃左淋巴结 left gastric lymph node
8.脾淋巴结 splenic lymph node
9.脾 spleen
10.胃网膜左淋巴结 left gastroomental lymph node
11.大网膜 greater omentum
12.肠系膜上淋巴结 superior mesenteric lymph node
13.胰上淋巴结 superior pancreatic lymph node

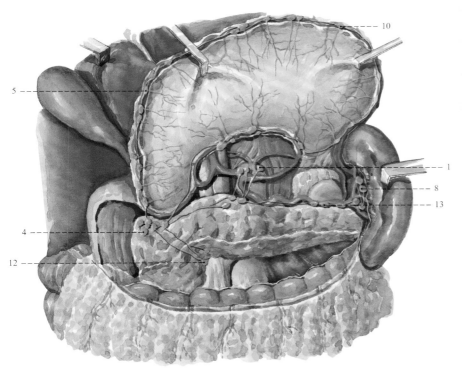

291.胃淋巴结（后面观）
The lymph nodes of the stomach (posterior aspect)

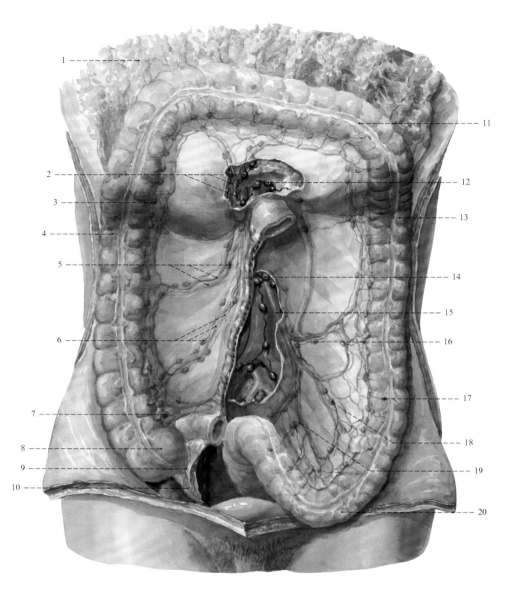

292.结肠淋巴结
The lymph nodes of the colon

1.大网膜 greater omentum
2.中结肠动、静脉及淋巴结 middle colic artery, vein and lymph node
3.结肠旁淋巴结 paracolic lymph node
4.结肠右曲 right colic flexure
5.右结肠动、静脉及淋巴结 right colic artery, vein and lymph node
6.回结肠动、静脉及淋巴结 ileocolic artery, vein and lymph node
7.盲肠前淋巴结 prececal lymph node
8.盲肠 cecum
9.阑尾动脉 appendicular artery
10.阑尾 vermiform appendix

11.独立带 free band
12.肠系膜上淋巴结 superior mesenteric lymph node
13.结肠左曲 left colic flexure
14.肠系膜下淋巴结 inferior mesenteric lymph node
15.肠系膜下动脉 inferior mesenteric artery
16.左结肠动脉淋巴结 lymph node of left colic artery
17.结肠上淋巴结 superior colic lymph node
18.乙状结肠淋巴结 sigmoid lymph node
19.乙状结肠动脉 sigmoid artery
20.乙状结肠 sigmoid colon

1. 腹股沟上浅淋巴结 superior superficial inguinal lymph node
2. 大隐静脉 great saphenous vein
3. 浅淋巴管 superficial lymphatic vessel
4. 内踝 medial malleolus
5. 腹股沟下浅淋巴结 inferior superficial inguinal lymph node
6. 输尿管 ureter
7. 髂总淋巴结 common iliac lymph node
8. 髂外淋巴结 external iliac lymph node
9. 腹股沟深淋巴结 deep inguinal lymph node
10. 股动、静脉 femoral artery and vein
11. 腹主动脉 abdominal aorta
12. 髂内淋巴结 internal iliac lymph node
13. 腹股沟浅淋巴结 superficial inguinal lymph node

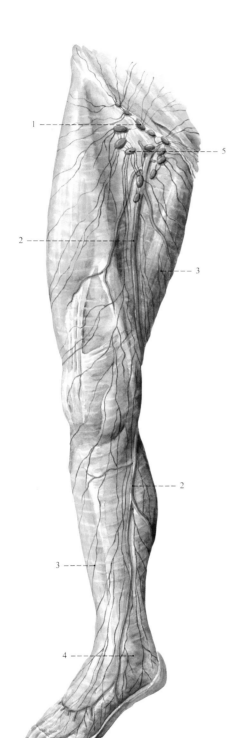

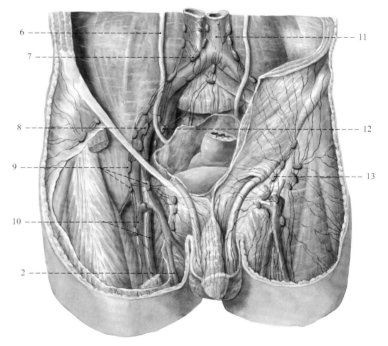

294. 腹股沟深部淋巴结
The deep inguinal lymph nodes

293. 下肢浅部淋巴管和淋巴结
The superficial lymphatic vessels and lymph nodes of the lower limb

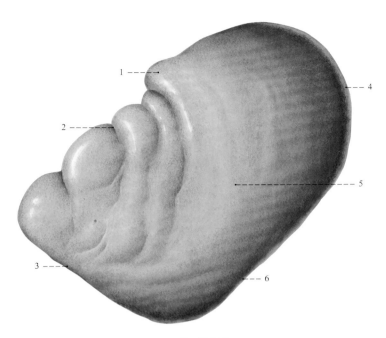

295.脾（膈面）
The spleen (diaphragmatic surface)

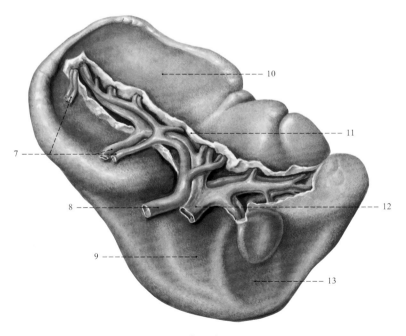

296.脾（脏面）
The spleen (visceral surface)

1.上缘 superior border
2.脾切迹 splenic notch
3.前端 anterior extremity
4.后端 posterior extremity
5.膈面 diaphragmatic surface
6.下缘 inferior border
7.胃短动、静脉 short gastric artery and vein
8.脾动脉 splenic artery
9.肾面 renal surface
10.胃面 gastric surface
11.脾门 hilum of spleen
12.脾静脉 splenic vein
13.结肠面 colic surface

SENSORY ORGANS
感觉器官

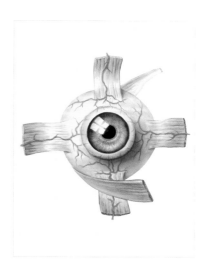

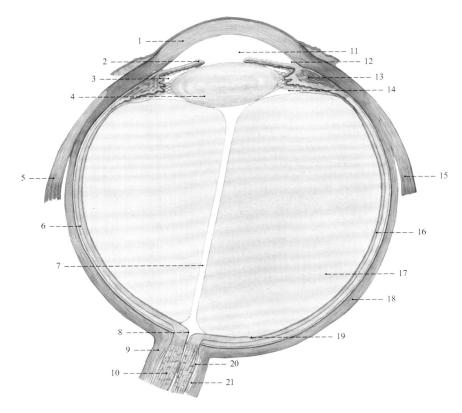

297.眼球水平切面（模式图）
The horizontal section of the eyeball (diagram)

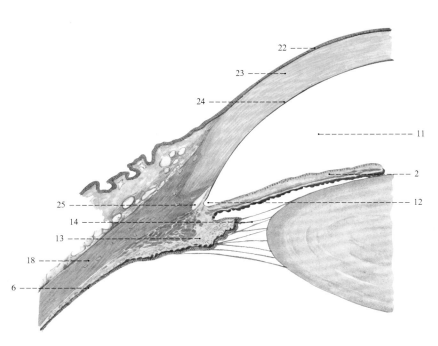

298.眼球前部水平切面（虹膜、睫状体、晶状体切面）
The horizontal section of the anterior part of the eyeball
(section through iris, ciliary body and lens)

1.角膜 cornea
2.虹膜 iris
3.后房 posterior chamber
4.晶状体 lens
5.内直肌 medial rectus
6.脉络膜 choroid
7.玻璃体管 hyaloid canal
8.视神经盘 optic disc
9.硬脑膜 cerebral dura mater
10.视神经 optic nerve
11.前房 anterior chamber
12.虹膜角膜角 iridocorneal angle
13.睫状体 ciliary body
14.睫状小带 ciliary zonule
15.外直肌 lateral rectus
16.视网膜 retina
17.玻璃体 vitreous body
18.巩膜 sclera
19.中央凹 fovea centralis
20.软脑膜 cerebral pia mater
21.蛛网膜下隙 subarachnoid space
22.前上皮 anterior epithelium
23.角膜固有层 lamina propria of
  cornea
24.后上皮 posterior epithelium
25.巩膜静脉窦 scleral venous sinus

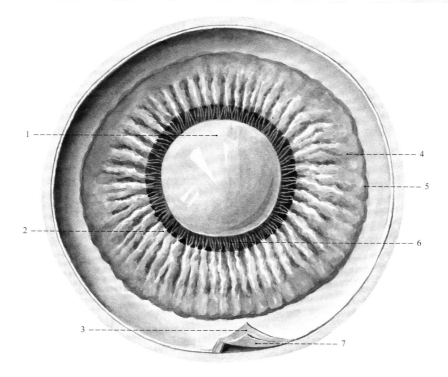

299. 眼球前部（内面观）
The anterior part of the eyeball (internal aspect)

1. 晶状体 lens
2. 睫状突 ciliary processes
3. 视网膜 retina
4. 睫状环 ciliary ring
5. 锯状缘 ora serrata
6. 睫状小带 ciliary zonule
7. 脉络膜 choroid
8. 视网膜颞侧上小动脉 superior temporal arteriole of retina
9. 黄斑 macula lutea
10. 视网膜颞侧下小动脉 inferior temporal arteriole of retina
11. 视网膜鼻侧上小动脉 superior nasal arteriole of retina
12. 视神经盘 optic disc
13. 视网膜鼻侧下小动脉 inferior nasal arteriole of retina
14. 巩膜 sclera

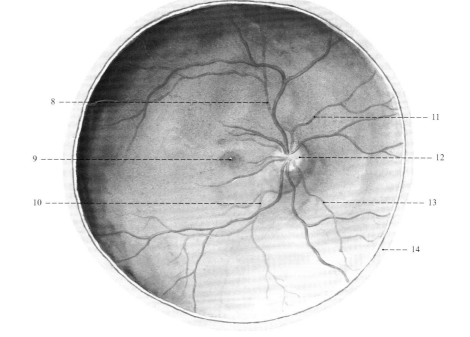

300. 眼球后部（内面观）
The posterior part of the eyeball (internal aspect)

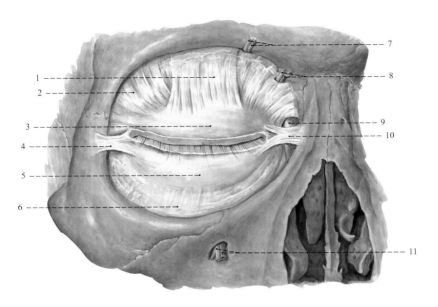

301. 睑板（前面观）
The tarsal plate (anterior aspect)

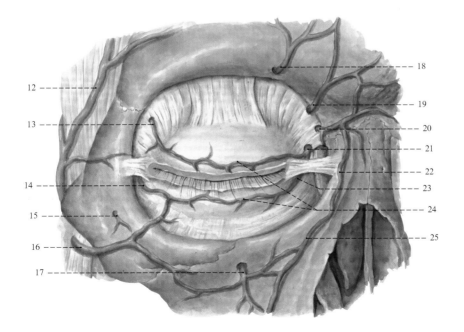

302. 眶动脉与吻合
The orbital artery and anastomosis

1. 上睑提肌 levator palpebrae superioris
2. 眶隔 orbital septum
3. 上睑板 superior tarsal plate
4. 睑外侧韧带 lateral palpebral ligament
5. 下睑板 inferior tarsal plate
6. 眶隔 orbital septum
7. 眶上动脉、神经 supraorbital artery and nerve
8. 滑车上动脉、神经 supratrochlear artery and nerve
9. 泪囊 lacrimal sac
10. 睑内侧韧带 medial palpebral ligament
11. 眶下动脉、神经 infraorbital artery and nerve
12. 颞浅动脉（额支） superficial temporal artery (frontal branch)
13. 睑外侧上动脉 superior lateral palpebral artery
14. 睑外侧下动脉 inferior lateral palpebral artery
15. 颧眶动脉 zygomaticoorbital artery
16. 面横动脉 transverse facial artery
17. 眶下动脉 infraorbital artery
18. 眶上动脉 supraorbital artery
19. 滑车上动脉 supratrochlear artery
20. 鼻背动脉 dorsal nasal artery
21. 睑内侧上动脉 superior medial palpebral artery
22. 内眦动脉 angular artery
23. 睑内侧下动脉 inferior medial palpebral artery
24. 上、下睑弓 superior and inferior palpebral arch
25. 面动脉 facial artery

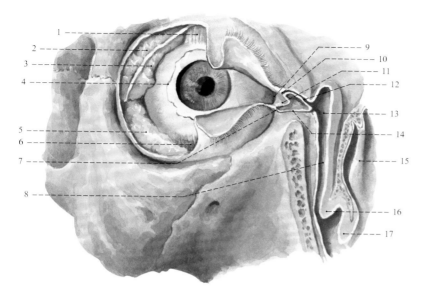

303.右侧泪器（前面观）
The right lacrimal apparatus (anterior aspect)

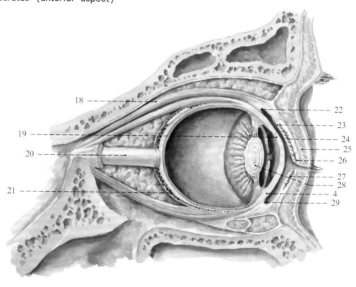

304.右侧眼球及眶矢状切面
The sagittal section through the right eyeball and orbital cavity

1.上直肌 superior rectus
2.泪腺（眶部）lacrimal gland (orbital part)
3.泪腺（睑部）lacrimal gland(palpebral part)
4.球结膜 bulbar conjunctiva
5.眶脂体 adipose body of orbit
6.下直肌 inferior rectus
7.下泪点 lower lacrimal punctum
8.鼻泪管 nasolacrimal duct
9.结膜半月襞 conjunctival semilunar fold
10.上泪点 upper lacrimal punctum

11.泪阜 lacrimal caruncle
12.上泪小管 upper lacrimal ductule
13.泪囊 lacrimal sac
14.下泪小管 lower lacrimal ductule
15.中鼻甲 middle nasal concha
16.泪襞 lacrimal fold
17.下鼻甲 inferior nasal concha
18.上睑提肌 levator palpebrae superioris
19.角膜 cornea
20.视神经 optic nerve

21.眼球鞘 sheath of eyeball
22.结膜上穹 superior conjunctival fornix
23.睑结膜 palpebral conjunctiva
24.睑板腺 tarsal gland
25.眼轮匝肌 orbicularis oculi
26.上睑板 superior tarsal plate
27.下睑板 inferior tarsal plate
28.晶状体 lens
29.结膜下穹 inferior conjunctival fornix

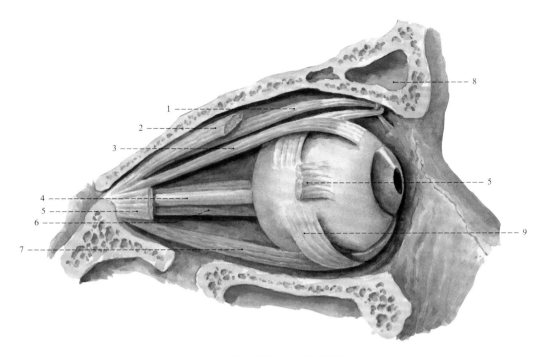

305.眼球外肌（外侧面观）
The ocular muscles (lateral aspect)

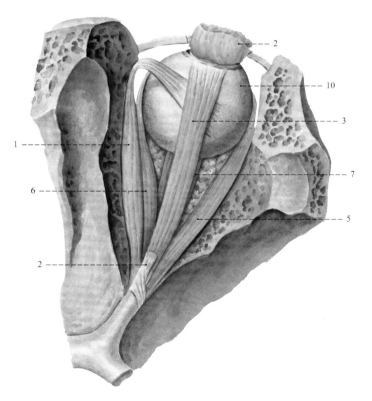

306.眼球外肌（上面观）
The ocular muscles (superior aspect)

1.上斜肌 superior obliquus
2.上睑提肌 levator palpebrae superioris
3.上直肌 superior rectus
4.视神经 optic nerve
5.外直肌 lateral rectus
6.内直肌 medial rectus
7.下直肌 inferior rectus
8.额窦 frontal sinus
9.下斜肌 inferior obliquus
10.眼球 eyebll

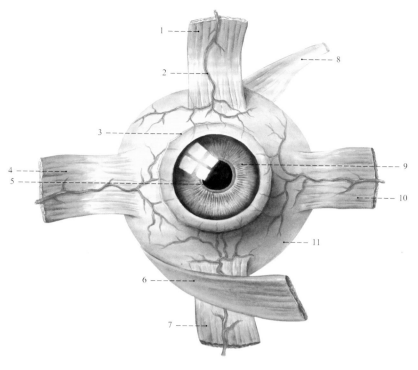

（前面观）
（anterior aspect）

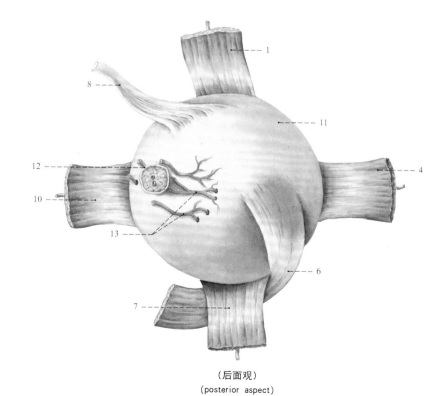

（后面观）
（posterior aspect）

1.上直肌 superior rectus
2.睫前动脉 anterior ciliary artery
3.球结膜切缘 cutting edge of bulbar
　conjunctiva
4.外直肌 lateral rectus
5.瞳孔 pupil
6.下斜肌 inferior obliquus
7.下直肌 inferior rectus
8.上斜肌 superior obliquus
9.虹膜 iris
10.内直肌 medial rectus
11.眼球 eyeball
12.视神经鞘 sheath of optic nerve
13.睫后短动脉 short posterior ciliary
　　artery

307.眼球外肌
The ocular muscles

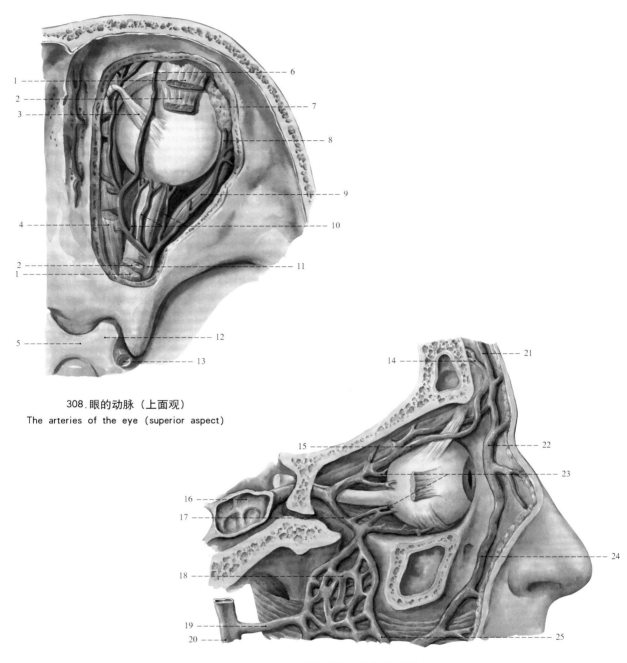

308.眼的动脉（上面观）
The arteries of the eye (superior aspect)

309.眶内、外静脉（外侧面观）
The intraorbit and extraorbit veins (lateral aspect)

1.上睑提肌 levator palpebrae superioris
2.上直肌 superior rectus
3.上斜肌 superior obliquus
4.内直肌 medial rectus
5.视交叉 optic chiasma
6.眶上动脉 supraorbital artery
7.泪腺 lacrimal gland
8.泪腺动脉 lacrimal artery
9.外直肌 lateral rectus
10.睫后长、短动脉 long and short posterior ciliary arteries
11.眼动脉 ophthalmic artery
12.视神经 optic nerve
13.颈内动脉 internal carotid artery
14.眶上静脉 supraorbital vein
15.眼上静脉 superior ophthalmic vein
16.海绵窦 cavernous sinus
17.眼下静脉 inferior ophthalmic vein
18.翼静脉丛 pterygoid venous plexus
19.上颌静脉 maxillary vein
20.下颌后静脉 retromandibular vein
21.滑车上静脉 supratrochlear vein
22.内眦静脉 angular vein
23.涡静脉 vorticose vein
24.面静脉 facial vein
25.面深静脉 deep facial vein

1. 角膜 cornea
2. 虹膜大环 greater ring of iris
3. 脉络膜 choroid
4. 涡静脉 vorticose veins
5. 睫后长动脉 long posterior ciliary
   artery
6. 睫后短动脉 short posterior ciliary
   arteries
7. 瞳孔 pupil
8. 虹膜小环 lesser ring of iris
9. 巩膜 sclera
10. 视网膜中央动、静脉 central artery
    and vein of retina

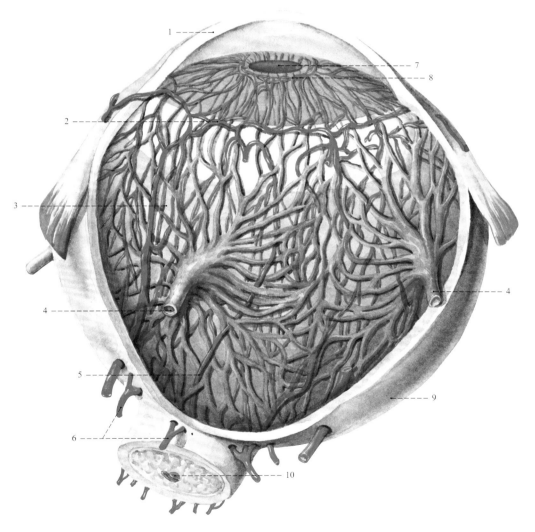

310.眼球血管
The blood vessels of the eyeball

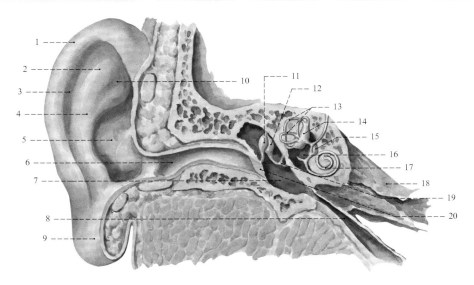

311.前庭蜗器（切面）
The vestibulocochlear organ (section)

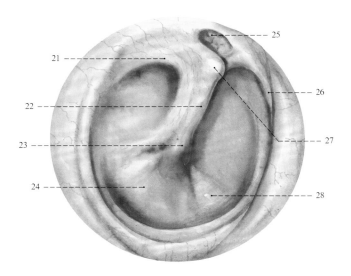

312.右侧鼓膜（外侧面观）
The right tympanic membrane (lateral aspect)

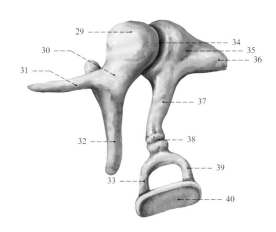

313.右侧听小骨
The right auditory ossicles

1.耳轮 helix
2.对耳轮脚 crura of antihelix
3.耳舟 scapha
4.对耳轮 antihelix
5.耳甲 auricular concha
6.外耳道 external acoustic meatus
7.鼓室 tympanic cavity
8.咽鼓管 auditory tube
9.耳垂 auricular lobule
10.三角窝 triangular fossa
11.锤骨 malleus
12.砧骨 incus
13.膜半规管 semicircular ducts
14.椭圆囊 utricle

15.球囊 saccule
16.前庭 vestibule
17.蜗管 cochlear duct
18.岩部 petrous part
19.镫骨 stapes
20.鼓膜 tympanic membrane
21.锤骨后襞 posterior malleolar fold
22.锤纹 malleolar stria
23.鼓膜脐 umbo of tympanic membrane
24.紧张部 tense part
25.松弛部 flaccid part
26.锤骨前襞 anterior malleolar fold
27.锤凸 malleolar prominence
28.反射光锥 reflective cone of light

29.锤骨头 head of malleus
30.锤骨颈 neck of malleus
31.前突 anterior process
32.锤骨柄 manubrium of malleus
33.前脚 anterior crus
34.砧锤关节 incudomalleal joint
35.砧骨体 body of incus
36.短脚 short crus
37.长脚 long crus
38.砧镫关节 incudostapedial joint
39.后脚 posterior crus
40.镫骨底 base of stapes

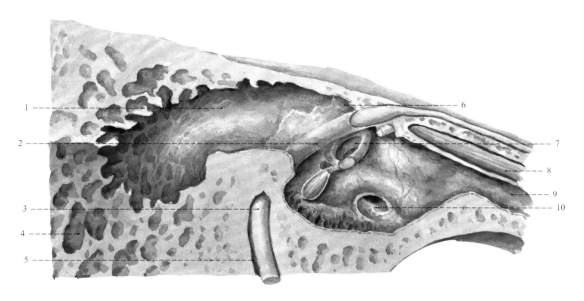

314.右侧鼓室（内侧壁）
The right tympanic cavity (medial wall)

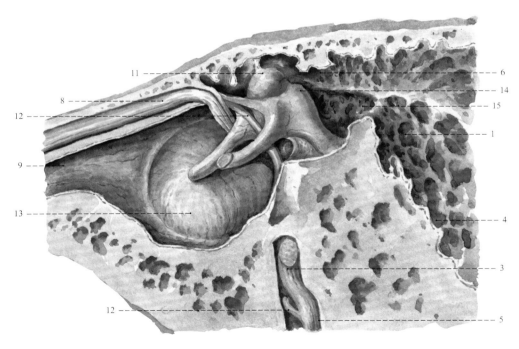

315.右侧鼓室（外侧壁）
The right tympanic cavity (lateral wall)

1.乳突窦 mastoid antrum
2.面神经管凸 prominence of facial canal
3.面神经 facial nerve
4.乳突小房 mastoid cells
5.面神经管 facial canal

6.鼓室上隐窝 epitympanic recess
7.前庭窗 fenestra vestibuli
8.鼓膜张肌 tensor tympani
9.咽鼓管 auditory tube
10.蜗窗 fenestra cochleae

11.锤骨 malleus
12.鼓索 chorda tympani
13.鼓膜 tympanic membrane
14.砧骨 incus
15.乳突窦入口 entrance to mastoid antrum

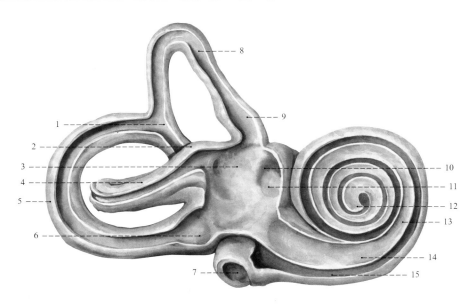

316.右侧骨迷路内腔
The internal cavity of the right bony labyrinth

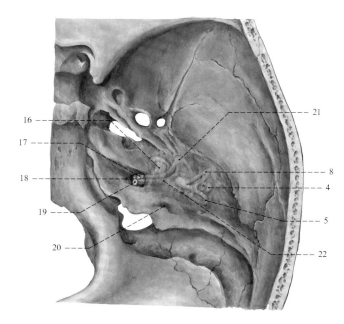

317.右侧骨迷路在颅底的投影（上面观）
The projection of the right bony labyrinth at the base of the skull (superior aspect)

1.总骨脚 common bony crus
2.外骨壶腹 lateral bony ampulla
3.椭圆囊隐窝 elliptical recess
4.外骨半规管 lateral semicircular canal
5.后骨半规管 posterior semicircular canal
6.后骨壶腹 posterior bony ampulla
7.蜗窗 fenestra cochleae
8.前骨半规管 anterior semicircular canal

9.前骨壶腹 anterior bony ampulla
10.前庭嵴 vestibular crest
11.球囊隐窝 spherical recess
12.螺旋板钩 hamulus of spiral lamina
13.骨螺旋板 osseous spiral lamina
14.前庭阶 scala vestibuli
15.鼓阶 scala tympani
16.蜗神经 cochlear nerve

17.面神经 facial nerve
18.内耳门 internal acoustic pore
19.前庭蜗神经 vestibulocochlear nerve
20.前庭水管外口 external aperture of vestibular aqueduct
21.面神经膝 geniculum of facial nerve
22.前庭神经 vestibular nerve

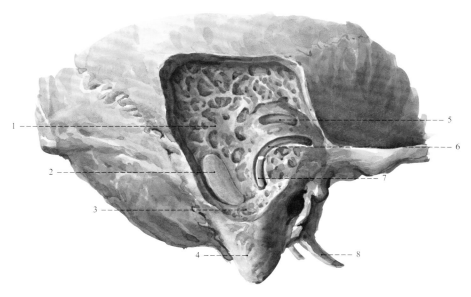

318.乳突、乙状窦和面神经的关系

The relations among the mastoid process, sigmoid sinus and facial nerve

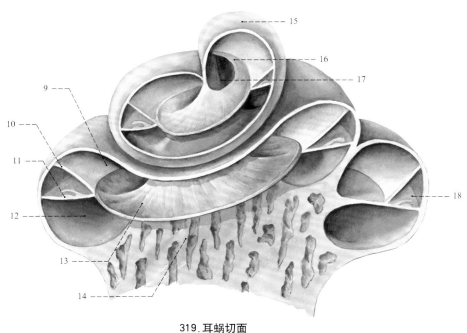

319.耳蜗切面

The section of the cochlea

1.颞骨 temporal bone
2.乙状窦 sigmoid sinus
3.乳突小房 mastoid cells
4.乳突 mastoid process
5.外膜半规管 lateral semicircular duct
6.面神经管 facial canal

7.面神经 facial nerve
8.茎突 styloid process
9.前庭阶 scala vestibuli
10.前庭膜 vestibular membrane
11.螺旋膜 spiral membrane
12.鼓阶 scala tympani

13.骨螺旋板 osseous spiral lamina
14.蜗轴 modiolus
15.蜗顶 cupula of cochlea
16.螺旋板钩 hamulus of spiral lamina
17.蜗孔 helicotrema
18.蜗管 cochlear duct

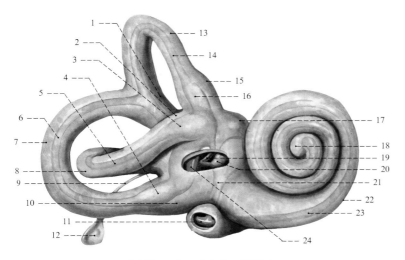

320.右侧骨迷路和膜迷路（前外侧面观）
The right bony labyrinth and membranous labyrinth (anterior lateral aspect)

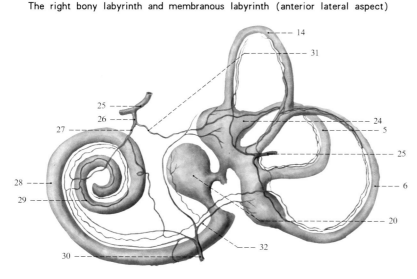

321.膜迷路血管
The blood vessels of the membranous labyrinth

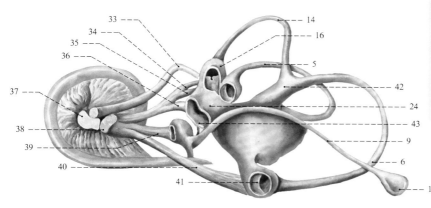

322.膜迷路与神经（后内侧面观）
The membranous labyrinth and nerves (posterior medial aspect)

1.总骨脚 common bony crus
2.外骨壶腹 lateral bony ampulla
3.外膜壶腹 lateral membranous ampulla
4.后膜壶腹 posterior membranous ampulla
5.外膜半规管 lateral semicircular duct
6.后膜半规管 posterior semicircular duct
7.后骨半规管 posterior semicircular canal
8.外骨半规管 lateral semicircular canal
9.内淋巴管 endolymphatic duct
10.后骨壶腹 posterior bony ampulla
11.蜗窗 fenestra cochleae
12.内淋巴囊 endolymphatic sac
13.前骨半规管 anterior semicircular canal
14.前膜半规管 anterior semicircular duct
15.前骨壶腹 anterior bony ampulla
16.前膜壶腹 anterior membranous ampulla
17.前庭 vestibule
18.蜗顶 cupula of cochlea
19.椭圆球囊管 utriculosaccular duct
20.球囊 saccule
21.连合管 ductus reuniens
22.耳蜗 cochlea
23.蜗管 cochlear duct
24.椭圆囊 utricle
25.小脑下前动脉 anterior inferior cerebellar artery
26.迷路动脉 labyrinthine artery
27.蜗支 cochlear branch
28.蜗管 cochlear duct
29.蜗轴螺旋静脉 spiral vein of modiolus
30.蜗水管静脉 vein of cochlear aqueduct
31.前庭支 vestibular branch
32.前庭静脉 vestibular vein
33.面神经 facial nerve
34.前壶腹神经 anterior ampullary nerve
35.外壶腹神经 lateral ampullary nerve
36.椭圆囊神经 utricular nerve
37.前庭蜗神经（蜗部）vestibulocochlear nerve (cochlear part)
38.前庭蜗神经（前庭部）vestibulocochlear nerve (vestibular part)
39.球囊神经 saccular nerve
40.后壶腹神经 posterior ampullary nerve
41.壶腹嵴 crista ampullaris
42.总膜脚 common membranous crus
43.椭圆囊斑 macula utriculi

NERVOUS AND ENDOCRINE SYSTEMS
神经和内分泌系统

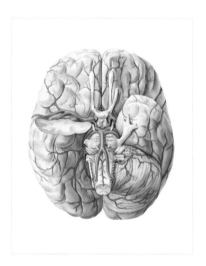

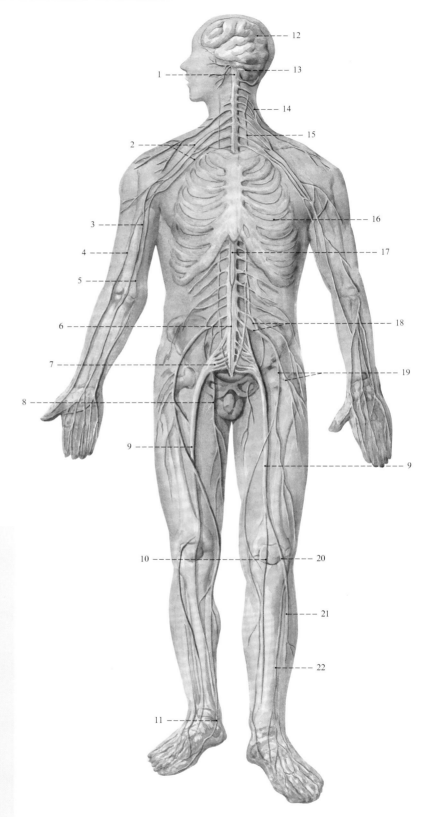

1.脑干 brain stem
2.臂丛 brachial plexus
3.正中神经 median nerve
4.桡神经 radial nerve
5.尺神经 ulnar nerve
6.终丝 filum terminale
7.骶丛 sacral plexus
8.闭孔神经 obturator nerve
9.坐骨神经 sciatic nerve
10.胫神经 tibial nerve
11.隐神经 saphenous nerve
12.大脑 cerebrum
13.小脑 cerebellum
14.颈丛 cervical plexus
15.交感干 sympathetic trunk
16.肋间神经 intercostal nerve
17.脊髓 spinal cord
18.腰丛 lumbar plexus
19.股神经 femoral nerve
20.腓总神经 common peroneal nerve
21.腓浅神经 superficial peroneal nerve
22.腓深神经 deep peroneal nerve

323.神经系统全貌
The general arrangement of the nervous system

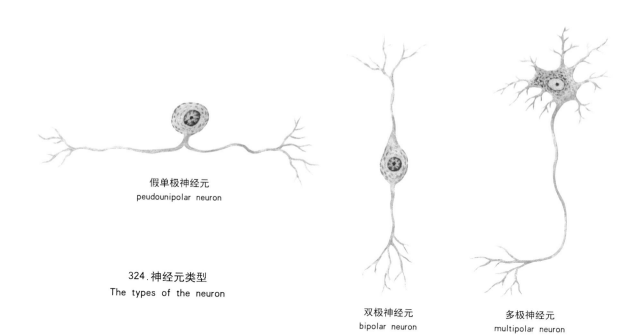

假单极神经元
peudounipolar neuron

324.神经元类型
The types of the neuron

双极神经元
bipolar neuron

多极神经元
multipolar neuron

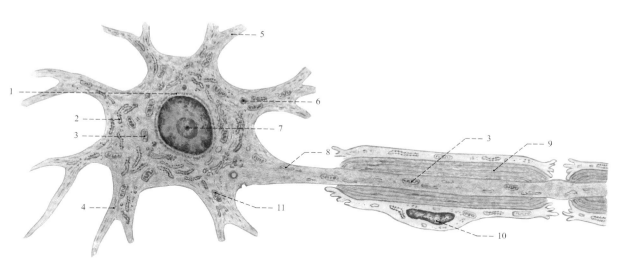

325.神经元结构（电镜模式图）
The structure of the neuron (electron microscopic diagram)

1.核膜 nuclear membrane
2.粗面内质网 rough endoplasmic reticulum
3.线粒体 mitochondrion
4.微丝 microfilament
5.树突 dendrite

6.溶酶体 lysosome
7.核仁 nucleolus
8.滑面内质网 smooth endoplasmic reticulum
9.髓鞘 myelin sheath
10.施万细胞核 nucleus of Schwann cell
11.小泡 vesicle

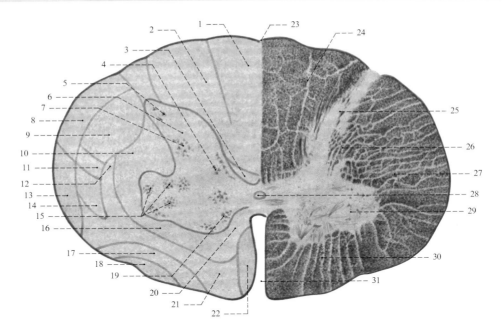

326.脊髓颈段横切面

The transverse section through the cervical segment of the spinal cord

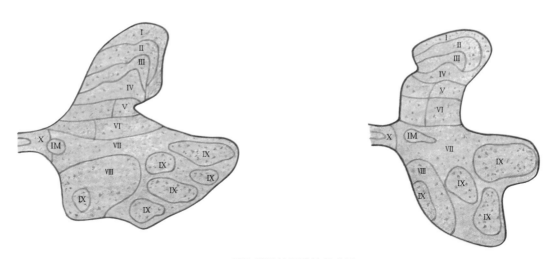

327.脊髓的细胞构筑分层

The cytoarchitectonic layers of the spinal cord

1.薄束 fasciculus gracilis
2.楔束 fasciculus cuneatus
3.后固有束 posterior fasciculus proprius
4.胸核 thoracic nucleus
5.后角边缘核 postero marginal nucleus
6.胶状质 substantia gelatinosa
7.后角固有核 nucleus proprius of posterior horn
8.脊髓小脑后束 posterior spinocerebellar tract
9.皮质脊髓侧束 lateral corticospinal tract
10.外侧固有束 lateral fasciculus proprius
11.红核脊髓束 rubrospinal tract

12.网状脊髓束 reticulospinal tract
13.脊髓小脑前束 anterior spinocerebellar tract
14.脊髓丘脑侧束 lateral spinothalamic tract
15.外侧运动核 lateral motor nucleus
16.前固有束 anterior fasciculus proprius
17.前庭脊髓束 vestibulospinal tract
18.脊髓丘脑前束 anterior spinothalamic tract
19.内侧运动核 medial motor nucleus
20.内侧纵束 medial longitudinal fasciculus
21.顶盖脊髓束 tectospinal tract
22.皮质脊髓前束 anterior corticospinal tract

23.后正中沟 posterior median sulcus
24.后索 posterior funiculus
25.后角 posterior horn
26.网状结构 reticular formation
27.外侧索 lateral funiculus
28.中央管 central canal
29.前角 anterior horn
30.前索 anterior funiculus
31.前正中裂 anterior median fissure

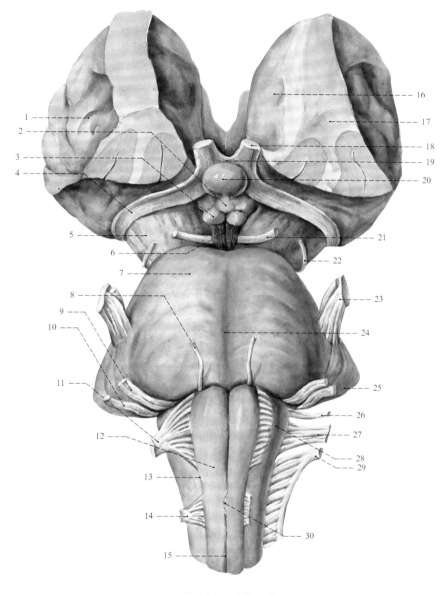

328.脑干（腹面观）
The brain stem (ventral aspect)

1.岛叶（脑岛） insular lobe (insula)
2.灰结节 tuber cinereum
3.乳头体 mamillary body
4.视束 optic tract
5.大脑脚 cerebral peduncle
6.脚间窝 interpeduncular fossa
7.脑桥 pons
8.展神经 abducent nerve
9.面神经 facial nerve
10.前庭蜗神经 vestibulocochlear nerve
11.舌下神经 hypoglossal nerve

12.锥体 pyramid
13.前外侧沟 anterolateral sulcus
14.第1颈神经（前根）1st cervical
　　nerve (anterior root)
15.前正中裂 anterior median fissure
16.尾状核头 head of caudate nucleus
17.内囊 internal capsule
18.视神经 optic nerve
19.视交叉 optic chiasma
20.垂体 hypophysis
21.动眼神经 oculomotor nerve

22.滑车神经 trochlear nerve
23.三叉神经 trigeminal nerve
24.基底沟 basilar sulcus
25.小脑中脚 middle cerebellar
　　peduncle
26.舌咽神经 glossopharyngeal nerve
27.迷走神经 vagus nerve
28.橄榄 oliva
29.副神经 accessory nerve
30.锥体交叉 decussation of pyramid

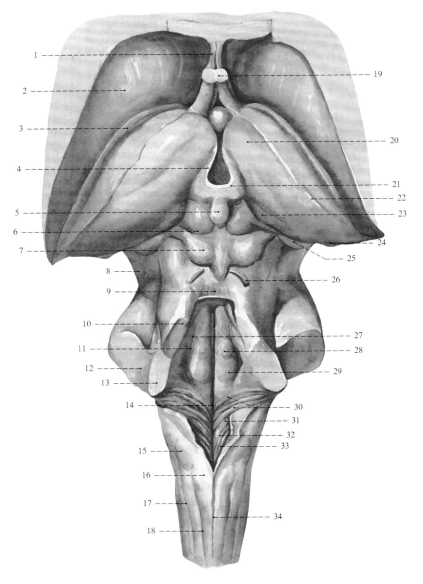

329.脑干（背面观）

The brain stem (dorsal aspect)

1.透明隔 septum pellucidum
2.尾状核 caudate nucleus
3.终纹 terminal stria
4.丘脑髓纹 thalamic medullary stria
5.松果体 pineal body
6.上丘 superior colliculus
7.下丘 inferior colliculus
8.大脑脚 cerebral peduncle
9.上髓帆 superior medullary velum
10.小脑上脚 superior cerebellar peduncle
11.界沟 sulcus limitans
12.小脑中脚 middle cerebellar peduncle

13.小脑下脚 inferior cerebellar peduncle
14.正中沟 median sulcus
15.楔束结节 cuneate tubercle
16.薄束结节 gracile tubercle
17.后外侧沟 posterolateral sulcus
18.后中间沟 posterior intermediate sulcus
19.穹窿 fornix
20.背侧丘脑 dorsal thalamus
21.缰三角 habenular trigone
22.脉络带 tenia choroidea
23.丘脑枕 pulvinar
24.外侧膝状体 lateral geniculate body

25.内侧膝状体 medial geniculate body
26.滑车神经 trochlear nerve
27.蓝斑 locus ceruleus
28.内侧隆起 medial eminence
29.面神经丘 facial colliculus
30.髓纹 striae medullares
31.舌下神经三角 hypoglossal triangle
32.迷走神经三角 vagal triangle
33.最后区 area postrema
34.后正中沟 posterior median sulcus

1. 薄束核 gracile nucleus
2. 楔束核 cuneate nucleus
3. 孤束核 nucleus of solitary tract
4. 迷走神经背核 dorsal nucleus of vagus nerve
5. 三叉神经脊束核（尾侧部）spinal nucleus of trigeminal nerve (caudal part)
6. 舌下神经核 hypoglossal nucleus
7. 前庭脊髓内侧束（内侧纵束降部）medial cord of the vestibulospinal tract (descending part of the medial longitudinal fasciculus)
8. 疑核 nucleus ambiguus
9. 网状结构 reticular formation
10. 外侧网状核 lateral reticular nucleus
11. 下橄榄主核 chief inferior olivary nucleus
12. 内侧副橄榄核 medial accessory oilvary nucleus
13. 弓状核 arcuate nucleus
14. 锥体束 pyramidal tract
15. 薄束 fasciculus gracilis
16. 楔束 fasciculus cuneatus
17. 三叉神经脊束 spinal tract of trigeminal nerve
18. 中央管 central canal
19. 脊髓小脑后束 posterior spinocerebellar tract
20. 内弓状纤维 internal arcuate fiber
21. 红核脊髓束 rubrospinal tract
22. 脊髓小脑前束 anterior spinocerebellar tract
23. 脊髓丘脑束 spinothalamic tract
24. 前庭脊髓外侧束和网状脊髓束 lateral vestibulospinal tract and reticulospinal tract
25. 舌下神经纤维 hypoglossal nerve fiber
26. 顶盖脊髓束 tectospinal tract
27. 内侧丘系和内侧丘系交叉 medial lemniscus and decussation of medial lemniscus
28. 前庭内侧核 medial vestibular nucleus
29. 前庭下核 inferior vestibular nucleus
30. 前庭神经核 vestibular nuclei
31. 楔束副核 accessory nucleus of cuneate tract
32. 三叉神经脊束核（极间部）spinal nucleus of trigeminal nerve (interpolar part)
33. 背侧副橄榄核 dorsal accessory olivary nucleus
34. 下橄榄核 inferior olivary nucleus
35. 背侧纵束 dorsal longitudinal fasciculus
36. 孤束 solitary tract
37. 小脑下脚 inferior cerebellar peduncle
38. 内侧纵束 medial longitudinal fasciculus
39. 内侧丘系 medial lemniscus
40. 被盖中央束 central tegmental tract

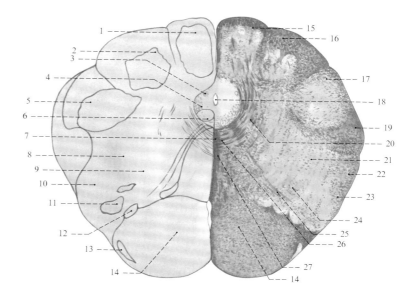

330. 延髓水平切面（经内侧丘系交叉）
The horizontal section of the medulla oblongata
(through the decussation of the medial lemniscus)

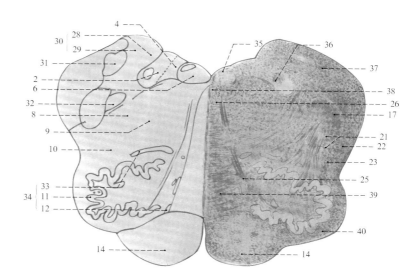

331. 延髓水平切面（经橄榄中部）
The horizontal section of the medulla oblongata
(through the middle part of the olive)

213

1. 顶核 fastigial nucleus
2. 栓状核 emboliform nucleus
3. 球状核 globose nucleus
4. 齿状核 dentate nucleus
5. 旁绳状体 pararestiform body
6. 前庭上核 superior vestibular nucleus
7. 前庭内侧核 medial vestibular nucleus
8. 前庭外侧核 lateral vestibular nucleus
9. 展神经核 nucleus of abducent nerve
10. 三叉神经脊束核（颅侧部）spinal nucleus of the trigeminal nerve (cranial part)
11. 面神经核 facial nucleus
12. 网状结构 reticular formation
13. 外侧丘系 lateral lemniscus
14. 上橄榄核 superior olivary nucleus
15. 三叉丘脑束 trigeminothalamic tract
16. 内侧丘系 medial lemniscus
17. 脑桥核 pontine nucleus
18. 小结 nodule
19. 小脑上脚 superior cerebellar peduncle
20. 面神经膝 geniculum of facial nerve
21. 背侧纵束 dorsal longitudinal fasciculus
22. 小脑下脚 inferior cerebellar peduncle
23. 小脑中脚 middle cerebellar peduncle
24. 面神经纤维 facial nerve fiber
25. 内侧纵束 medial longitudinal fasciculus
26. 三叉神经脊束 spinal tract of trigeminal nerve
27. 展神经纤维 abducent nerve fiber
28. 被盖中央束 central tract of tegmentum
29. 顶盖脊髓束 tectospinal tract
30. 斜方体 trapezoid body
31. 脑桥小脑纤维 pontocerebellar filber
32. 皮质脊髓束及皮质核束 corticospinal tract and corticobulbar tract
33. 上丘 superior colliculus
34. 导水管周围灰质 periaqueductal gray matter
35. 三叉神经中脑核 mesencephalic nucleus of trigeminal nerve
36. 动眼神经副核 accessory nucleus of oculomotor nerve
37. 内侧膝状体核 medial geniculate nucleus
38. 脑脚周核 peripeduncular nucleus
39. 外侧膝状体核 lateral geniculate nucleus
40. 内侧纵束颅侧中介核 cranial intercalatus nucleus of medial longitudinal fasciculus

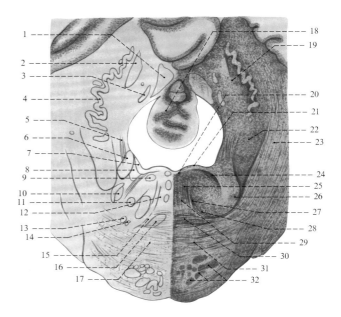

332. 脑桥水平切面（经脑桥中、下部）
The horizontal section of the pons
(through the middle, inferior part of the pons)

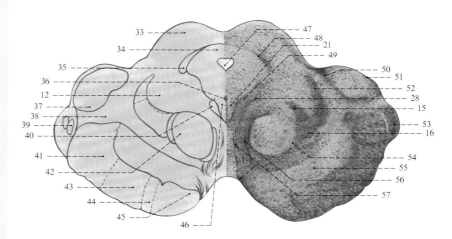

333. 中脑水平切面（经上丘颅侧部）
The horizontal section of midbrain
(through the cranial part of superior colliculus)

41. 顶枕颞桥束 parietooccipito-temporopontine tract
42. 红核（小细胞部）red nucleus (parvocellular part)
43. 皮质脊髓束 corticospinal tract
44. 皮质核束 corticobulbar tract
45. 额桥束 frontal pontine tract
46. 动眼神经核 nucleus of oculomotor nerve
47. 中脑水管 cerebral aqueduct
48. 三叉神经中脑束 mesencephalic tract of trigeminal nerve

49. 内侧纵束 medial longitudinal fasciculus
50. 下丘臂 brachium of inferior colliculus
51. 上丘臂 brachium of superior colliculus
52. 脊髓丘脑束 spinothalamic tract
53. 视束 optic tract
54. 小脑丘脑纤维 fiber of cerebellum and thalamus
55. 黑质 substantia nigra
56. 缰核脚间束 habenulointerpeduncular tract
57. 动眼神经纤维 oculomotor nerve fiber

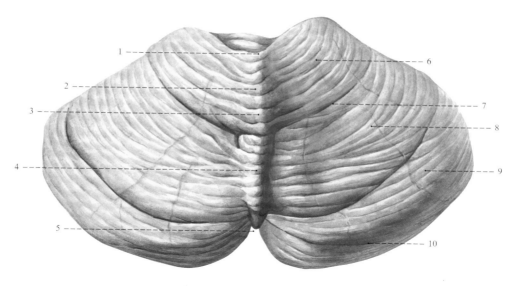

334. 小脑（上面观）
The cerebellum (superior aspect)

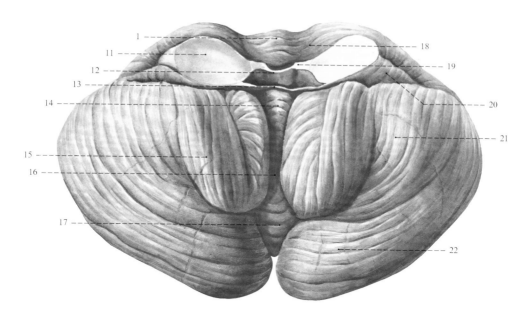

335. 小脑（下面观）
The cerebellum (inferior aspect)

1. 中央小叶 central lobule
2. 山顶 culmen
3. 小脑蚓 vermis
4. 山坡 declive
5. 小脑后切迹 posterior cerebellar notch
6. 方形小叶前部 anterior quadrangular lobule
7. 原裂 primary fissure
8. 方形小叶后部 posterior quadrangular lobule

9. 上半月小叶 superior semilunar lobule
10. 水平裂 horizontal fissure
11. 小脑中脚 middle cerebellar peduncle
12. 上髓帆 superior medullary velum
13. 下髓帆 inferior medullary velum
14. 小结 nodule
15. 小脑扁桃体 tonsil of cerebellum
16. 蚓垂 uvula of vermis

17. 蚓锥体 pyramid of vermis
18. 中央小叶翼 ala of central lobule
19. 小脑上脚 superior cerebellar peduncle
20. 绒球 flocculus
21. 二腹小叶 biventral lobule
22. 下半月小叶 inferior semilunar lobule

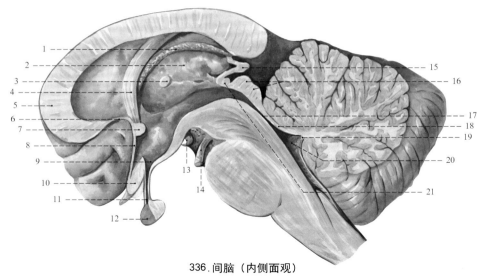

336.间脑（内侧面观）
The diencephalon (medial aspect)

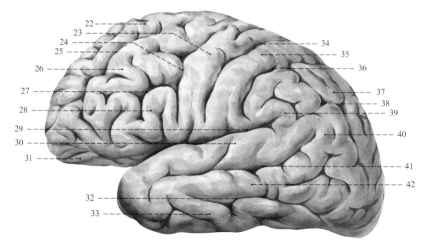

337.脑（外侧面观）
The brain (lateral aspect)

1.第三脑室脉络丛 choroid plexus of third ventricle
2.背侧丘脑 dorsal thalamus
3.丘脑间粘合 interthalamic adhesion
4.穹窿体 body of fornix
5.胼胝体膝 genu of corpus callosum
6.胼胝体嘴 rostrum of corpus callosum
7.前连合 anterior commissure
8.终板 lamina terminalis
9.漏斗隐窝 infundibular recess
10.视交叉 optic chiasma
11.漏斗 infundibulum
12.垂体 hypophysis
13.乳头体 mamillary body
14.动眼神经 oculomotor nerve
15.松果体 pineal body
16.上丘，下丘 superior colliculus, inferior colliculus
17.中脑水管 mesencephalic aqueduct
18.上髓帆 superior medullary
19.第四脑室盖 tegmen of fourth ventricle

20.第四脑室 fourth ventricle
21.后连合 posterior commissure
22.额上回 superior frontal gyrus
23.中央前回 precentral gyrus
24.中央前沟 precentral sulcus
25.额上沟 superior frontal sulcus
26.额中回 middle frontal gyrus
27.额下沟 inferior frontal sulcus
28.额下回 inferior frontal gyrus
29.外侧沟 lateral sulcus
30.颞上回 superior temporal gyrus
31.眶回 orbital gyrus

32.颞下沟 inferior temporal sulcus
33.颞下回 inferior temporal gyrus
34.中央沟 central sulcus
35.中央后回 central gyrus
36.中央后沟 postcentral sulcus
37.顶上小叶 superior parietal lobule
38.顶内沟 intraparietal sulcus
39.缘上回 supramarginal gyrus
40.角回 angular gyrus
41.颞上沟 superior temporal sulcus
42.颞中回 middle temporal gyrus

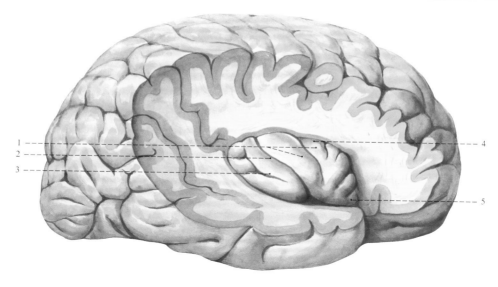

338.大脑岛叶沟回
The sulcuses and gyruses of the cerebral insular lobe

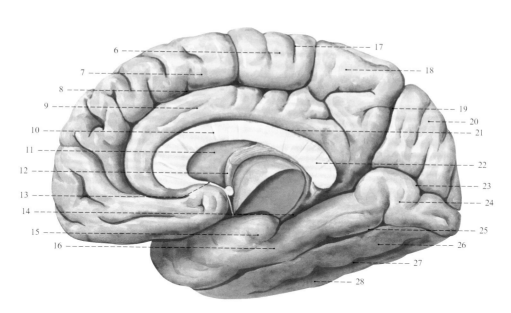

339.脑（内侧面观）
The brain (medial aspect)

1.岛短回 short gyri of insula
2.岛中央沟 central sulcus of insula
3.岛长回 long gyrus of insula
4.岛环状沟 circular sulcus of insula
5.岛阈 limen of insula
6.旁中央小叶 paracentral lobule
7.额上回 superior frontal gyrus
8.扣带沟 cingulate sulcus
9.扣带回 cingulate gyrus
10.胼胝体干 trunk of corpus callosum

11.透明隔 septum pellucidum
12.穹窿 fornix
13.胼胝体嘴 rostrum of corpus callosum
14.海马沟 hippocampal sulcus
15.钩 uncus
16.海马旁回 parahippocampal gyrus
17.中央沟 central sulcus
18.楔前叶 precuneus
19.顶枕沟 parietooccipital sulcus
20.楔叶 cuneus

21.胼胝体沟 callosal sulcus
22.胼胝体（压部）corpus callosu (splenium)
23.距状沟 calcarine sulcus
24.舌回 lingual gyrus
25.侧副沟 collateral sulcus
26.枕颞内侧回 medial occipitotemporal gyrus
27.枕颞沟 occipitotemporal sulcus
28.枕颞外侧回 lateral occipitotemporal gyrus

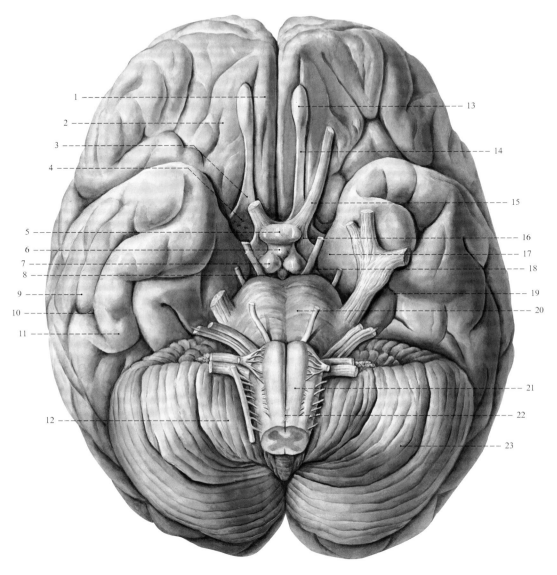

340.脑（下面观）
The brain (inferior aspect)

1.直回 gyrus rectus
2.眶回 orbital gyrus
3.嗅三角 olfactory trigone
4.前穿质 anterior perforated substance
5.垂体 hypophysis
6.灰结节 tuber cinereum
7.乳头体 mamillary body
8.大脑脚 cerebral peduncle
9.枕颞外侧回 lateral occipitotemporal gyrus
10.枕颞沟 occipitotemporal sulcus
11.枕颞内侧回 medial occipitotemporal gyrus
12.小脑扁桃体 tonsil of cerebellum
13.嗅球 olfactory bulb
14.嗅束 olfactory tract
15.视神经 optic nerve
16.视束 optic tract
17.海马旁回 parahippocampal gyrus
18.海马沟 hippocampal sulcus
19.侧副沟 collateral sulcus
20.脑桥 pons
21.锥体 pyramid
22.锥体交叉 decussation of pyramid
23.小脑 cerebellum

1.胼胝体膝 genu of corpus callosum
2.透明隔 septum pellucidum
3.穹窿 fornix
4.屏状核 claustrum
5.外囊 external capsule
6.底丘脑核 subthalamic nucleus
7.红核 red nucleus
8.黑质 substantia nigra
9.三叉神经 trigeminal nerve
10.面神经 facial nerve
11.前庭蜗神经 vestibulocochlear nerve
12.舌咽神经 glossopharyngeal nerve
13.迷走神经 vagus nerve
14.副神经 accessory nerve
15.尾状核 caudate nucleus
16.侧脑室脉络丛 choroid plexus of lateral ventricle
17.背侧丘脑 dorsal thalamus
18.壳 putamen
19.外侧苍白球 lateral globus pallidus
20.内侧苍白球 medial globus pallidus
21.内囊 internal capsule
22.锥体束 pyramidal tract
23.锥体交叉 decussation of pyramid

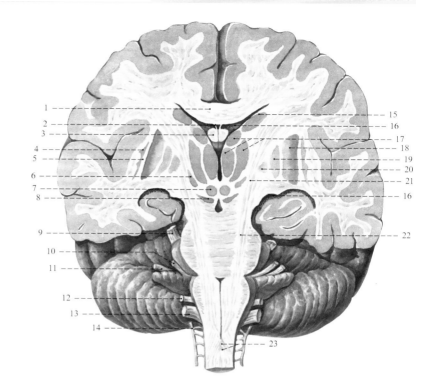

341.脑冠状切面
The coronal section of the brain

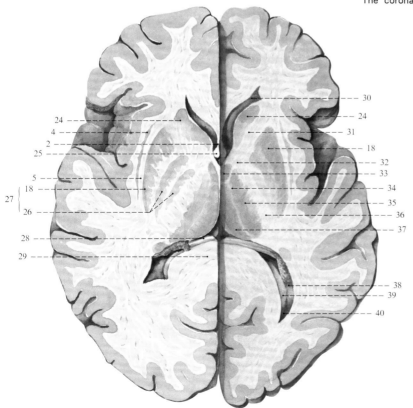

342.脑水平切面
The horizontal section of the brain

24.尾状核头 head of caudate nucleus
25.穹窿柱 column of fornix
26.苍白球 globus pallidus
27.豆状核 lentiform nucleus
28.穹窿脚 crus of fornix
29.胼胝体压部 splenium of corpus callosum
30.前角 anterior horn
31.内囊前肢 anterior limb of internal capsule
32.内囊膝 genu of internal capsule
33.前核群 anterior nuclear group
34.内髓板 internal medullary lamina
35.外侧核群 lateral nuclear group
36.内囊后肢 posterior limb of internal capsule
37.内侧核群 medial nuclear group
38.侧副三角 collateral trigone
39.禽距 calcar avis
40.后角 posterior horn

219

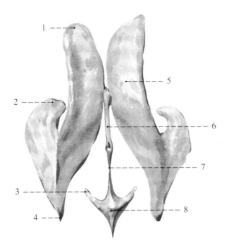

343.脑室铸型（上面观）
The cast form of the cerebral ventricle
(superior aspect)

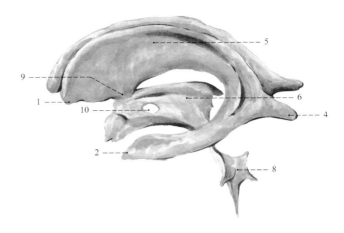

344.脑室铸型（侧面观）
The cast form of the cerebral ventricle
(lateral aspect)

1.侧脑室前角 anterior horn of
lateral ventricle
2.侧脑室下角 inferior horn of
lateral ventricle
3.外侧隐窝 lateral recess
4.侧脑室后角 posterior horn of
lateral ventricle
5.中央部 central part
6.第三脑室 third ventricle
7.中脑水管 mesencephalic aqueduct
8.第四脑室 fourth ventricle
9.室间孔 interventricular foramen
10.丘脑间粘合 interthalamic
adhesion
11.终纹 stria terminalis
12.背侧丘脑 dorsal thalamus
13.内侧纵纹 medial longitudinal
stria
14.胼胝体 corpus callosum
15.禽距 calcar avis
16.尾状核头 head of caudate
nucleus
17.尾状核体 body of caudate
nucleus
18.海马 hippocampus
19.侧脑室脉络丛 choroid plexus of
lateral ventricle
20.侧副三角 collateral trigone

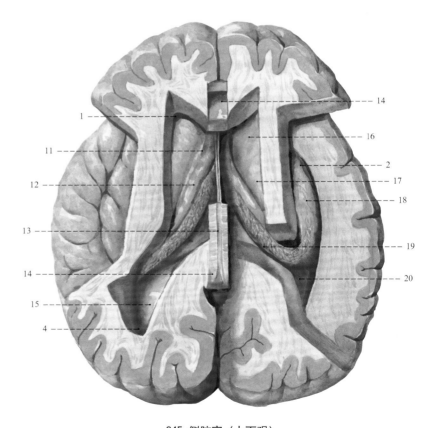

345.侧脑室（上面观）
The lateral ventricle (superior aspect)

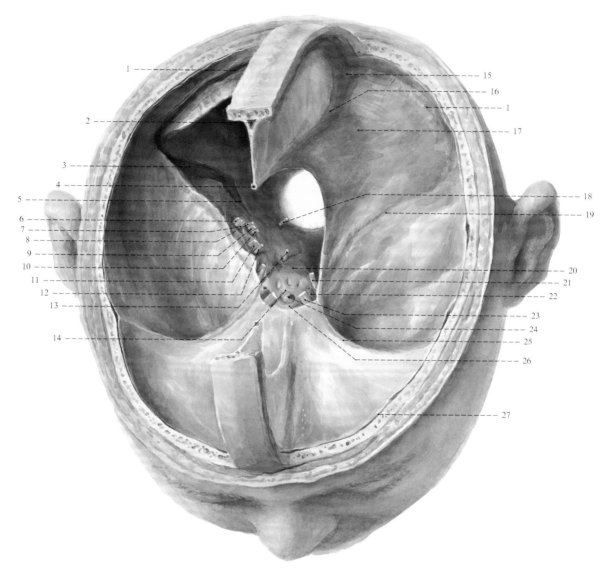

346.硬脑膜、硬脑膜窦和脑神经

The cerebral dura mater, sinuses of dura mater and cranial nerves

1.横窦 transverse sinus

2.上矢状窦 superior sagittal sinus

3.乙状窦 sigmoid sinus

4.下矢状窦 inferior sagittal sinus

5.岩下窦 inferior petrosal sinus

6.前庭蜗神经 vestibulocochlear
nerve

7.面神经 facial nerve

8.副神经 accessory nerve

9.迷走神经 vagus nerve

10.舌咽神经 glossopharyngeal nerve

11.三叉神经 trigeminal nerve

12.滑车神经 trochlear nerve

13.展神经 abducent nerve

14.海绵间后窦 posterior intercavernous
sinus

15.窦汇 confluence of sinuses

16.直窦 straight sinus

17.小脑幕 tentorium of cerebellum

18.舌下神经 hypoglossal nerve

19.岩上窦 superior petrosal sinus

20.基底丛 basal plexus

21.动眼神经 oculomotor nerve

22.眼动脉 ophthalmic artery

23.视神经 optic nerve

24.垂体 hypophysis

25.蝶顶窦 sphenoparietal sinus

26.海绵间前窦 anterior intercavernous
sinus

27.硬膜 dura mater

221

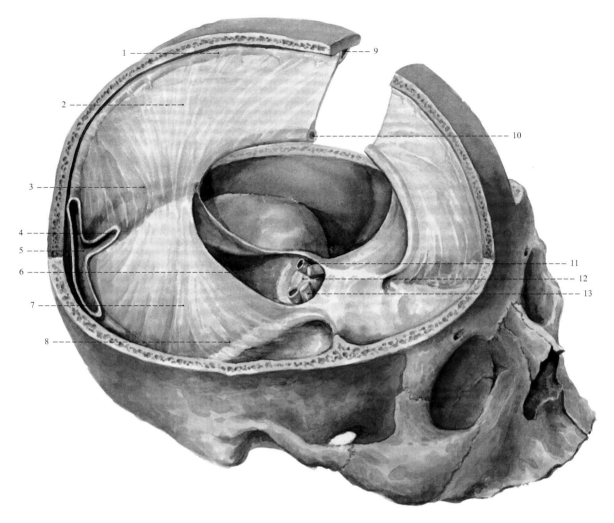

347.硬脑膜及硬脑膜窦
The cerebral dura mater and sinuses of dura mater

1.上矢状窦 superior sagittal sinus	7.小脑幕 tentorium of cerebellum
2.大脑镰 cerebral falx	8.岩上窦 superior petrosal sinus
3.横窦 transverse sinus	9.上矢状窦（切面）superior sagittal sinus (section)
4.直窦 straight sinus	10.下矢状窦（切面）inferior sagittal sinus (section)
5.窦汇 confluence of sinuses	11.颈内动脉 internal carotid artery
6.幕切迹 tentorial incisure	12.漏斗 infundibulum
	13.视神经 optic nerve

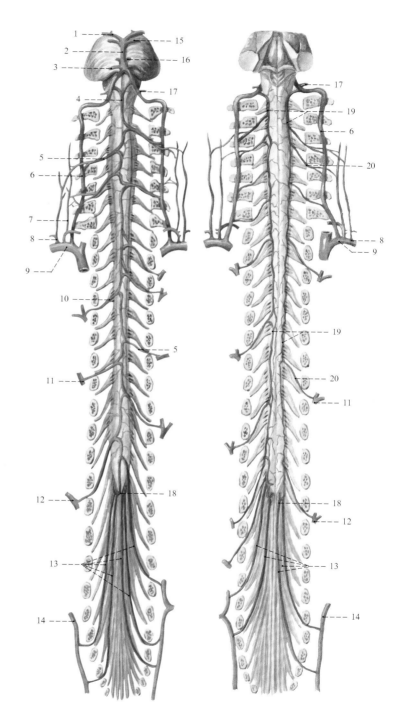

1. 大脑后动脉 posterior cerebral artery
2. 基底动脉 basilar artery
3. 小脑下前动脉 anterior inferior cerebellar artery
4. 脊髓前动脉 anterior spinal artery
5. 前根动脉 anterior radicular artery
6. 椎动脉 vertebral artery
7. 颈升动脉 ascending cervical artery
8. 颈深动脉 deep cervical artery
9. 锁骨下动脉 subclavian artery
10. 大前根动脉 great anterior radicular artery
11. 肋间后动脉 posterior intercostal artery
12. 腰动脉 lumbar artery
13. 马尾动脉 caudal arteries
14. 骶外侧支 lateral sacral branch
15. 小脑上动脉 superior cerebellar artery
16. 迷路动脉 labyrinthine artery
17. 小脑下后动脉 posterior inferior cerebellar artery
18. 吻合袢（与脊髓前动脉）anastomosic ansa (with anterior spinal artery)
19. 脊髓后动脉 posterior spinal artery
20. 后根动脉 posterior radicular artery

348. 脊髓动脉
The arteries of the spinal cord

1.椎体静脉 basivertebral vein
2.脊髓前静脉 anterior spinal vein
3.前根静脉 anterior radicular vein
4.后根静脉 posterior radicular vein
5.脊髓后静脉 posterior spinal vein
6.椎内后静脉丛 posterior internal vertebral venous plexus
7.椎外前静脉丛 anterior external vertebral venous plexus
8.椎内前静脉丛 anterior internal vertebral venous plexus
9.椎间静脉 intervertebral vein
10.根静脉 radicular vein
11.硬脊膜 spinal dura mater
12.脊髓蛛网膜 spinal arachnoid mater
13.椎外后静脉丛 posterior external vertebral venous plexus
14.前根 anterior root
15.后根 posterior root
16.脊神经节 spinal ganglia
17.后正中沟 posterior median sulcus
18.后外侧沟 posterolateral sulcus
19.后根纤维 posterior radicular fiber
20.脊髓 spinal cord
21.软脊膜 spinal pia mater
22.齿状韧带 denticulate ligament

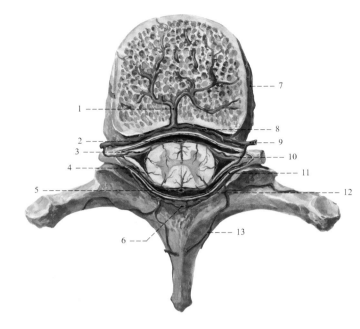

349.脊髓静脉
The veins of the spinal cord

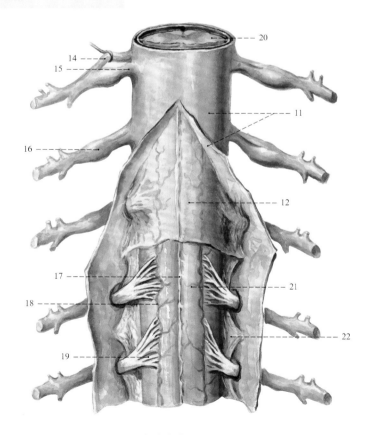

350.脊髓被膜（后面观）
The capsules of the spinal cord (posterior aspect)

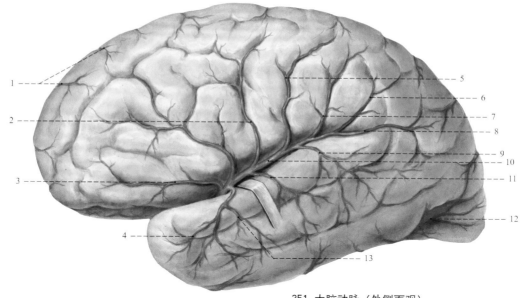

351.大脑动脉（外侧面观）
The cerebral arteries (lateral aspect)

352.大脑动脉（内侧面观）
The cerebral arteries (medial aspect)

1.大脑前动脉终末支 terminal branches of anterior cerebral artery
2.中央前沟动脉 artery of precentral sulcus
3.额叶底外侧动脉 lateral frontobasal artery
4.颞极动脉 temporal polar artery
5.中央沟动脉 artery of central sulcus
6.顶叶后动脉 posterior parietal artery
7.中央后沟动脉 artery of postcentral sulcus
8.角回动脉 artery of angular gyrus
9.颞叶后动脉 posterior temporal artery
10.大脑中动脉 middle cerebral artery
11.颞叶中动脉 middle temporal artery
12.枕颞支 occipitotemporal branch

13.颞叶前动脉 anterior temporal artery
14.额叶后内侧支 posteromedial frontal branch
15.额叶中内侧支 mediomedial frontal branch
16.胼胝体缘动脉 callosomarginal artery
17.额叶前内侧支 anteromedial frontal branch
18.额叶底内侧动脉 medial frontobasal artery
19.前交通动脉 anterior communicating artery
20.大脑前动脉 anterior cerebral artery
21.后交通动脉 posterior communicating artery
22.大脑后动脉 posterior cerebral artery
23.旁中央动脉 paracentral artery
24.楔前动脉 precuneal artery
25.胼胝体周围动脉 pericallosal artery

26.顶枕支 parietooccipital branch
27.胼胝体背侧支 dorsal branch of callosal body
28.枕叶内侧动脉 medial occipital artery
29.距状沟支 calcarine branch
30.颞叶后支 posterior temporal branch
31.颞叶中间支 intermediate temporal branch
32.颞叶前支 anterior temporal branch

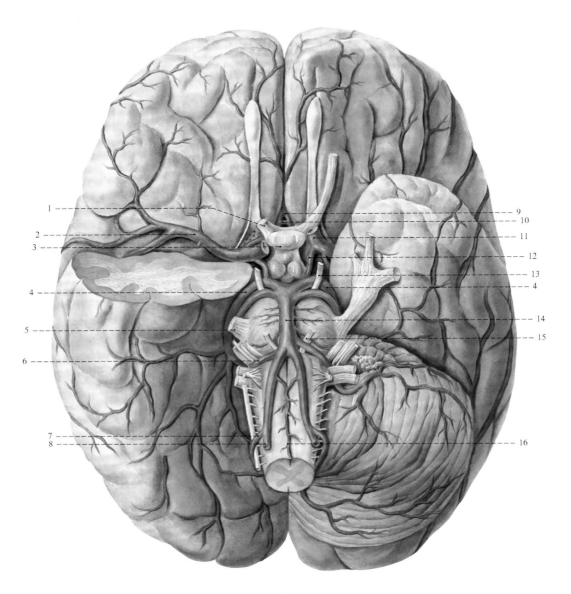

353. 脑底部动脉
The arteries at the base of the brain

1. 视神经 optic nerve
2. 大脑中动脉 middle cerebral artery
3. 垂体 hypophysis
4. 大脑后动脉 posterior cerebral artery
5. 三叉神经 trigeminal nerve
6. 小脑下前动脉 anterior inferior cerebellar artery
7. 小脑下后动脉 posterior inferior cerebellar artery
8. 椎动脉 vertebral artery
9. 大脑前动脉 anterior cerebral artery
10. 前交通动脉 anterior communicating artery
11. 颈内动脉 internal carotid artery
12. 后交通动脉 posterior communicating artery
13. 动眼神经 oculomotor nerve
14. 基底动脉 basilar artery
15. 展神经 abducent nerve
16. 脊髓前动脉 anterior spinal artery

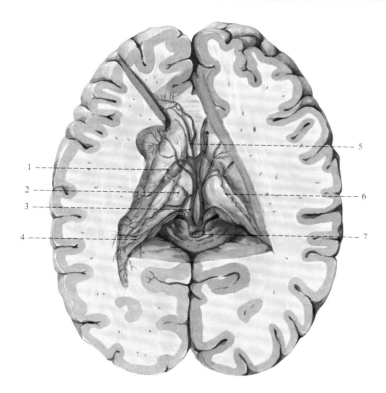

354.大脑深静脉（上面观）
The deep cerebral veins (superior aspect)

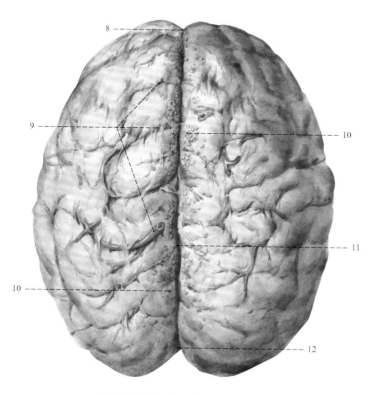

355.蛛网膜及蛛网膜粒（上面观）
The arachnoid mater and granulations (superior aspect)

1.丘脑纹静脉 thalamostriate vein
2.丘脑 thalamus
3.大脑内静脉 internal cerebral vein
4.侧脑室静脉 lateral ventricular vein
5.透明隔静脉 septum pellucidum vein
6.脉络丛静脉 vein of choroid plexus
7.大脑大静脉 great cerebral vein
8.额侧 frontal side
9.大脑上静脉 superior cerebral veins
10.蛛网膜粒 arachnoid granulations
11.大脑纵裂 cerebral longitudinal fissure
12.枕侧 occipital side

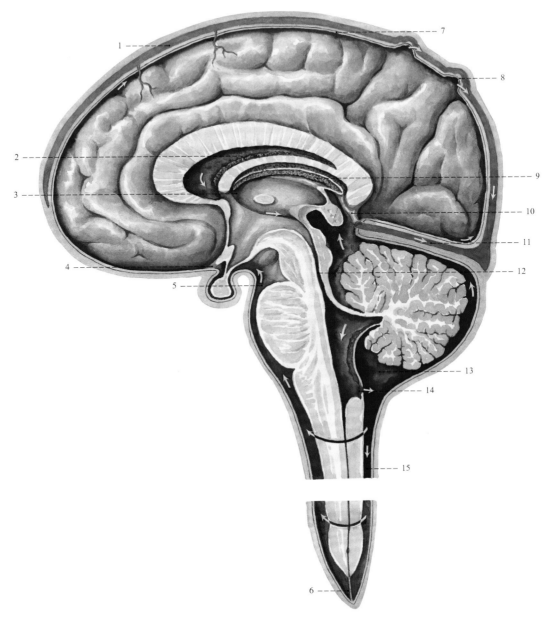

356.脑脊液循环（模式图）
The cerebrospinal fluid circulation (diagram)

1.上矢状窦 superior sagittal sinus
2.侧脑室脉络丛 choroid plexus of lateral ventricle
3.室间孔 interventricular foramen
4.交叉池 chiasmatic cistern
5.脚间池 interpeduncular cistern
6.终池 terminal cistern
7.脑蛛网膜 cerebral arachnoid mater
8.蛛网膜粒 arachnoid granulations
9.第三脑室脉络丛 choroid plexus of third ventricle
10.大脑大静脉 great cerebral vein
11.直窦 straight sinus
12.中脑水管 mesencephalic aqueduct
13.小脑延髓池 cerebellomedullary cistern
14.第四脑室正中孔 median aperture of fourth ventricle
15.蛛网膜下隙 subarachnoid space

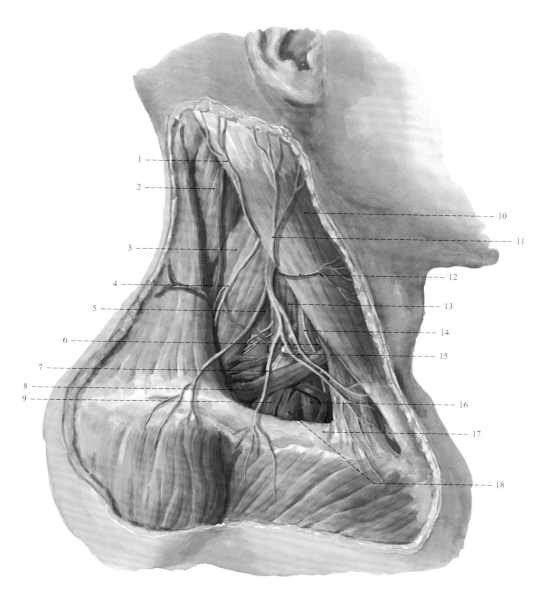

357.颈部浅层神经
The nerves of the superficial layer of the neck

1.枕小神经 lesser occipital nerve
2.头夹肌 splenius capitis
3.肩胛提肌 levator scapulae
4.副神经 accessory nerve
5.后斜角肌 scalenus posterior
6.颈内静脉 internal jugular vein
7.锁骨上神经 supraclavicular nerve
8.肩胛舌骨肌 omohyoid
9.臂丛 brachial plexus

10.胸锁乳突肌 sternocleidomastoid
11.耳大神经 great auricular nerve
12.颈横神经 transverse nerve of neck
13.中斜角肌 scalenus medius
14.膈神经 phrenic nerve
15.颈横动脉 transverse cervical artery
16.前斜角肌 scalenus anterior
17.锁骨 clavicle
18.锁骨下动脉 subclavian artery

229

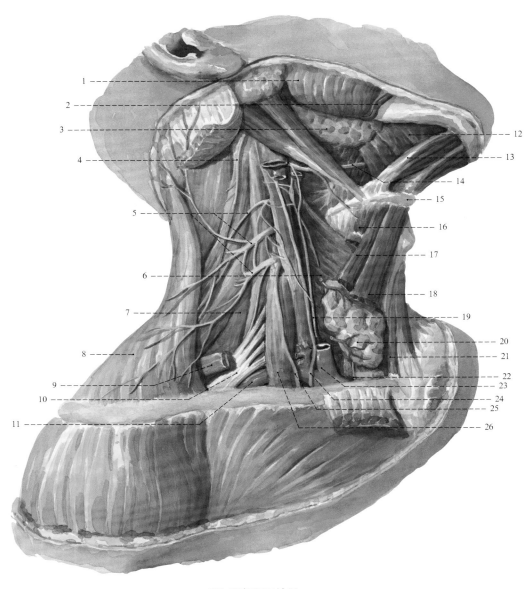

358.颈部深层神经
The nerves of the deep layer of the neck

1.咬肌 masseter	11.锁骨下动脉 subclavian artery	20.甲状腺 thyroid gland
2.面动脉 facial artery	12.下颌舌骨肌 mylohyoid	21.胸骨甲状肌 sternothyroid
3.下颌下腺 submandibular gland	13.二腹肌（前腹）digastric (anterior belly)	22.喉返神经 recurrent laryngeal nerve
4.副神经 accessory nerve	14.舌下神经 hypoglossal nerve	23.颈总动脉 common carotid artery
5.颈丛 cervical plexus	15.舌骨 hyoid bone	
6.咽下缩肌 inferior constrictor of pharynx	16.甲状舌骨肌 thyrohyoid	24.迷走神经 vagus nerve
7.后斜角肌 scalenus posterior	17.肩胛舌骨肌（上腹）omohyoid (superior belly)	25.膈神经 phrenic nerve
8.斜方肌 trapezius	18.胸骨舌骨肌 sternohyoid	26.前斜角肌 scalenus anterior
9.肩胛舌骨肌（下腹）omohyoid (inferior belly)	19.交感干 sympathetic trunk	
10.臂丛 brachial plexus		

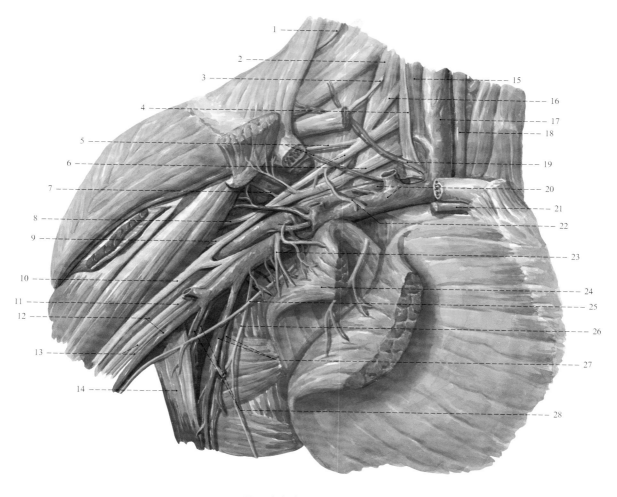

359.腋窝神经及其毗邻（1）
The nerves of axillary fossa and their neighbours (1)

1.副神经 accessory nerve
2.中斜角肌 scalenus medius
3.肩胛背神经 dorsal scapular nerve
4.膈神经 phrenic nerve
5.肩胛上动脉、神经 suprascapular artery and nerve
6.臂丛干 brachial plexus trunks
7.肩胛下神经 subscapular nerve
8.腋神经 axillary nerve
9.肌皮神经 musculocutaneous nerve
10.正中神经 median nerve
11.尺神经 ulnar nerve
12.肱动、静脉 brachial artery and vein
13.前臂、臂内侧皮神经 medial antebrachial and medial brachial cutaneous nerves
14.背阔肌 latissimus dorsi

15.前斜角肌 scalenus anterior
16.臂丛根 brachial plexus roots
17.颈内静脉 internal jugular vein
18.颈总动脉 common carotid artery
19.颈横动脉 transverse cervical artery
20.锁骨下动、静脉 subclavian artery and vein
21.锁骨下肌 subclavius
22.胸外侧神经 lateral pectoral nerve
23.胸内侧神经 medial pectoral nerve
24.胸小肌 pectoralis minor
25.肋间臂神经 intercostobrachial nerve
26.胸长神经 long thoracic nerve
27.胸外侧动、静脉 lateral thoracic artery and vein
28.胸背动、静脉 thoracodorsal artery and vein

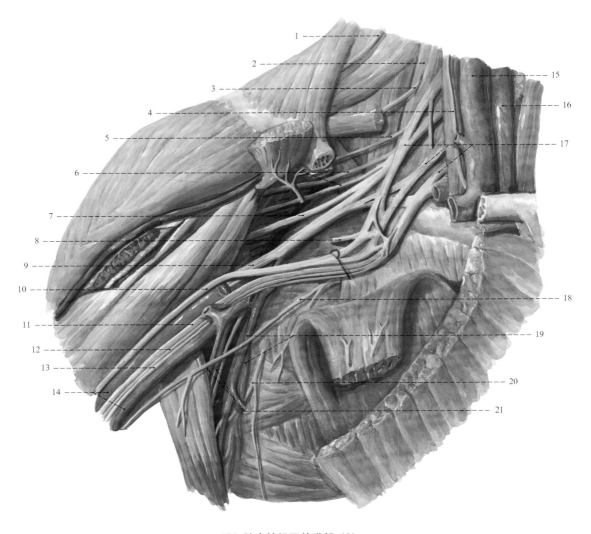

360.腋窝神经及其毗邻（2）
The nerves of axillary fossa and its neighbours (2)

1.副神经 accessory nerve
2.中斜角肌 scalenus medius
3.肩胛背神经 dorsal scapular nerve
4.膈神经 phrenic nerve
5.肩胛上神经 suprascapular nerve
6.肩胛下神经 subscapular nerve
7.腋神经 axillary nerve
8.肌皮神经 musculocutaneous nerve
9.桡神经 radial nerve
10.正中神经 median nerve
11.尺神经 ulnar nerve

12.前臂内侧神经 medial antebrachial nerve
13.臂内侧皮神经 medial brachial cutaneous nerve
14.肱动、静脉 brachial artery and vein
15.颈内静脉 internal jugular vein
16.颈总动脉 common carotid artery
17.臂丛干 brachial plexus trunks
18.肋间臂神经 intercostobrachial nerve
19.胸外侧动、静脉 lateral thoracic artery and vein
20.胸长神经 long thoracic nerve
21.胸背动、静脉 thoracodorsal artery and vein

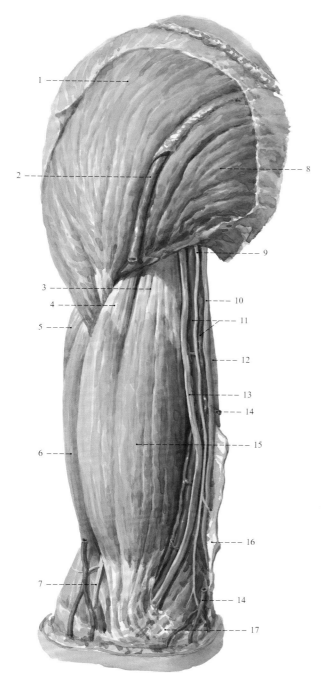

361.臂部神经（前面观）（1）
The nerves of the arm (anterior aspect) (1)

1.三角肌 deltoid
2.头静脉 cephalic vein
3.肱二头肌（短头）biceps brachii
   (short head)
4.肱二头肌（长头）biceps brachii
   (long head)
5.肱三头肌（外侧头）triceps brachii
   (lateral head)
6.肱肌 brachialis
7.前臂外侧皮神经 lateral antebrachial
   cutaneous nerve
8.胸大肌 pectoralis major
9.前臂内侧皮神经 medial autebrachial
   cutaneous nerve
10.尺神经 ulnar nerve
11.肱动、静脉 brachial artery and
   vein
12.肱三头肌（内侧头）triceps brachii
   (medial head)
13.正中神经 median nerve
14.贵要静脉 basilic vein
15.肱二头肌 biceps brachii
16.臂内侧肌间隔 medial brachial
   intermuscular septum
17.肱二头肌腱膜 bicipital aponeurosis

233

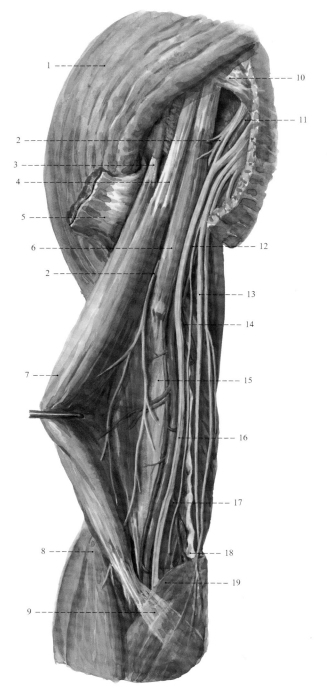

362.臂部神经（前面观）（2）
The nerves of the arm (anterior aspect) (2)

1.三角肌 deltoid
2.肌皮神经 musculocutaneous nerve
3.肱二头肌（长头）biceps brachii (long head)
4.肱二头肌（短头）biceps brachii (short head)
5.胸大肌 pectoralis major
6.喙肱肌 coracobrachialis
7.肱二头肌 biceps brachii
8.肱桡肌 brachioradialis
9.肱二头肌腱膜 bicipital aponeurosis
10.胸小肌 pectoralis minor
11.腋动脉 brachial artery
12.前臂内侧皮神经 medial antebrachial cutaneous nerve
13.尺神经 ulnar nerve
14.尺侧上副动脉 superior ulnar collateral artery
15.肱肌 brachialis
16.正中神经 median nerve
17.尺侧下副动脉 inferior ulnar collateral artery
18.臂内侧肌间隔 medial brachial intermuscular septum
19.旋前圆肌 pronator teres

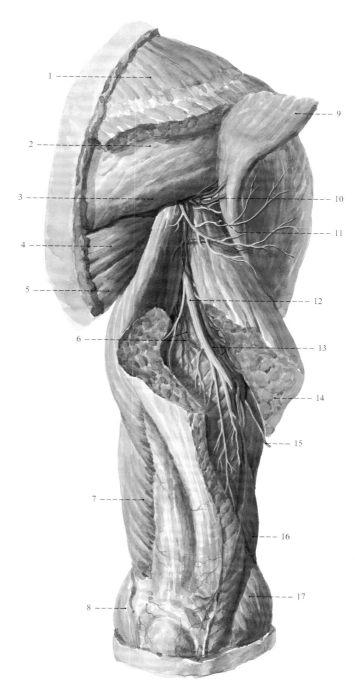

1.斜方肌 trapezius
2.冈下肌 infraspinatus
3.小圆肌 teres minor
4.大圆肌 teres major
5.背阔肌 latissimus dorsi
6.中副动、静脉 middle collateral artery and vein
7.肱三头肌（内侧头）triceps brachii (medial head)
8.尺侧腕屈肌 flexor carpi ulnaris
9.三角肌 deltoid
10.腋神经 axillary nerve
11.旋肱后动脉 posterior humeral circumflex artery
12.桡神经 radial nerve
13.肱深动、静脉 deep brachial artery and vein
14.肱三头肌（外侧头）triceps brachii (lateral head)
15.前臂后皮神经 posterior antebrachial cutaneous nerve
16.肱桡肌 brachioradialis
17.桡侧腕长伸肌 extensor carpi radialis longus

363.臂部神经（后面观）
The nerves of the arm (posterior aspect)

235

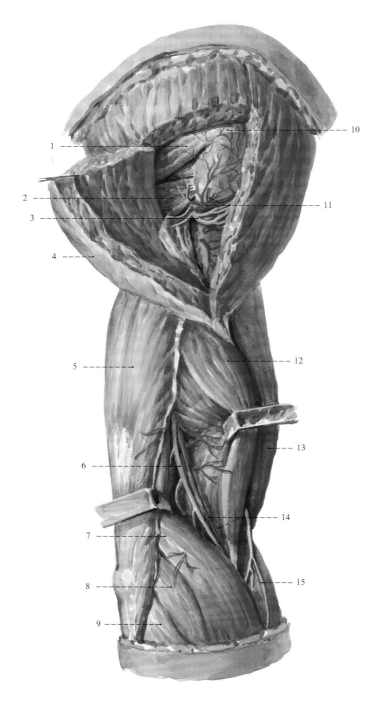

364.臂部神经（外侧面观）
The nerves of the arm (lateral aspect)

1.冈下肌 infraspinatus
2.小圆肌 teres minor
3.腋神经 axillary nerve
4.三角肌 deltoid
5.肱三头肌 triceps brachii
6.桡神经 radial nerve
7.肱桡肌 brachioradialis
8.桡侧腕长伸肌 extensor carpi radialis longus
9.桡侧腕短伸肌 extensor carpi radialis brevis
10.大结节 greater tubercle
11.旋肱后动、静脉 posterior humeral circumflex artery and vein
12.肱肌 brachialis
13.肱二头肌 biceps brachii
14.桡侧副动、静脉 radial collateral artery and vein
15.前臂外侧皮神经 lateral antebrachial cutaneous nerve

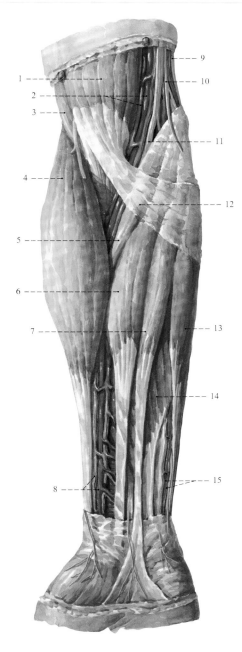

365.前臂神经（前面观）（1）
The nerves of the forearm (anterior aspect) (1)

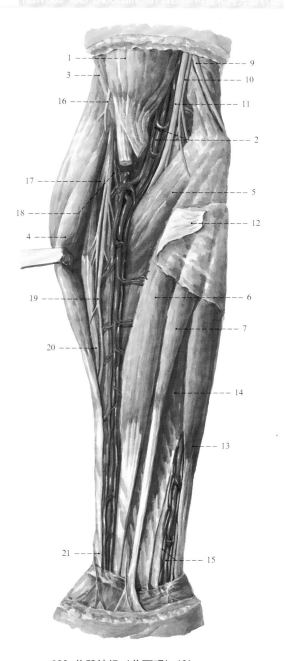

366.前臂神经（前面观）（2）
The nerves of the forearm (anterior aspect) (2)

1.肱二头肌 biceps brachii
2.肱动、静脉 brachial artery and vein
3.肱肌 brachialis
4.肱桡肌 brachioradialis
5.旋前圆肌 pronator teres
6.桡侧腕屈肌 flexor carpi radialis
7.掌长肌 palmaris longus
8.桡动、静脉 radial artery and vein
9.尺神经 ulnar nerve

10.前臂内侧皮神经 medial antebrachial cutaneous nerve
11.正中神经 median nerve
12.肱二头肌腱膜 bicipital aponeurosis
13.尺侧腕屈肌 flexor carpi ulnaris
14.指浅屈肌 flexor digitorum superficialis
15.尺动、静脉 ulnar artery and vein
16.前臂外侧皮神经 lateral antebrachial cutaneous nerve

17.桡神经（深支）radial nerve (deep branch)
18.桡侧返动脉 radial recurrent artery
19.桡神经（浅支）radial nerve (superficial branch)
20.桡侧腕长伸肌 extensor carpi radialis longus
21.拇长展肌 abductor pollicis longus

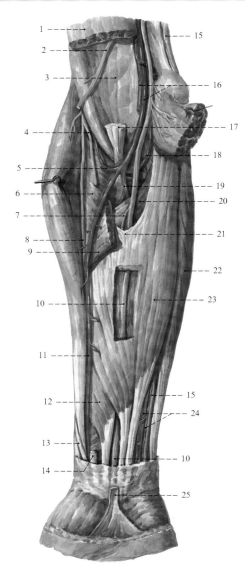

367.前臂神经（前面观）（3）
The nerves of the forearm (anterior aspect) (3)

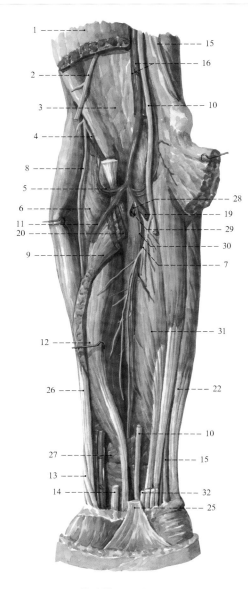

368.前臂神经（前面观）（4）
The nerves of the forearm (anterior aspect) (4)

1.肱二头肌 biceps brachii
2.肌皮神经 musculocutaneous nerve
3.肱肌 brachialis
4.桡神经（深支）radial nerve (deep branch)
5.桡侧返动脉 radial recurrent artery
6.旋后肌 supinator
7.骨间前神经 anterior interosseous nerve
8.桡神经（浅支）radial nerve (superficial branch)
9.旋前圆肌（肱头）pronator teres (humeral head)
10.正中神经 median nerve
11.桡动脉 radial artery
12.拇长屈肌 flexor pollicis longus
13.拇长展肌腱 tendon of abductor pollicis longus
14.桡侧腕屈肌腱 tendon of flexor carpi radialis
15.尺神经 ulnar nerve
16.肱动、静脉 brachial artery and vein
17.肱二头肌腱 tendon of biceps brachii
18.尺侧返动脉 ulnar recurrent artery
19.尺动脉 ulnar artery
20.旋前圆肌（尺头）pronator teres (ulnar head)
21.指浅屈肌腱弓 tendinous arch of flexor digitorum superficialis
22.尺侧腕屈肌 flexor carpi ulnaris
23.指浅屈肌 flexor digitorum superficialis
24.尺动、静脉 ulnar artery and vein
25.掌长肌腱 tendon of palmaris longus
26.肱桡肌腱 tendon of brachioradialis
27.旋前方肌 pronator quadratus
28.骨间总动脉 common interosseous artery
29.骨间后动脉 posterior interosseous artery
30.骨间前动脉 anterior interosseous artery
31.指深屈肌 flexor digitorum profundus
32.指浅屈肌腱 tendon of flexor digitorum superficialis

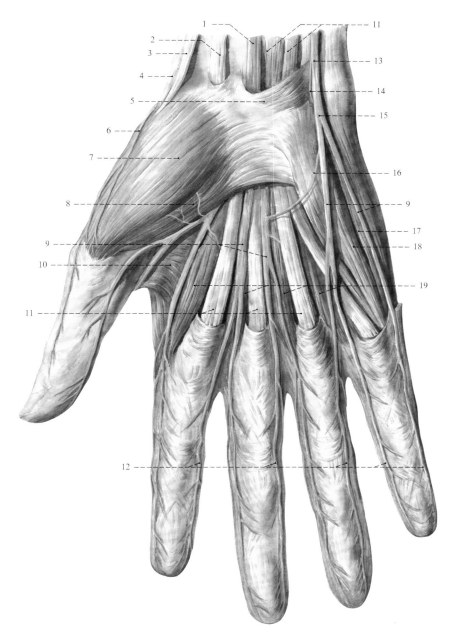

369.手掌侧神经

The nerves of the palm of the hand

1.正中神经 median nerve

2.桡侧腕屈肌腱 tendon of flexor carpi radialis

3.拇长展肌腱 tendon of abductor pollicis longus

4.拇短伸肌腱 tendon of extensor pollicis brevis

5.屈肌支持带 flexor retinaculum

6.桡神经(浅支) radial nerve (superficial branch)

7.拇短展肌 abductor pollicis brevis

8.拇短屈肌 flexor pollicis brevis

9.指掌侧总神经 common palmar digital nerves

10.拇收肌 adductor pollicis

11.指浅屈肌腱 tendon of flexor digitorum superficialis

12.指掌侧固有神经 proper palmar digital nerves

13.尺神经 ulnar nerve

14.尺神经(深支) ulnar nerve (deep branch)

15.尺神经(浅支) ulnar nerve (superficial branch)

16.尺神经(交通支) ulnar nerve (communicating branch)

17.小指展肌 abductor digiti minimi

18.小指短屈肌 flexor digiti minimi brevis

19.蚓状肌 lumbricales

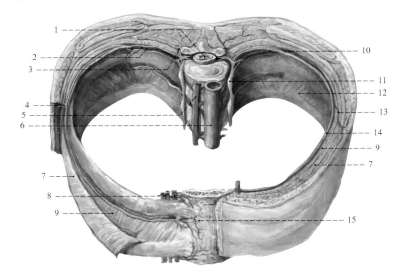

370.肋间神经及其分布
The intercostal nerves and their distribution

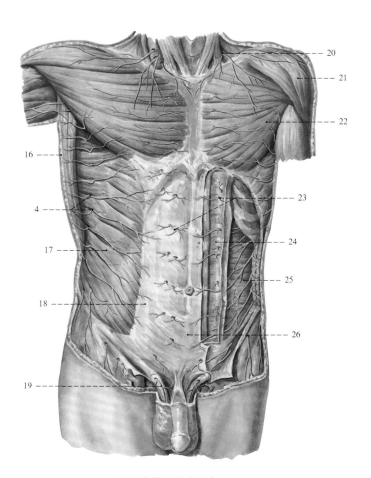

371.胸神经前支配布
The distribution of the anterior branches of the thoracic nerve

1.脊髓 spinal cord
2.肋间后动、静脉，肋间神经 posterior intercostal artery, vein, intercostal nerve
3.胸神经（后支）thoracic nerve (posterior branch)
4.肋间神经（外侧皮支）intercostal nerve (lateral cutaneous branch)
5.奇静脉 azygos vein
6.胸主动脉 thoracic aorta
7.肋间外肌 intercostales externi
8.胸廓内动、静脉 internal thoracic artery and vein
9.肋间内肌 intercostales interni
10.肋间后动脉 posterior intercostal artery
11.胸交感干 thoracic sympathetic trunk
12.肋间最内肌 intercostales intimi
13.肋间动脉（前皮支）intercostal artery (anterior cutaneous branch)
14.肋间动脉 intercostal artery
15.胸骨 sternum
16.背阔肌 latissimus dorsi
17.腹外斜肌 obliquus externus abdominis
18.腹外斜肌腱膜 aponeurosis of obliquus externus abdominis
19.精索 spermatic cord
20.锁骨上神经 supraclavicular nerve
21.三角肌 deltoid
22.胸大肌 pectoralis major
23.肋间神经（前皮支）intercostal nerves (anterior cutaneous branch)
24.腹直肌鞘（后层）tendon sheath of rectus abdominis (posterior layer)
25.腹横肌 transversus abdominis
26.白线 linea alba

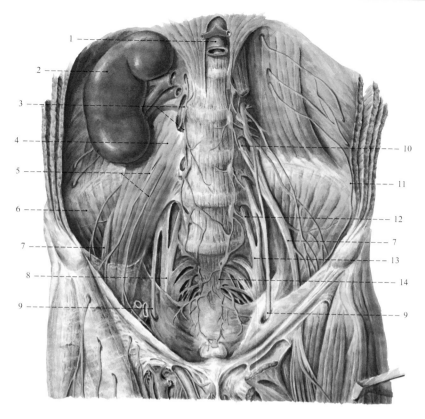

372.腰丛和骶丛
The lumbar plexus and sacral plexus

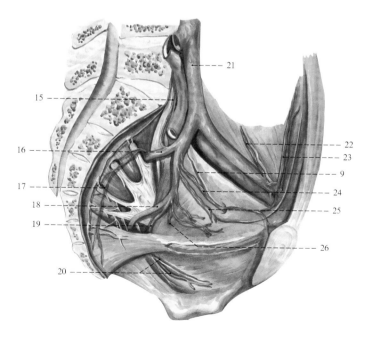

373.骶尾丛及其毗邻结构
The sacrococcygeal plexus and their adjacent structures

1.腹主动脉 abdominal aorta
2.右肾 right kidney
3.交感干和腰神经节 sympathetic trunk, lumbar ganglia
4.腰大肌 psoas major
5.生殖股神经 genitofemoral nerve
6.髂肌 iliacus
7.股神经 femoral nerve
8.骶丛 sacral plexus
9.闭孔神经 obturator nerve
10.第3腰神经 3rd sacral nerve
11.髂腹股沟神经 ilioinguinal nerve
12.第5腰神经 5th lumbar nerve
13.腰骶干 lumbosacral trunk
14.骶交感干 sacral sympathetic trunk
15.髂腰动脉 iliolumbar artery
16.臀上动脉 superior gluteal artery
17.骶外侧动脉 lateral sacral artery
18.臀下动脉 inferior gluteal artery
19.阴部内动脉 internal pudendal artery
20.阴部内动脉、神经 internal pudendal artery, nerve
21.左髂总动脉 left common iliac artery
22.旋髂深动脉 deep iliac circumflex artery
23.腹壁下动脉 inferior epigastric artery
24.闭孔动脉 obturator artery
25.脐动脉 umbilical artery
26.直肠下动脉 inferior rectal artery

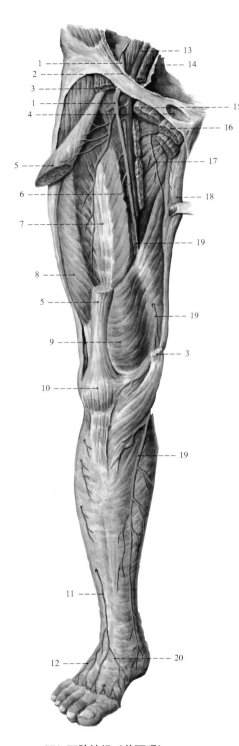

374.下肢神经（前面观）
The nerves of the lower limb
（anterior aspect）

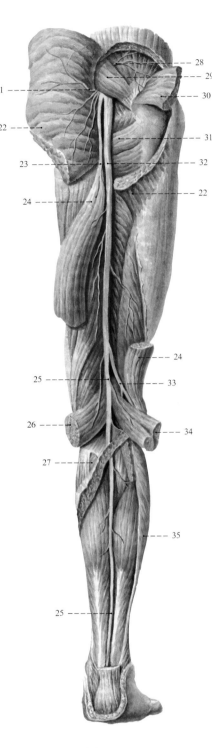

375.下肢神经（后面观）
The nerves of the lower limb
（posterior aspect）

1.股神经 femoral nerve
2.腹股沟韧带 inguinal ligament
3.缝匠肌 sartorius
4.腹股沟管浅环 superficial inguinal ring
5.股直肌 rectus femoris
6.短收肌 adductor brevis
7.股中间肌 vastus intermedius
8.股外侧肌 vastus lateralis
9.股内侧肌 vastus medialis
10.髌骨 patella
11.腓浅神经 superficial peroneal nerve
12.足背外侧皮神经 lateral dorsal cutaneous nerve of foot
13.髂外动脉 external iliac artery
14.髂外静脉 external iliac vein
15.耻骨肌 pectineus
16.长收肌 adductor longus
17.闭孔神经（后支）obturator nerve (posterior branch)
18.股薄肌 gracilis
19.隐神经 saphenous nerve
20.足背内侧皮神经 medial dorsal cutaneous nerve of foot
21.臀下神经 inferior gluteal nerve
22.臀大肌 gluteus maximus
23.股后皮神经 posterior femoral cutaneous nerve
24.股二头肌（长头）biceps femoris (long head)
25.胫神经 tibial nerve
26.腓肠肌（内侧头）gastrocnemius (medial head)
27.比目鱼肌 soleus
28.臀上神经 superior gluteal nerve
29.梨状肌 piriformis
30.臀中肌 gluteus medius
31.股方肌 quadratus femoris
32.坐骨神经 sciatic nerve
33.腓总神经 common peroneal nerve
34.腓肠肌（外侧头）gastrocnemius (lateral head)
35.腓骨长肌 peroneus longus

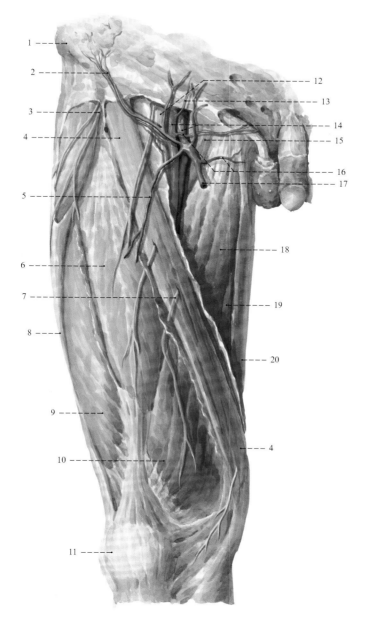

376.股前部神经及其毗邻结构

The nerves of the anterior aspect of the thigh and their adjacent structures

1.髂前上棘 anterior superior iliac spine
2.旋髂浅动、静脉 superficial iliac circumflex artery and vein
3.股外侧皮神经 lateral femoral cutaneous nerve
4.缝匠肌 sartorius
5.股外侧浅静脉 lateral femoral superficial vein
6.股直肌 rectus femoris
7.股神经前皮支 anterior cutaneous branch of femoral nerve
8.髂胫束 iliotibial tract
9.股外侧肌 vastus lateralis
10.股内侧肌 vastus medialis
11.髌骨 patella
12.股神经 femoral nerve
13.腹壁浅动脉 superficial epigastric artery
14.股动、静脉 femoral artery and vein
15.耻骨肌 pectineus
16.阴部外动、静脉 external pudendal artery and vein
17.大隐静脉 great saphenous vein
18.长收肌 adductor longus
19.大收肌 adductor magnus
20.股薄肌 gracilis

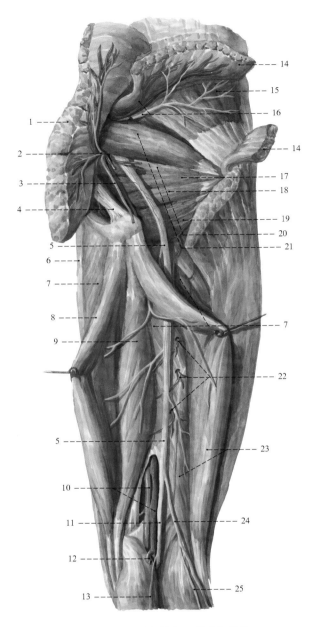

377.臀部和股后部神经及其毗邻结构

The gluteal region and nerves of the posterior aspect of the thigh and their adjacent structures

1.臀大肌 gluteus maximus
2.臀下动、静脉和神经 inferior gluteal artery, vein and nerve
3.股后皮神经 posterior femoral cutaneous nerve
4.骶结节韧带 sacrotuberous ligament
5.坐骨神经 sciatic nerve
6.股薄肌 gracilis
7.大收肌 adductor magnus
8.半腱肌 semitendinosus
9.半膜肌 semimembranosus
10.腘动、静脉 popliteal artery and vein
11.胫神经 tibial nerve
12.小隐静脉 small saphenous vein
13.腓肠内侧皮神经 medial sural cutaneous nerve
14.臀中肌 gluteus medius
15.臀小肌 gluteus minimus
16.臀上动、静脉和神经 superior gluteal artery, vein and nerve
17.闭孔内肌 obturator internus
18.下孖肌 gemellus inferior
19.股方肌 quadratus femoris
20.上孖肌 gemellus superior
21.梨状肌 piriformis
22.股深动脉（穿动脉） deep femoral arteries (perforating arteries)
23.股二头肌（长、短头） biceps femoris (long and short head)
24.腓总神经 common peroneal nerve
25.腓肠外侧皮神经 lateral sural cutaneous nerve

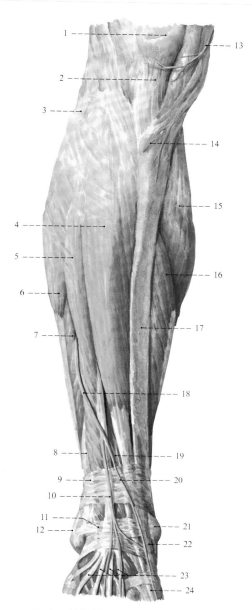

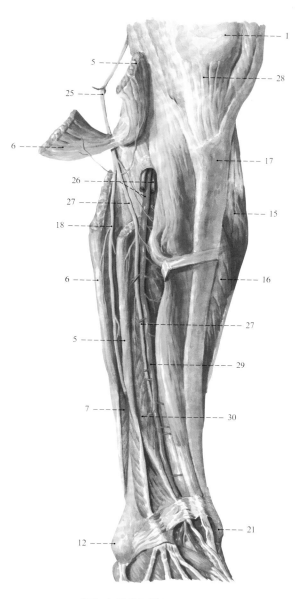

378. 小腿前部神经及其毗邻结构（1）

The nerves of the anterior aspect of the leg and
their adjacent structures (1)

379. 小腿前部神经及其毗邻结构（2）

The nerves of the anterior aspect of the leg
and their adjacent structures (2)

1. 髌骨 patella
2. 髌腱 patellar tendon
3. 腓骨头 fibular head
4. 胫骨前肌 tibialis anterior
5. 趾长伸肌 extensor digitorum longus
6. 腓骨长肌 peroneus longus
7. 腓骨短肌 peroneus brevis
8. 腓骨 fibula
9. 伸肌上支持带 superior extensor retinaculum
10. 足背中间皮神经 intermediate dorsal cutaneous nerve of foot
11. 伸肌下支持带 inferior extensor retinaculum
12. 外踝 lateral malleolus

13. 隐神经（髌下支）saphenous nerve (infrapatellar branch)
14. 胫骨粗隆 tibial tuberosity
15. 腓肠肌 gastrocnemius
16. 比目鱼肌 soleus
17. 胫骨 tibia
18. 腓浅神经 superficial peroneal nerve
19. 踇长伸肌 extensor halluces longus
20. 足背内侧皮神经 medial dorsal cutaneous nerve of foot
21. 内踝 medial malleolus
22. 胫骨前肌腱 tendon of tibialis

anterior
23. 趾长伸肌腱 tendon of extensor digitorum longus
24. 踇长伸肌腱 tendon of extensor halluces longus
25. 腓总神经 common peroneal nerve
26. 胫前动、静脉 anterior tibial artery and vein
27. 腓深神经 deep peroneal nerve
28. 髌韧带 patellar ligament
29. 胫前动脉 anterior tibial artery
30. 踇长伸肌 extensor halluces longus

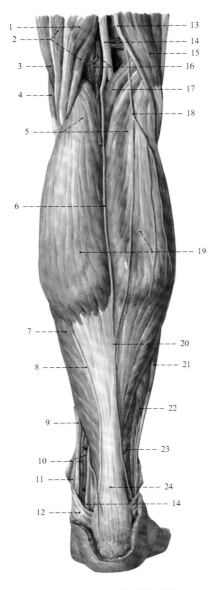

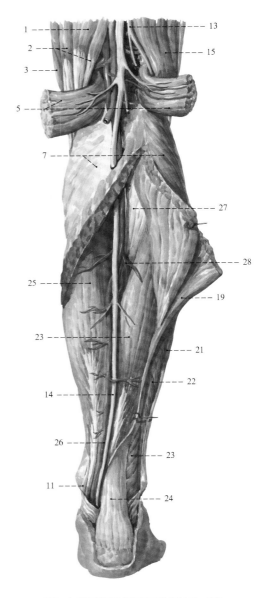

380.小腿后部神经及其毗邻结构（1）

The nerves of the posterior aspect of the leg
and their adjacent strucures（1）

381.小腿后部神经及其毗邻结构（2）

The nerves of the posterior aspect of the leg
and their adjacent structures（2）

1.半腱肌 semitendinosus
2.半膜肌 semimembranosus
3.股薄肌 gracilis
4.缝匠肌 sartorius
5.腓肠肌（内、外侧头）gastrocnemius (medial and lateral head)
6.腓肠内侧皮神经 medial sural cutaneous nerve
7.比目鱼肌 soleus
8.跖肌腱 tendon of plantaris
9.趾长屈肌腱 tendon of flexor digitorum longus
10.胫后动、静脉 posterior tibial artery and vein

11.胫骨后肌腱 tendon of tibialis posterior
12.屈肌支持带 flexor retinaculum
13.腓总神经 common peroneal nerve
14.胫神经 tibial nerve
15.股二头肌 biceps femoris
16.腘动、静脉 popliteal artery and vein
17.跖肌 plantaris
18.腓肠外侧皮神经 lateral sural cutaneous nerve

19.腓肠肌 gastrocnemius
20.腓肠神经 sural nerve
21.腓骨长肌 peroneus longus
22.腓骨短肌 peroneus brevis
23.姆长屈肌 flexor hallucis longus
24.跟腱 tendo calcaneus
25.趾长屈肌 flexor digitorum longus
26.胫后动脉 posterior tibial artery
27.胫骨后肌 tibialis posterior
28.腓动脉 peroneal artery

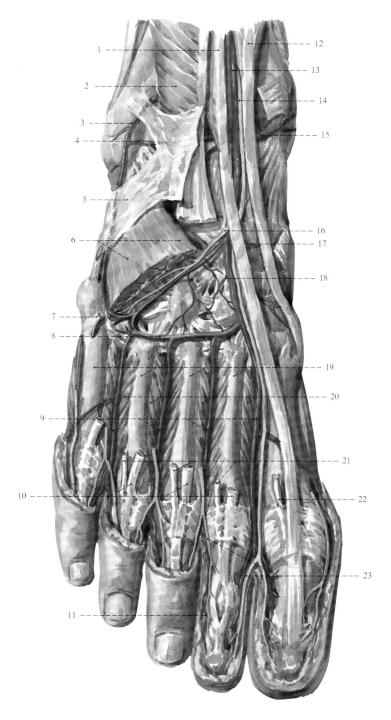

1.踇长伸肌 extensor halluces longus
2.趾长伸肌 extensor digitorum longus
3.腓动脉（穿支）peroneal artery (perforating branch)
4.外踝前动脉 lateral anterior malleolar artery
5.伸肌下支持带 inferior extensor retinaculum
6.踇短伸肌和趾短伸肌 extensor halluces brevis, extensor digitorum brevis
7.第3腓骨肌腱 tendon of peroneus tertius
8.弓状动脉 arcuate artery
9.跖背动脉 dorsal metatarsal arteries
10.趾长伸肌腱 tendons of extensor digitorum longus
11.趾背动脉 dorsal digital artery
12.胫骨前肌 tibialis anterior
13.胫前动脉 anterior tibial artery
14.腓深神经 deep peroneal nerve
15.内踝前动脉 medial anterior malleolar artery
16.腓深神经（外侧支）deep fibular nerve (lateral branch)
17.跗内侧动脉 medial tarsal artery
18.跗外侧动脉 lateral tarsal artery
19.跖骨 metatarsal bones
20.骨间背侧肌 dorsal interossei
21.趾短伸肌腱 tendons of extensor digitorum brevis
22.踇短伸肌腱 tendon of extensor halluces brevis
23.趾背神经 dorsal digital nerve of foot

382.足背部神经及动脉
The nerves and arteries of the dorsum of the foot

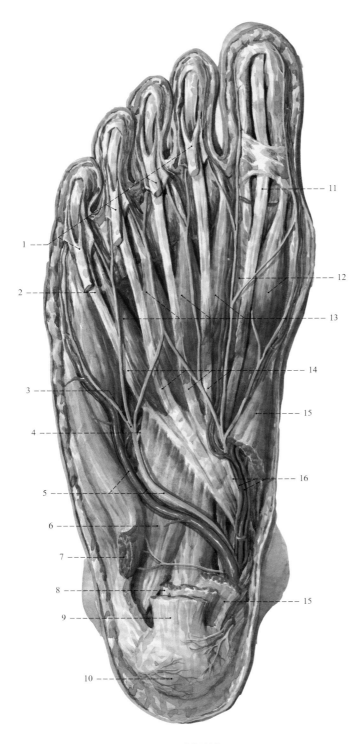

383. 足底部神经
The nerves of the sole of the foot

1. 趾短屈肌腱 tendons of flexor digitorum brevis
2. 小趾短屈肌 flexor digiti minimi brevis
3. 浅支 superficial branch
4. 深支 deep branch
5. 足底外侧动、静脉和神经 lateral plantar artery, vein and nerve
6. 足底方肌 quadratus plantae
7. 小趾展肌 abductor digiti minimi
8. 趾短屈肌 flexor digitorum brevis
9. 足底腱膜 plantar aponeurosis
10. 跟骨结节 calcaneal tuberosity
11. 踇长屈肌腱 tendon of flexor halluces longus
12. 踇短屈肌 flexor hallucis brevis
13. 蚓状肌 lumbricales
14. 趾长屈肌腱 tendons of flexor digitorum longus
15. 踇展肌 abductor halluces
16. 足底内侧动、静脉和神经 medial plantar artery, vein and nerve

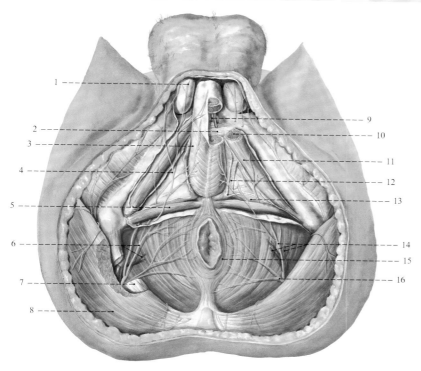

384.男性会阴部神经及其毗邻结构
The nerves in the male perineum and their adjacent structures

1.阴囊后神经 posterior scrotal nerve
2.会阴横韧带 transverse ligament of perineum
3.球海绵体肌 bulbocavernosus
4.会阴神经 perineal nerve
5.会阴浅横肌 superficial transverse muscle of perineum
6.会阴动脉、神经 perineal artery, nerve
7.骶结节韧带 sacrotuberous ligament
8.臀大肌 gluteus maximus
9.阴茎背动脉、神经 dorsal artery and nerve of penis
10.阴茎深动脉 deep artery of penis
11.坐骨海绵体肌 ischiocavernosus
12.会阴深横肌 deep transverse muscle of perineum
13.尿生殖膈下筋膜 inferior fascia of urogenital diaphragm
14.阴部内动、静脉及阴部神经 internal pudendal artery, vein and pudendal nerve
15.肛门外括约肌 sphincter ani externus
16.肛神经 anal nerve
17.前庭球 bulb of vestibule
18.阴唇后神经 posterior labial nerve
19.阴蒂背神经 dorsal nerve of clitoris
20.前庭大腺 great vestibular gland
21.阴唇后神经 posterior labial nerve

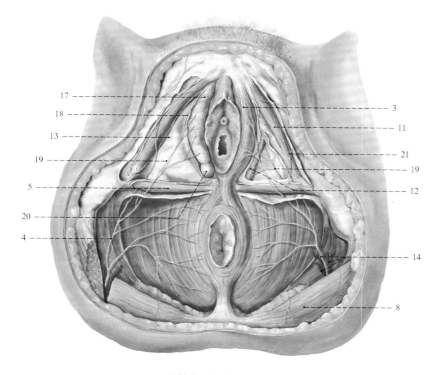

385.女性会阴部神经及其毗邻结构
The nerves in the female perineum and their adjacent structures

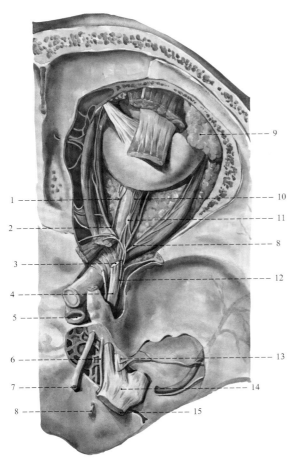

1. 睫状长神经 long ciliary nerve
2. 鼻睫神经 nasociliary nerve
3. 额神经 frontal nerve
4. 眼神经 ophthalmic nerve
5. 眼动脉 ophthalmic artery
6. 滑车神经 trochlear nerve
7. 动眼神经 oculomotor nerve
8. 展神经 abducent nerve
9. 泪腺 lacrimal gland
10. 睫状短神经 short ciliary nerve
11. 睫状神经节 ciliary ganglion
12. 泪腺神经 lacrimal nerve
13. 上颌神经 maxillary nerve
14. 三叉神经节 trigeminal ganglion
15. 三叉神经 trigeminal nerve
16. 上斜肌 superior obliquus
17. 外直肌 lateral rectus
18. 下颌神经 mandibular nerve
19. 动眼神经（下支）oculomotor nerve (inferior branch)
20. 眶上神经 superior orbital nerve
21. 滑车上神经 superior trochlear nerve
22. 上睑提肌 levator palpebrae superioris
23. 上直肌 superior rectus
24. 上睑 upper eyelid
25. 下睑 lower eyelid
26. 下斜肌 inferior obliquus

386. 眶腔内神经（上面观）
The nerves in the orbit (superior aspect)

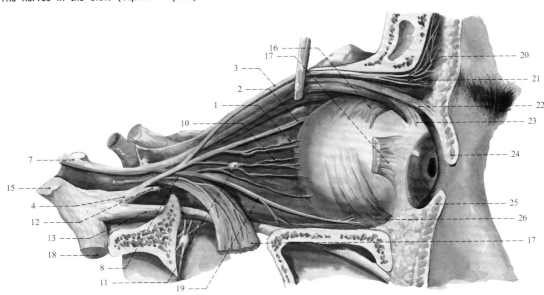

387. 眶腔内神经（外侧面观）
The nerves in the orbit (lateral aspect)

388. 三叉神经及其分支（1）
The trigeminal nerve and its branches (1)

1. 额神经 frontal nerve
2. 泪腺神经 lacrimal nerve
3. 眼动脉 ophthalmic artery
4. 视神经 optic nerve
5. 眼神经 ophthalmic nerve
6. 三叉神经节 trigeminal ganglion
7. 上颌神经 maxillary nerve
8. 翼腭神经节 pterygopalatine ganglion

9. 下颌神经 mandibular nerve
10. 颊神经 buccal nerve
11. 舌神经 lingual nerve
12. 下牙槽神经 inferior alveolar nerve
13. 颈内动脉 internal carotid artery
14. 眶上神经 supraorbital nerve
15. 滑车上神经 supratrochlear nerve
16. 滑车下神经 infratrochlear nerve

17. 筛前神经 anterior ethmoidal nerve
18. 眶下神经 infraorbital nerve
19. 上牙槽前支 anterior superior alveolar
    branch
20. 上牙槽后支 posterior superior alveolar
    branch
21. 颏神经 mental nerve
22. 面动脉 facial artery

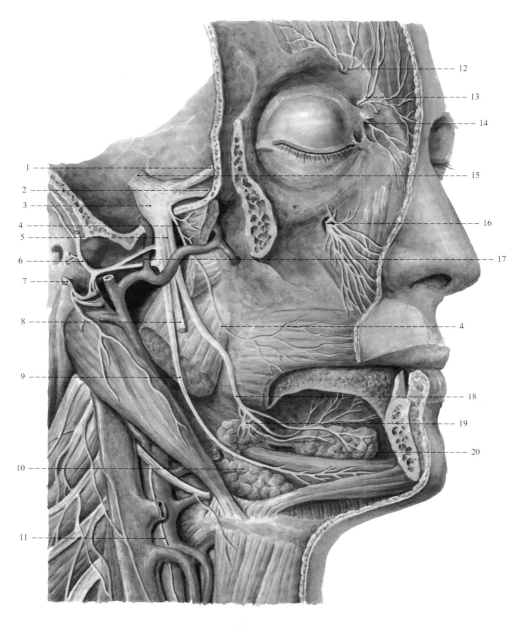

389.三叉神经及其分支（2）
The trigeminal nerve and its branches (2)

1.眼神经 ophthalmic nerve
2.上颌神经 maxillary nerve
3.三叉神经节 trigeminal ganglion
4.颊神经 buccal nerve
5.下颌神经 mandibular nerve
6.耳颞神经 auriculotemporal nerve
7.面神经 facial nerve

8.下牙槽神经 inferior alveolar nerve
9.下颌舌骨肌神经 mylohyoid nerve
10.下颌下腺 submandibular gland
11.舌下神经（降支）hypoglossal nerve (descending branch)
12.眶上神经 supraorbital nerve
13.滑车上神经 supratrochlear nerve

14.筛前神经 anterior ethmoidal nerve
15.三叉神经 trigeminal nerve
16.眶下神经 infraorbital nerve
17.脑膜中动脉 middle meningeal artery
18.舌神经 lingual nerve
19.下颌下神经节 submandibular ganglion
20.舌下腺 sublingual gland

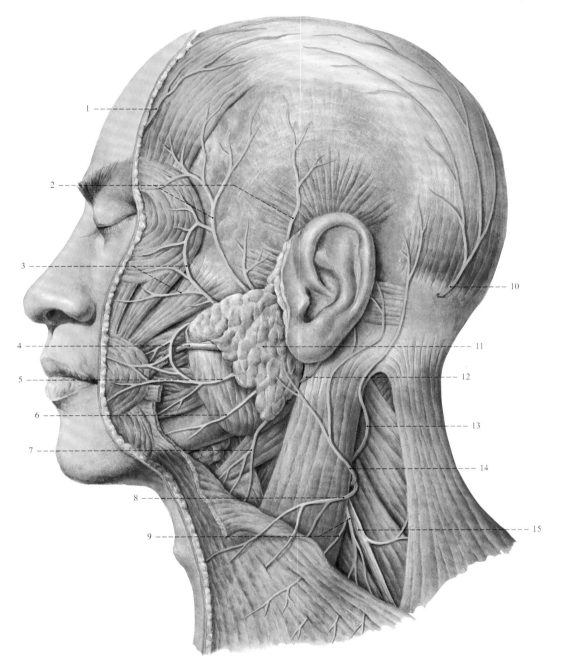

390. 面神经分支
The branches of the facial nerve

1. 眶上神经 supraorbital nerve
2. 颞支 temporal branches
3. 颧支 zygomatic branches
4. 腮腺管 parotid duct
5. 颊支 buccal branch

6. 下颌缘支 marginal mandibular branch
7. 颈支 cervical branch
8. 颈横神经 transverse nerve of neck
9. 锁骨上神经 supraclavicular nerves
10. 枕大神经 greater occipital nerve

11. 腮腺 parotid gland
12. 耳后神经 posterior auricular nerve
13. 枕小神经 lesser occipital nerve
14. 耳大神经 great auricular nerve
15. 副神经 accessory nerve

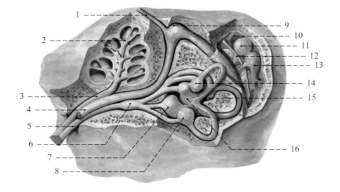

391.前庭蜗神经和面神经（模式图）
The vestibulocochlear nerve and facial nerve (diagram)

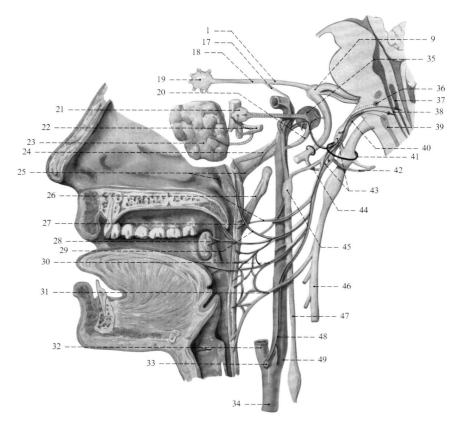

392.舌咽神经纤维成分及其分布
The fiber composition and distribution of the glossopharyngeal nerve

1.岩大神经 greater petrosal nerve
2.螺旋神经节 spiral ganglion
3.蜗神经 cochlear nerve
4.面神经 facial nerve
5.前庭神经 vestibular nerve
6.前庭神经节 vestibule ganglion
7.球囊 saccule
8.后膜壶腹 posterior membranous ampulla
9.膝神经节 geniculate ganglion
10.鼓室 tympanic cavity
11.锤骨头 head of malleus
12.鼓索 chorda tympani
13.砧骨 incus
14.前膜壶腹 anterior membranous ampulla

15.外膜壶腹 lateral membranous ampulla
16.椭圆囊 utricle
17.岩深神经 deep petrosal nerve
18.翼管神经 nerve of pterygoid canal
19.翼腭神经节 pterygopalatine ganglion
20.颈鼓神经 caroticotympanic nerve
21.耳神经节 otic ganglion
22.耳颞神经 auriculotemporal nerve
23.腮腺 parotid gland
24.鼓室丛（咽鼓管支）tympamic plexus (tubal branch)
25.咽鼓管及咽口 eustachian tube and pharyngeal ostium
26.茎突咽肌及神经支 stylopharyngeal muscle and nerve branch
27.咽丛 pharyngeal plexus
28.扁桃体支 tonsil branch
29.咽支 pharyngeal branch
30.舌支 lingual branch
31.迷走神经咽支 pharyngeal branch of vagus nerve
32.颈外动脉 external carotid artery
33.颈动脉小球 carotid glomus
34.颈总动脉 common carotid artery
35.鼓室神经 tympanic nerve
36.下泌涎核 inferior salivary nucleus
37.孤束核 solitary tract nucleus
38.三叉神经脊束核 spinal nucleus of trigeminal nerve
39.疑核 nucleus ambiguus
40.舌咽神经 glossopharyngeal nerve
41.颈静脉孔 jugular foramen
42.迷走神经耳支 auricular branch of vagus nerve
43.舌咽神经（上、下神经节）glossopharyngeal nerve (superior and inferior ganglions)
44.面神经交通支 communicating branch to facial nerve
45.颈上神经节 superior cervical ganglion
46.迷走神经 vagus nerve
47.交感干 sympathetic trunk
48.颈动脉窦支 carotid sinus branch
49.颈动脉窦 carotid sinus

393.舌咽神经、迷走神经、副神经和舌下神经
The glossopharyngeal nerve, vagus nerve, accessory nerve and hypoglossal nerve

1.咬肌神经 masseter nerve
2.下牙槽神经和舌神经 inferior alveolar nerve and lingual nerve
3.耳颞神经（浅支）auriculotemporal nerve (superficiai branch)
4.小脑 cerebellum
5.副神经 accessory nerve
6.舌下神经 hypoglossal nerve
7.颈上神经节 superior cervical ganglion
8.第3颈神经（前支）3rd cervical nerve (anterior branch)
9.迷走神经 vagus nerve
10.颈袢（下根）ansa cervicalis (inferior root)

11.椎动脉 vertebral artery
12.颈中神经节 middle cervical ganglion
13.颈下神经节 inferior cervical ganglion
14.第1胸神经节 1st thoracic ganglion
15.锁骨下动脉 subclavian artery
16.颞深神经 deep temporal nerve
17.上颌动脉 maxillary artery
18.颊神经 buccal nerve
19.舌咽神经 glossopharyngeal nerve
20.舌咽神经（舌支）glossopharygeal nerve (lingual branch)
21.舌下神经（肌支）hypoglossal nerve (muscular branch)

22.喉上神经（内支）superior laryngeal nerve (internal branch)
23.颈袢（上根）ansa cervicalis (superior root)
24.喉上神经（外支）superior laryngeal nerve (external branch)
25.迷走神经（心上支）vagus nerve (superior cardiac branch)
26.颈总动脉 common carotid artery
27.甲状腺 thyroid gland
28.右喉返神经 right recurrent laryngeal nerve

1. 迷走神经（下神经节）vagus nerve (inferior ganglion)
2. 舌咽神经 glossopharyngeal nerve
3. 腭垂 uvula
4. 左喉上神经 left superior laryngeal nerve
5. 喉口 aperture of larynx
6. 左迷走神经 left vagus nerve
7. 甲状腺 thyroid gland
8. 甲状腺下动脉 inferior thyroid artery
9. 喉下神经 inferior laryngeal nerve
10. 气管 trachea
11. 主动脉弓 aortic arch
12. 左喉返神经 left recurrent laryngeal nerve
13. 左主支气管 left main bronchus
14. 左肺静脉 left pulmonary vein
15. 胸主动脉 thoracic aorta
16. 左肺 left lung
17. 颈上神经节 superior cervical ganglion
18. 咽丛 pharyngeal plexus
19. 咽后壁 posterior pharyngeal wall
20. 交感干 sympathetic trunk
21. 右迷走神经 right vagus nerve
22. 颈中神经节 middle cervical ganglion
23. 食管 esophagus
24. 颈胸神经节 cervicothoracic ganglion
25. 右喉返神经 right recurrent laryngeal nerve
26. 气管杈 bifurcation of trachea
27. 右主支气管 right main bronchus
28. 右肺静脉 right pulmonary vein
29. 食管后丛 posterior esophagus plexus
30. 下腔静脉 inferior vena cava
31. 膈 diaphragm

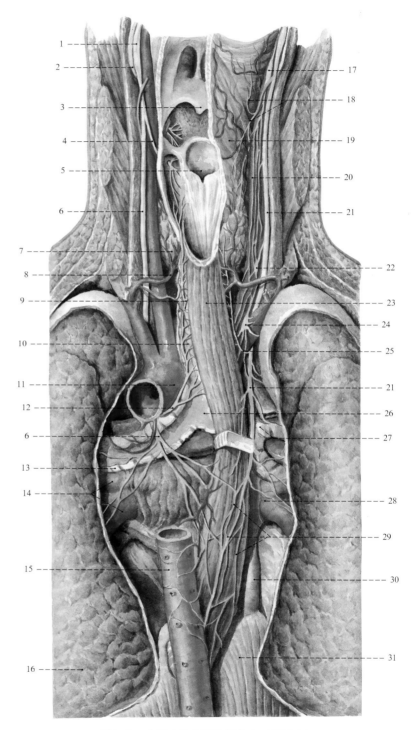

394. 左、右迷走神经颈胸部分支（后面观）
The cervicothoracic branches of the left and right vagus nerves (posterior aspect)

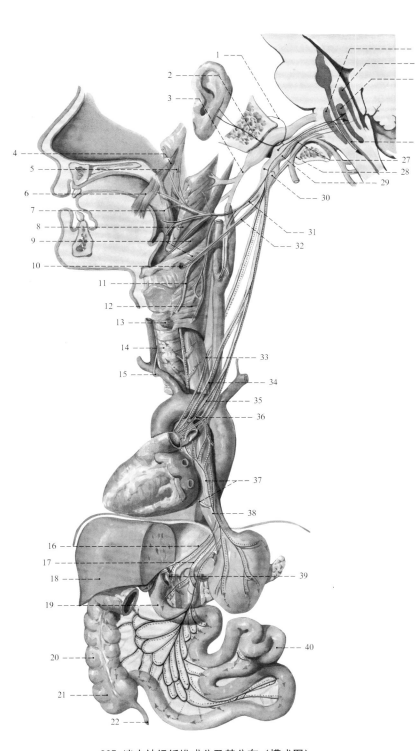

395.迷走神经纤维成分及其分布（模式图）
The fiber compositions and distribution of the vagus nerve (diagram)

1.脑膜支 meningeal branch
2.耳支 auricular branch
3.舌咽神经 glossopharyngeal nerve
4.腭帆提肌 levator veli palatini
5.咽鼓管咽肌 salpingopharyngeus
6.腭舌肌 palatoglossus
7.腭咽肌 palatopharyngeus
8.咽上缩肌 superior constrictor of pharynx
9.咽中缩肌 middle constrictor of pharynx
10.喉上神经（内支）superior laryngeal nerve (internal branch)
11.喉上神经（外支）superior laryngeal nerve (external branch)
12.咽下缩肌 inferior constrictor of pharynx
13.环甲肌 cricothyroid
14.气管 trachea
15.右喉返神经 right recurrent laryngeal nerve
16.迷走神经前干（肝支）anterior vagal trunk (hepatic branch)
17.迷走神经后干（腹腔支）posterior vagal trunk (celiac branch)
18.肝 liver
19.十二指肠 duodenum
20.升结肠 ascending colon
21.盲肠 cecum
22.阑尾 vermiform appendix
23.疑核 nucleus ambiguus
24.迷走神经背核 dorsal nucleus of the vagus nerve
25.孤束核 solitary tract nucleus
26.三叉神经脊束与脊束核 spinal tract and spinal nucleus of trigeminal nerve
27.迷走神经 vagus nerve
28.颈静脉孔 jugular foramen
29.迷走神经（上神经节）vagus nerve (superior ganglion)
30.迷走神经（下神经节）vagus nerve (inferior ganglion)
31.迷走神经咽支 pharyngeal branch of vagus nerve
32.喉上神经 superior lanyngeal nerve
33.迷走神经（心上支）vagus nerve (superior cardiac branch)
34.迷走神经（心下支）vagus nerve (inferior cardiac branch)
35.迷走神经（胸心支）vagus nerve (thoracic cardiac branch)
36.左喉返神经 left recurrent laryngeal nerve
37.食管丛 esophageal plexus
38.迷走神经前干 anterior vagal trunk
39.肝丛（幽门支）hepatic plexus (pyloric branch)
40.小肠 small intestine

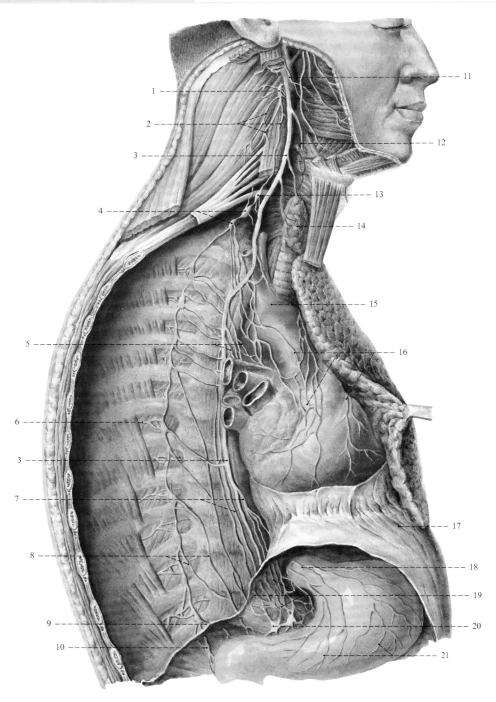

396.胸部自主神经

The autonomic nerves of the thorax

1.颈上神经节 superior cervical ganglion	8.内脏大神经 greater splanchnic nerve	15.主动脉弓 aortic arch
2.颈丛 cervical plexus	9.内脏小神经 lesser splanchnic nerve	16.心丛 cardiac plexus
3.迷走神经 vagus nerve	10.腰神经节 lumbar ganglion	17.膈 diaphragm
4.颈胸神经节 cervicothoracic ganglion	11.舌咽神经 glossopharyngeal nerve	18.迷走神经前干 anterior vagal trunk
5.肺丛 pulmonary plexus	12.喉上神经 superior laryngeal nerve	19.腹腔丛 celiac plexus
6.肋间神经 intercostal nerve	13.颈中神经节 middle cervical ganglion	20.腹腔神经节 celiac ganglion
7.食管丛 esophageal plexus	14.甲状腺 thyroid gland	21.胃丛 gastric plexuses

397.腹、盆部自主神经丛和节

The plexuses and ganglia of the autonomic nerves in the abdomen and pelvis

1.膈 diaphragm	9.直肠 rectum
2.肾上腺丛 suprarenal plexus	10.直肠中丛 middle rectal plexus
3.肠系膜上神经节 superior mesenteric ganglion	11.腹腔神经节 celiac ganglion
4.腰神经节 lumbar ganglion	12.肾 kidney
5.肾丛 renal plexus	13.腹主动脉丛 abdominal aortic plexus
6.腰丛 lumbar plexus	14.髂总动脉 common iliac artery
7.上腹下丛 superior hypogastric plexus	15.小肠 small intestine
8.下腹下丛 inferior hypogastric plexus	16.膀胱丛 vesical plexus
	17.膀胱 urinary bladder

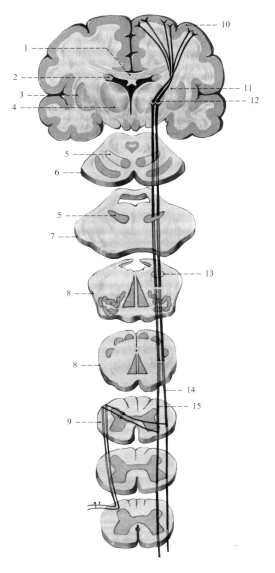

398.躯干及四肢痛、温、触觉传导路
The pathways of pain, temperature and tactile sensation the trunk and limbs

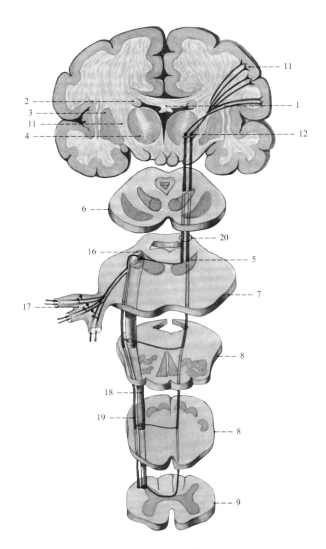

399.头面部痛、温、触觉传导路
The pathways of pain, temperature, tactile sensation of the head and face

1.胼胝体 corpus callosum
2.尾状核 caudate nucleus
3.豆状核 lentiform nucleus
4.背侧丘脑 dorsal thalamus
5.内侧丘系 medial lemniscus
6.中脑 midbrain
7.桥脑 pons
8.延髓 medulla oblongata
9.脊髓 spinal cord
10.中央后回 postcentral gyrus
11.内囊 internal capsule
12.腹后外侧核 ventral posterolateral nucleus
13.脊髓丘脑束 spinothalamic tract
14.脊髓丘脑侧束 lateral spinothalamic tract
15.脊髓丘脑前束 anterior spinothalamic tract
16.三叉神经脑桥核 pontine nucleus of trigeminal nerve
17.三叉神经节 trigeminal ganglion
18.三叉神经脊束核 spinal nucleus of trigeminal nerve
19.三叉神经脊束 spinal tract of trigeminal nerve
20.三叉丘系 trigeminal lemniscus

1. 豆状核 lenticular nucleus
2. 内囊 internal capsule
3. 背侧丘脑 dorsal thalamus
4. 中脑 midbrain
5. 延髓 medulla oblongata
6. 薄束核 gracile nucleus
7. 楔束核 cuneate nucleus
8. 内侧丘系交叉 decussation of medial lemniscus
9. 楔束 fasciculus cuneatus
10. 薄束 fasciculus gracilis
11. 中央后回 postcentral gyrus
12. 腹后外侧核 ventral posterolateral nucleus
13. 脑桥 pons
14. 脊髓 spinal cord
15. 脊髓小脑前束 anterior spinocerebellar tract
16. 旧小脑皮质 paleocerebellar cortex
17. 脊髓小脑后束 posterior spinocerebellar tract

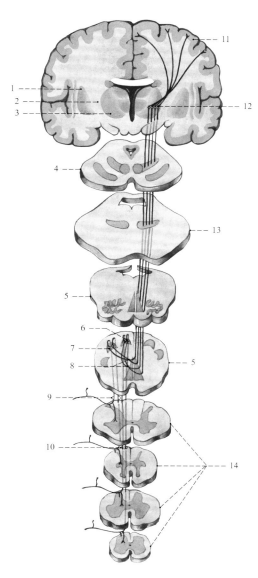

400. 躯干、四肢本体感觉和精细触觉传导路
The pathway of proprioception and refined tactile sensation the trunk and limbs

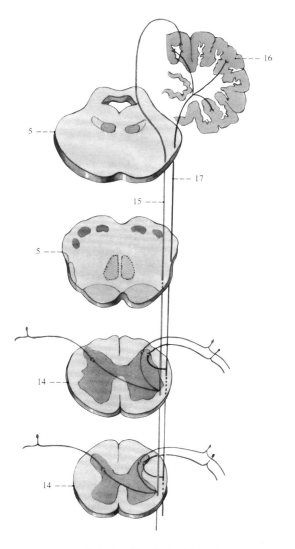

401. 传向小脑的本体感觉传导路
The pathway of the proprioception conducting to the cerebellum

261

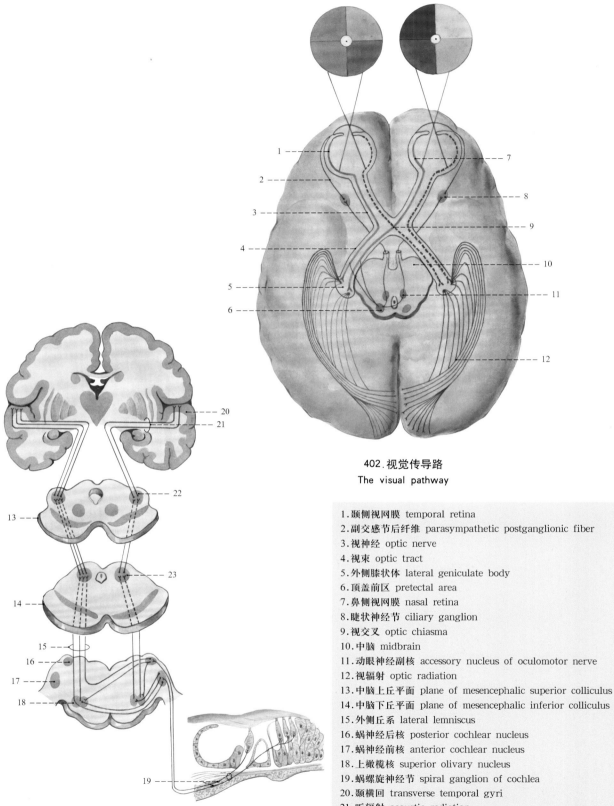

402.视觉传导路
The visual pathway

403.听觉传导路
The auditory pathway

1.颞侧视网膜 temporal retina
2.副交感节后纤维 parasympathetic postganglionic fiber
3.视神经 optic nerve
4.视束 optic tract
5.外侧膝状体 lateral geniculate body
6.顶盖前区 pretectal area
7.鼻侧视网膜 nasal retina
8.睫状神经节 ciliary ganglion
9.视交叉 optic chiasma
10.中脑 midbrain
11.动眼神经副核 accessory nucleus of oculomotor nerve
12.视辐射 optic radiation
13.中脑上丘平面 plane of mesencephalic superior colliculus
14.中脑下丘平面 plane of mesencephalic inferior colliculus
15.外侧丘系 lateral lemniscus
16.蜗神经后核 posterior cochlear nucleus
17.蜗神经前核 anterior cochlear nucleus
18.上橄榄核 superior olivary nucleus
19.蜗螺旋神经节 spiral ganglion of cochlea
20.颞横回 transverse temporal gyri
21.听辐射 acoustic radiation
22.内侧膝状体 medial geniculate body
23.下丘核 nucleus of inferior colliculus

1. 大脑皮质 cerebral cortex
2. 背侧丘脑 dorsal thalamus
3. 展神经核 nucleus of abducent nerve
4. 前庭神经上核 superior vestibular nucleus
5. 球状核 globose nucleus
6. 前庭神经外侧核 lateral vestibular nucleus
7. 前庭神经下核 inferior vestibular nucleus
8. 前庭神经内侧核 medial vestibular nucleus
9. 网状结构 reticular formation
10. 疑核 nucleus ambiguus
11. 前庭脊髓束 vestibulospinal tract
12. 副神经核 accessory nucleus
13. 后连合核 nucleus of posterior commissure
14. Cajal 中介核 Cajal intercalatus nucleus
15. 红核 red nucleus
16. 动眼神经核 nucleus of oculomotor nerve
17. 滑车神经核 nucleus of trochlear nerve
18. 前庭神经节细胞 cells of vestibular ganglion
19. 内侧纵束 medial longitudinal fasciculus
20. 脊髓前角运动神经元 motor neuron of anterior horn of the spinal cord
21. 穹窿 fornix
22. 终纹 terminal stria
23. 丘脑髓纹 thalamic medullary stria
24. 隔区 septal area
25. 嗅球 olfactory bulb
26. 嗅细胞 olfactory cell
27. 嗅束 olfactory tract
28. 眶回 orbital gyrus
29. 前穿质 anterior perforated substance
30. 梨状区 piriform area
31. 脚间核 interpeduncular nucleus
32. 缰核 habenular nucleus
33. 缰核脚间束 habenulointerpeduncular tract
34. 前脑内侧束 medial forebrain bundle
35. 海马 hippocampus
36. 被盖核 tegmental nucleus
37. 网状核 reticular nucleus

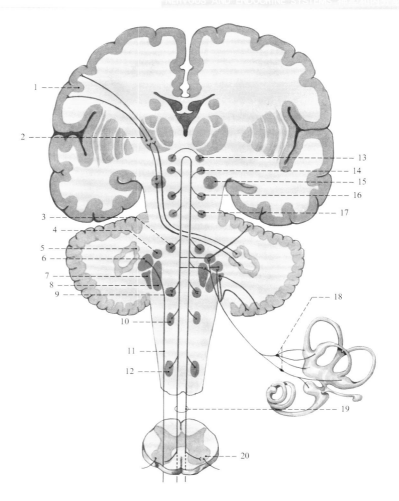

404. 平衡觉传导路

The pathway of the equilibratory sensation

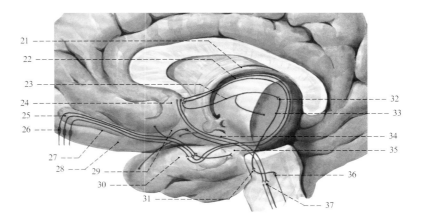

405. 嗅觉传导路

The olfactory pathway

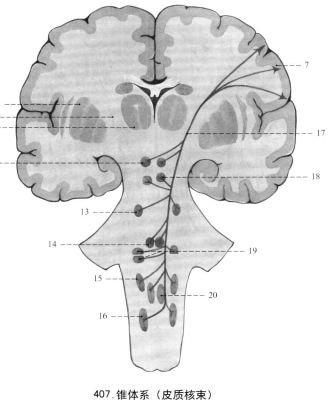

407.锥体系（皮质核束）
The pyramidal system (corticobulbar tract)

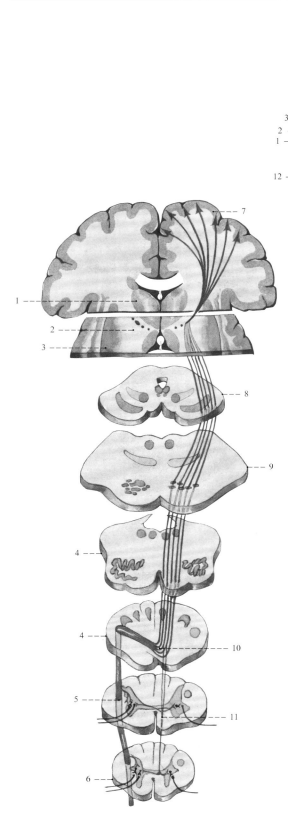

406.锥体系（皮质脊髓束）
The pyramidal system (corticospinal tract)

1.背侧丘脑 dorsal thalamus
2.内囊 internal capsule
3.豆状核 lenticular nucleus
4.延髓 medulla oblongata
5.皮质脊髓侧束 lateral corticospinal tract
6.脊髓 spinal cord
7.中央前回 precentral gyrus
8.中脑 midbrain
9.脑桥 pons
10.锥体交叉 decussation of pyramid
11.皮质脊髓前束 anterior corticospinal tract
12.动眼神经核 nucleus of oculomotor nerve
13.三叉神经运动核 motor nucleus of trigeminal nerve
14.展神经核 nucleus of abducent nerve
15.疑核 nucleus ambiguus
16.副神经核 nucleus of accessory nerve
17.皮质核束 corticobulbar tract
18.滑车神经核 nucleus of trochlear nerve
19.面神经核 nucleus of facial nerve
20.舌下神经核 nucleus of hypoglossal nerve

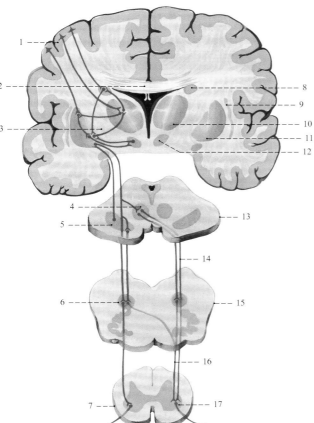

1.大脑皮质 cerebral cortex
2.胼胝体 corpus callosum
3.内囊 internal capsule
4.红核 red nucleus
5.黑质 substantia nigra
6.网状结构 reticular formation
7.脊髓 spinal cord
8.尾状核 caudate nucleus
9.屏状核 claustrum
10.背侧丘脑 dorsal thalamus
11.豆状核 lentiform nucleus
12.底丘脑核 subthalamic nucleus
13.中脑 midbrain
14.红核脊髓束 rubrospinal tract
15.延髓 medulla oblongata
16.网状脊髓束 reticulospinal tract
17.前角 anterior horn
18.皮质核束 corticobulbar tract
19.脑桥核 pontine nucleus
20.齿状核 dentate nucleus
21.齿状丘脑束 dentatothalamic tract
22.齿状红核束 dentatorubral tract
23.脑桥小脑束 pontocerebellar tract
24.脊髓小脑后束 posterior spinocer-
　　ebellar tract

408.锥体外系 （纹状体－苍白球系）
The extrapyramidal system
(corpus striatum-globus pallidus system)

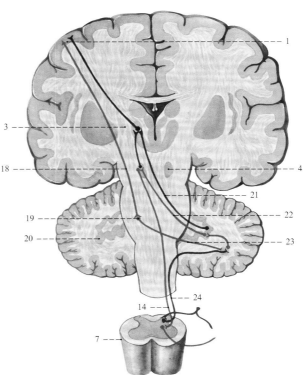

409.锥体外系 （皮质－脑桥－小脑系）
The extrapyramidal system (cortex-pons-cerebellum system)

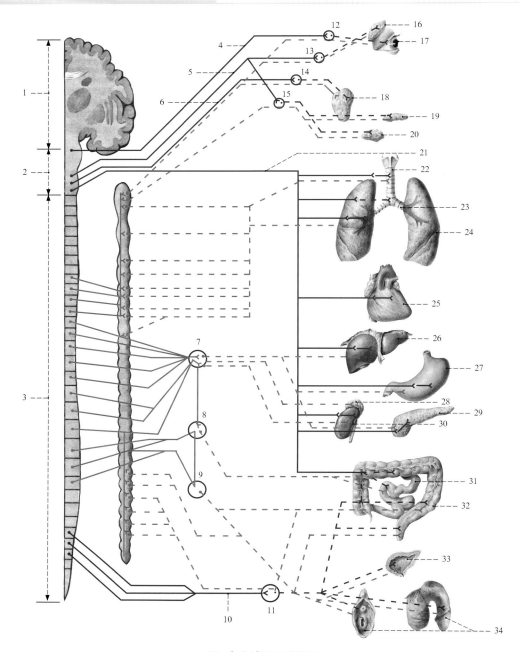

410.自主神经系统概观

The general arrangement of the autonomic nervous system

1.大脑 cerebrum
2.脑干 brain stem
3.脊髓 spinal cord
4.动眼神经 oculomotor nerve
5.面神经 facial nerve
6.舌咽神经 glossopharyngeal nerve
7.腹腔神经节 celiac ganglion
8.肠系膜上神经节 superior mesenteric ganglion
9.肠系膜下神经节 inferior mesenteric ganglion

10.盆内脏神经 pelvic splanchnic nerve
11.盆神经节 pelvic ganglion
12.睫状神经节 ciliary ganglion
13.翼腭神经节 pterygopalatine ganglion
14.耳神经节 otic ganglion
15.下颌下神经节 submandibular ganglion
16.泪腺 lacrimal gland

17.眼 eye
18.腮腺 parotid gland
19.舌下腺 sublingual gland
20.下颌下腺 submandibular gland
21.迷走神经 vagus nerve
22.气管 trachea
23.主支气管 main bronchus
24.肺 lung
25.心 heart
26.肝 liver

27.胃 stomach
28.肾上腺 adrenal gland
29.胰 pancreas
30.肾 kidney
31.小肠 small intestine
32.大肠 large intestine
33.膀胱 urinary bladder
34.男、女生殖器 male and female genital organs

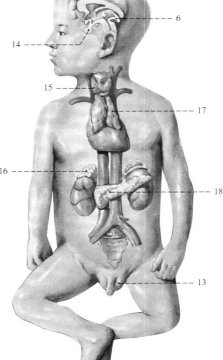

412.松果体
The pineal body

413.甲状腺和甲状旁腺
The thyroid gland and parathyroid gland

414.睾丸
The testis

411.内分泌腺概观
The general arrangement of the endocrine glands

415.肾上腺
The suprarenal gland

416.垂体分部
The divisions of the hypophysis

417.卵巢
The ovary

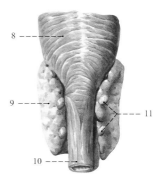

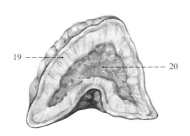

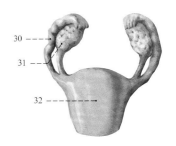

1.第三脑室 third ventricle
2.缰连合 habenular commissure
3.背侧丘脑 dorsal thalamus
4.下丘 inferior colliculus
5.缰三角 habenular trigone
6.松果体 pineal body
7.上丘 superior colliculus
8.咽 pharynx
9.甲状腺（侧叶）thyroid gland (lateral lobe)
10.食管 esophagus
11.甲状旁腺 parathyroid gland
12.附睾 epididymis

13.睾丸 testis
14.垂体 hypophysis
15.甲状腺 thyroid gland
16.肾上腺 suprarenal gland
17.胸腺 thymus
18.胰 pancreas
19.肾上腺皮质 cortex of suprarenal gland
20.肾上腺髓质 medulla of suprarenal gland
21.视交叉 optic chiasma
22.结节部 tuberal part

23.远侧部 distal part
24.前叶（腺垂体）anterior lobe (adenohypophysis)
25.正中隆起 median eminence
26.漏斗 infundibular
27.神经部 pars nervosa
28.中间部 median part
29.后叶（神经垂体）posterior lobe (neurohypophysis)
30.输卵管 uterine tube
31.卵巢 ovary
32.子宫 uterus

参考文献
REFERENCES

1. 郭光文，王序．人体解剖彩色图谱．北京：人民卫生出版社，1986．

2. Petra Kopf-Maier．沃氏人体解剖学图谱．张栓才，马东亮，译．西安：世界图书出版公司，2003．

3. Frank H. Netter．奈特人体解剖学彩色图谱．王怀经，译．北京：人民卫生出版社，2005．

4. Jochen Staubesand. Sobotta atlas of human anatomy. 11th ed. Vol. 1. Baltimore, Munich：Urban & Schwarzenberg, 1990.

5. Jochen Staubesand. Sobotta atlas of human anatomy. 11th ed. Vol. 2. Baltimore, Munich：Urban & Schwarzenberg, 1990.

6. Keith L. Moore. Clinically oriented anatomy. Philadelphia：Lippincott Williams & Wilkins, 1985.

7. Frank H. Netter. Atlas of human anatomy. Summit：CibaGeigy Corporation, 1989.

8. Ю.М.Бомаш.Атлас анатомии человека,т.1. Ти— пография имени В.М.Молотова "Гозназ", 1951.

读者意见反馈

为收集对教材的意见建议，进一步完善教材编写并做好服务工作，读者可将对本教材的意见建议通过如下渠道反馈至我社。

咨询电话　　400-810-0598

反馈邮箱　　gjdzfwb@pub.hep.cn

通信地址　　北京市朝阳区惠新东街4号富盛大厦1座　高等教育出版社总编辑办公室

邮政编码　　100029

防伪查询说明

用户购书后刮开封底防伪涂层，使用手机微信等软件扫描二维码，会跳转至防伪查询网页，获得所购图书详细信息。

防伪客服电话　　（010）58582300